低卡 低糖 低盐

糖尿病降糖食谱

李宁 主编

中国轻工业出版社

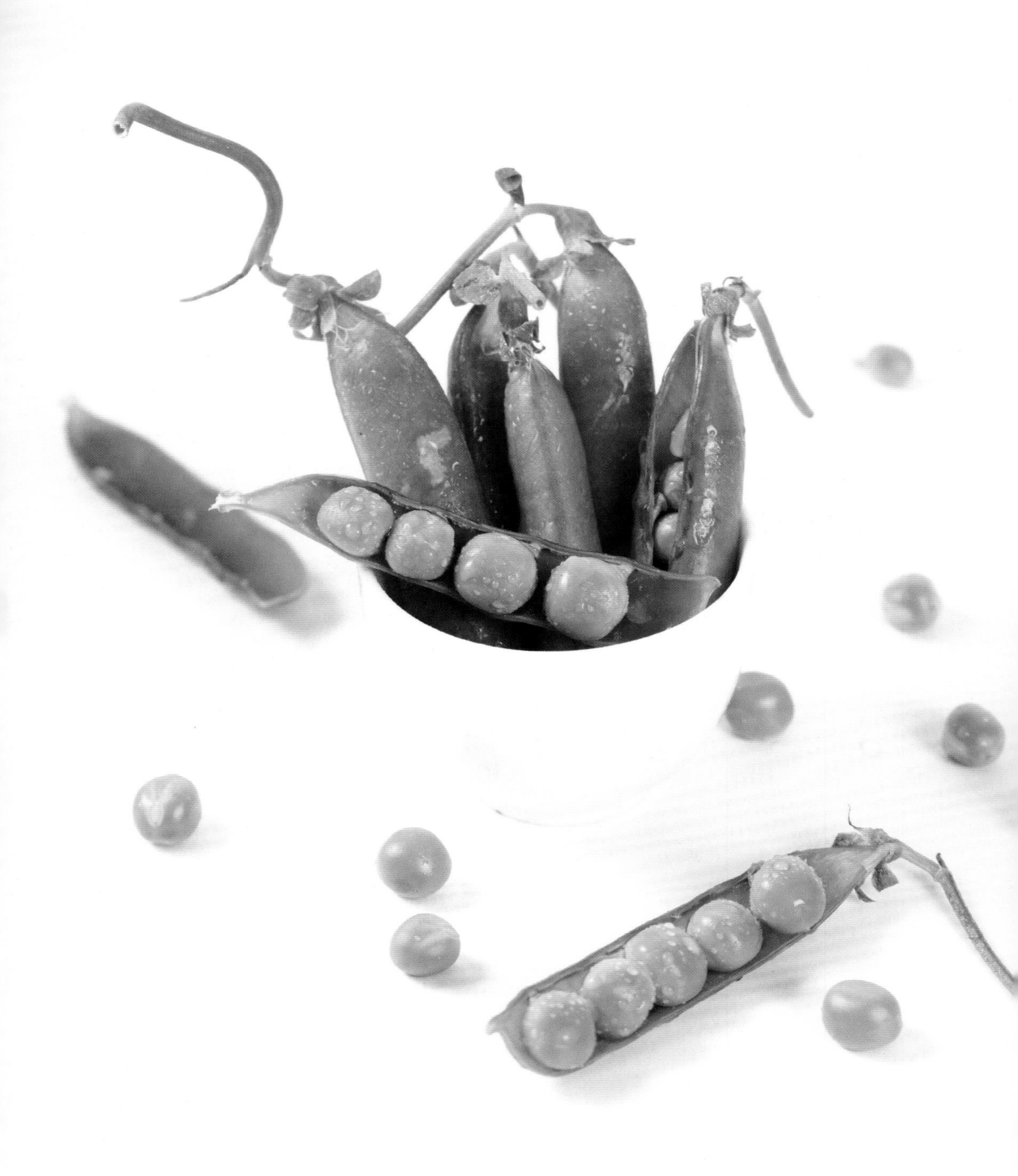

前言

糖尿病是世界常见疾病。据不完全统计，中国成人糖尿病发病率已经超过10%，总人数达到1.3亿之多，并且呈现上升趋势，所以，糖尿病防治形势十分严峻。

必要的医学治疗，辅以基于食品营养学的科学饮食习惯，可以从根本上帮助糖尿病患者维持血糖的稳定。

我们经常听说，糖尿病患者不能吃水果、虾、鸡肉……可以大量吃某些食物。这种抛开患者个体差异和食品用量来谈宜忌的都是不科学的说法，只会更加不利于患者身体健康。热量值高的并不是完全不能吃，适量吃可以补充身体所需的营养物质，热量低的食物如果放开吃、吃法不对或者长期偏食，也会导致摄入热量过高或者身体缺乏某些营养素。

本书集结了百余道菜谱，涵盖了特色主食、凉菜、热菜、汤粥以及饮品，并在烹饪过程中，给糖尿病患者提供了一些巧妙处理食材的窍门，从而起到降糖、控制热量等饮食作用。没有复杂的烹制流程，只为了提升读者对于食材热量的摄入与糖尿病关系的科学认识，举一反三，形成大家自己的健康饮食疗法。

糖尿病有不易治愈且易引发并发症的特点，患者及家属往往承受了巨大的心理压力。与其忧心忡忡、饮食上各种顾忌，还不如积极面对它，深入了解每种食材的热量值和升糖指数，拿起菜谱动手做出每天都不重样的美食！让我们从容地享受美食带来的愉悦，同时控制体重，降低糖尿病并发症的风险，把吃饭这件事变成幸福生活的一部分。

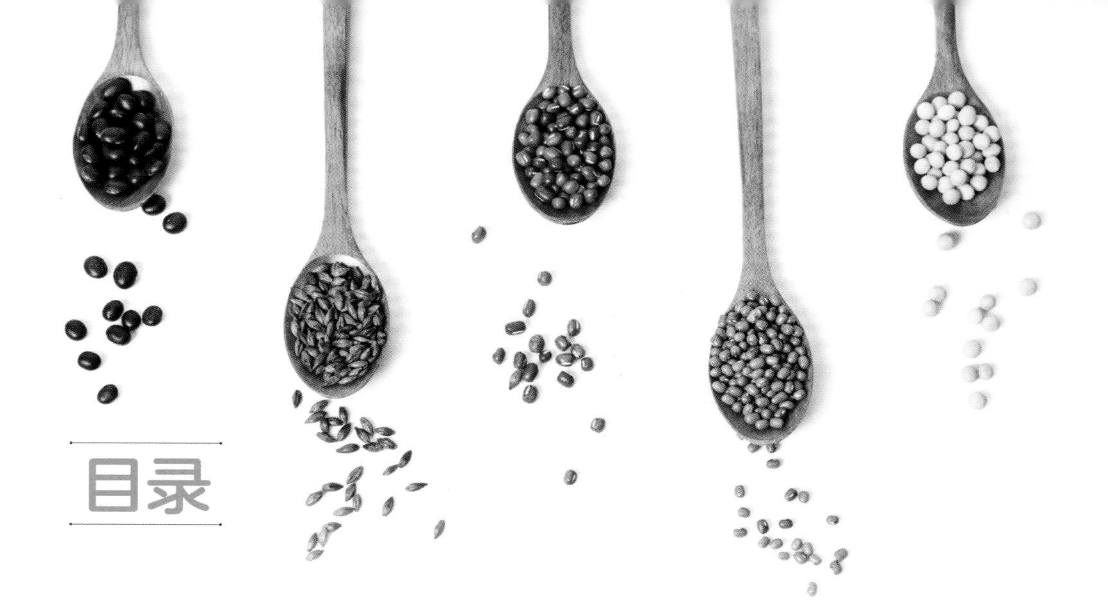

目录

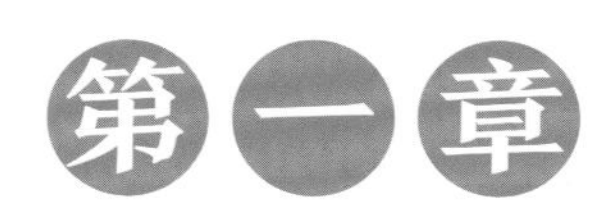

第一章

血糖可调可控，饮食是重点

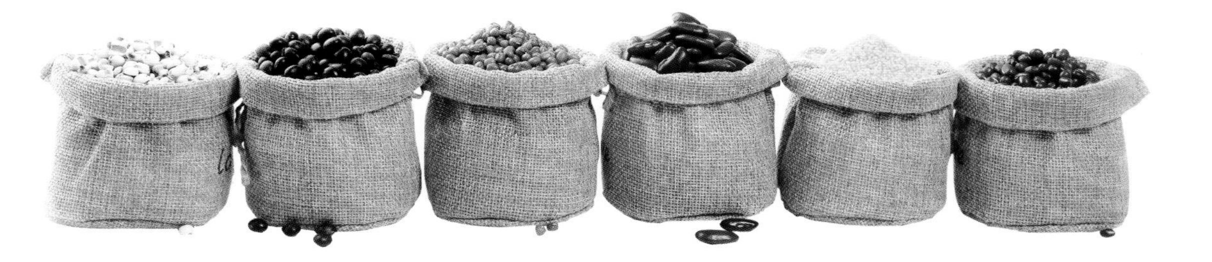

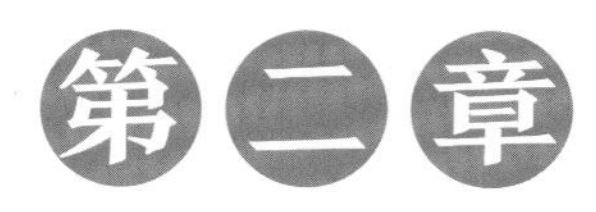

第二章 就餐先吃蔬菜

第三章

水果，补充营养素的好选择

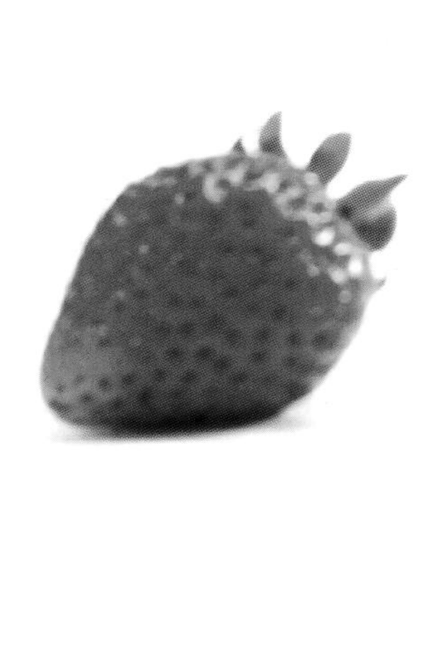

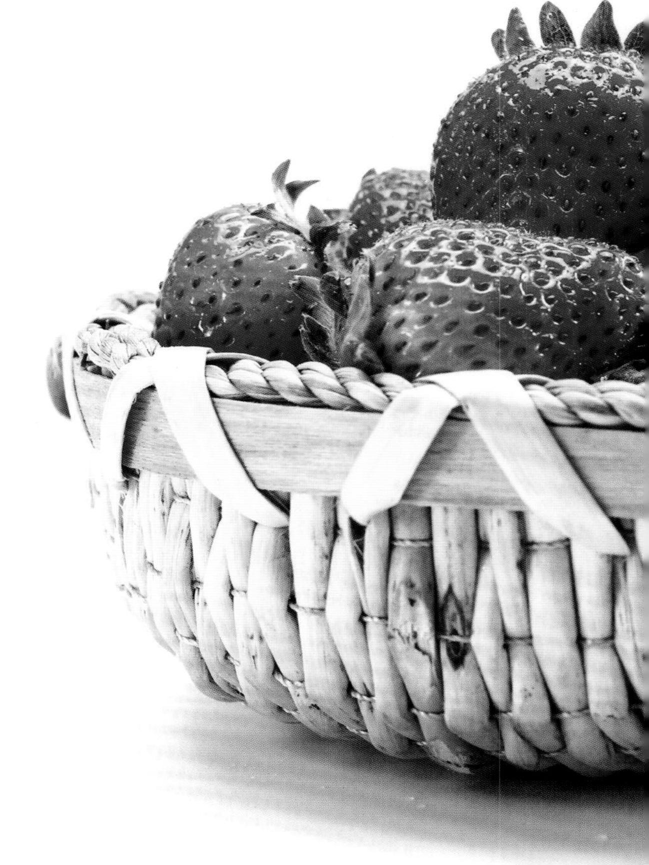

第四章

吃对主食就能控制好一半血糖

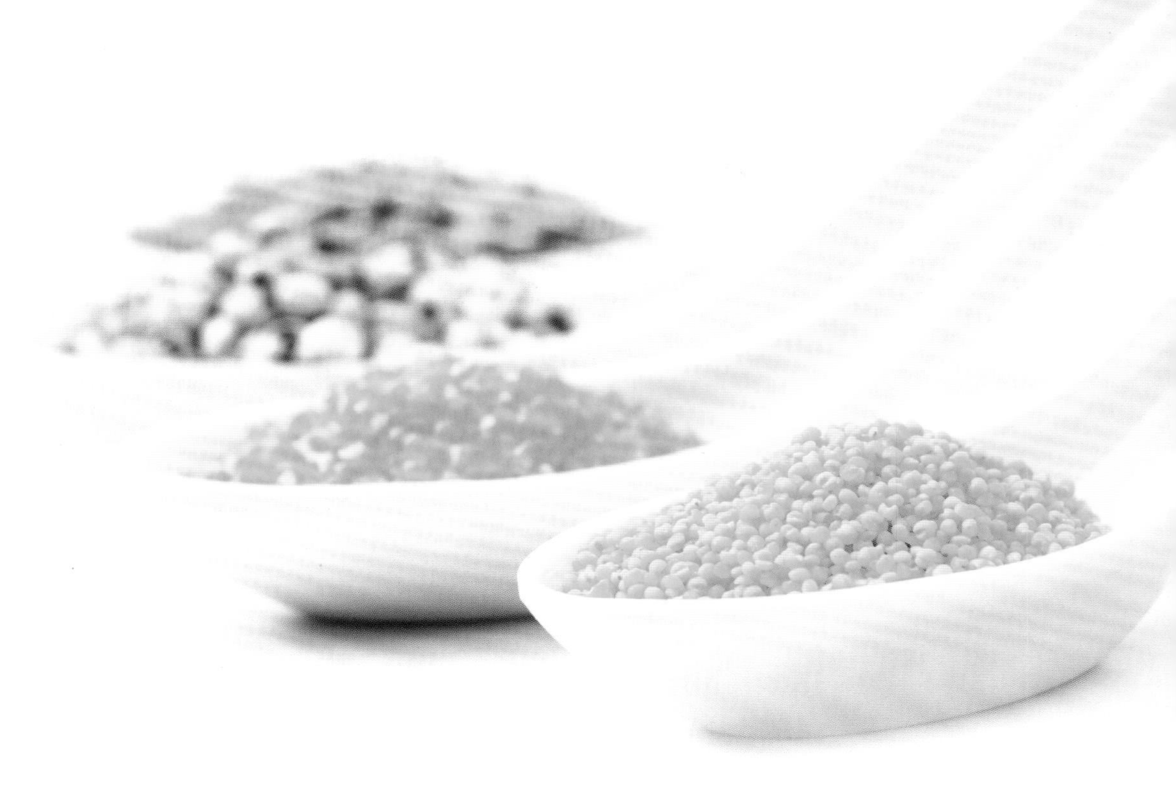

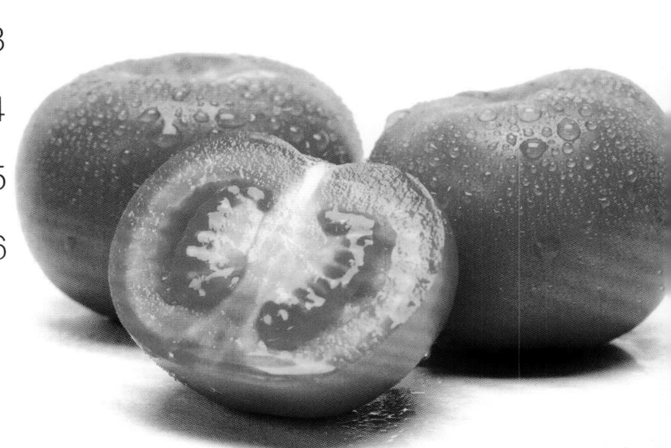

第五章
肉、蛋、奶、海鲜不能少

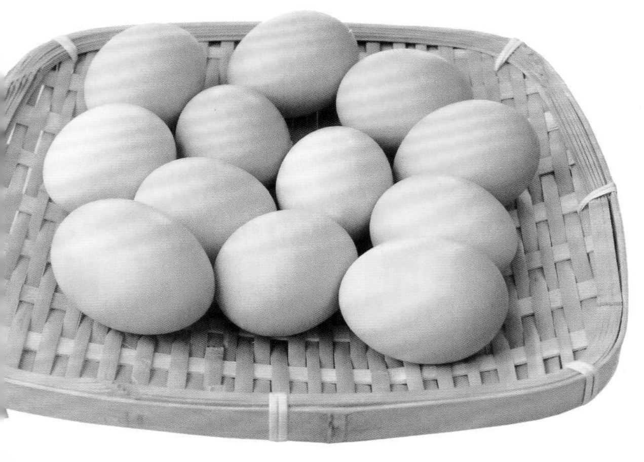

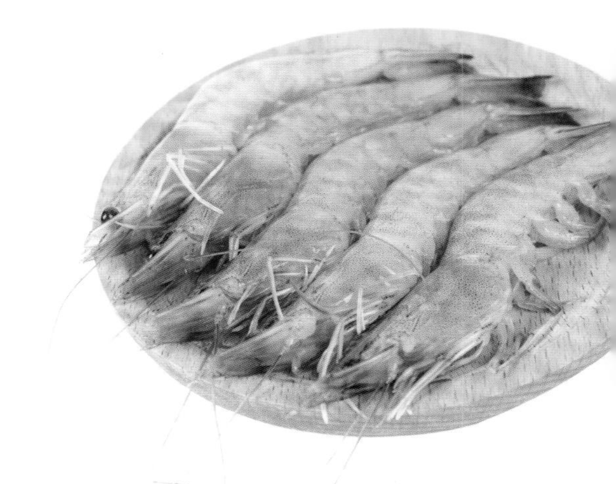

说明：书中带“适合便当”标记的食谱，为适宜作为便当的菜品，为患有糖尿病的上班族提供了健康的午餐选择。选取便当菜的原则：绿叶蔬菜隔夜后易产生亚硝酸盐，含汤水的菜品不易携带，这两类都不宜作为便当菜。而根茎类、豆蛋类、鱼虾类、肉类等食材则适宜作为便当菜。

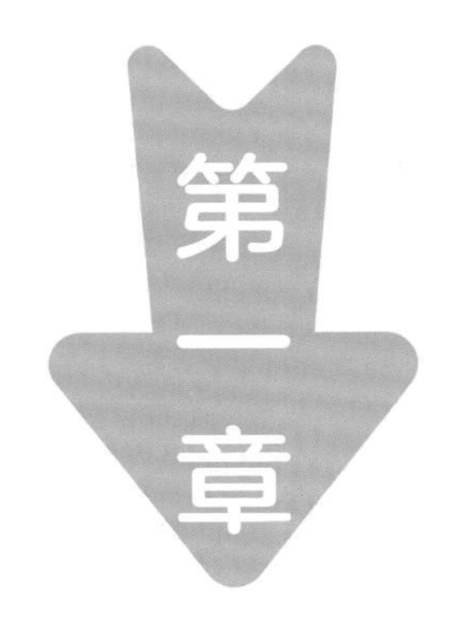

血糖可调可控，饮食是重点

血糖是由食物中的碳水化合物经过消化、吸收后，再被送入血液中所产生的。所以说，导致血糖上升，引发高血糖及糖尿病的最主要原因就在于饮食。饭后的血糖值一定会升高，但正常人的血糖并不会过高。那么，糖尿病患者的日常饮食该如何做呢？

健康饮食是控制血糖的基础

随着社会经济的发展，人们的物质生活得到明显的改善，生活方式产生了翻天覆地的变化。现如今，60 岁以上的老人数量在逐渐增加，人口结构逐渐老龄化，糖尿病也从少见的疾病变成“流行病”。2019 年的数据显示，中国大于 65 岁的老年糖尿病患者数约 3 550 万，居世界首位，占全球老年糖尿病患者的 1/4，且呈现上升趋势。

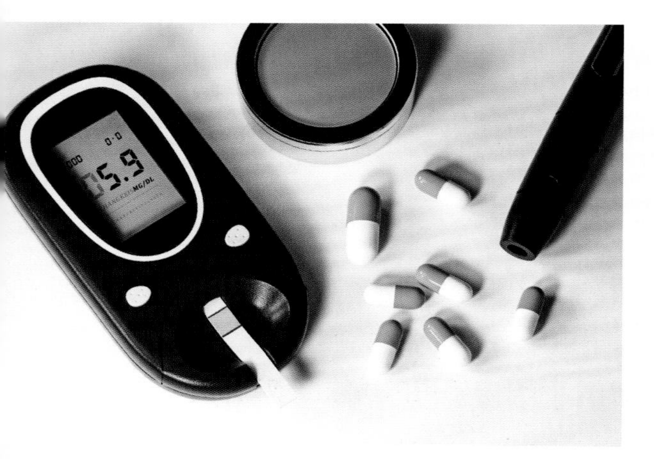

什么是血糖

血糖是指血液中含葡萄糖的浓度。体内各组织细胞活动所需的能量大部分来自血糖，所以血糖必须保持一定的水平才能维持各器官和组织的正常运行。

了解血糖值

正常人空腹血糖参考值为 3.9~6.1 毫摩 / 升；服糖后 2 小时血糖不超过 7.8 毫摩 / 升。

当空腹血糖≥ 7.0 毫摩 / 升；或餐后 2 小时血糖≥ 11.1 毫摩 / 升时，即诊断为糖尿病。

空腹血糖在 6.1~7.0 毫摩 / 升之间；或餐后 2 小时血糖在 7.8~11.1 毫摩 / 升之间，称为糖调节受损，也称糖尿病前期。

糖尿病患者激增的原因

糖尿病患者不断增加的原因除去遗传因素以外，还有以下因素：现代生活的便利导致人们运动量减少；为了追求口感，越来越多的甜食、各种各样的小吃中添加了大量的糖和油，导致人们在不知不觉中摄入过量。另外，老龄化和社会压力等多种因素也时时刻刻影响着人们的生活。

只有胰岛素能够降血糖

胰岛素是一种激素，可以促进细胞吸收血液中的葡萄糖，起着控制血糖的作用。而且在人体激素中只有胰岛素能够降血糖。

通常我们的身体在进餐后血糖值会上升，为了控制血糖，胰腺会分泌胰岛素，胰岛素发挥作用后，血糖值才会平稳地下降。如果葡萄糖的摄取量与消耗量保持平稳，那么只需分泌适量的胰岛素就能保持血糖的正常。

平稳控糖，需要进行饮食疗法

可以说，饮食掌握着血糖的变化。糖尿病患者在治疗过程中，控制好血糖是关键，这也意味着合理的饮食方式具有非常重要的意义。而且，导致血糖上升、引发高血糖及糖尿病的重要原因就在于饮食。

糖尿病饮食治疗原则，首先是控制总热量。主食、副食、食用油、调味料等都要控制，热量不能过多。同时，要合理配餐，避免吃太多的动物性食品；另外，也要保证定时定点定量地进食，避免血糖有太大的波动，并注意不要食用易使血糖升高的食物。

饮食疗法中不可或缺的三个原则

遵守以下三个原则，持续进行饮食疗法，是使饮食疗法获得成功的诀窍。

1. 细嚼慢咽，用餐八分饱

暴饮暴食会使胰岛素的分泌量减少，功能下降，使血糖进一步升高。

应在饮食方法上多下功夫，预防暴饮暴食。用餐开始 30 分钟后，大脑中的饱腹神经就会发送出“已经吃饱了”的信号，如果吃得太快，那么在收到大脑发出的饱腹信号前，你就已经吃得过多了。

另外，在吃饱前结束用餐，这样可以保持七八分饱，防止进食过量。

2. 摄取营养均衡的饮食

主食等碳水化合物的摄取量占总能量的 50%~60%。

肉蛋奶等蛋白质的摄取量占总能量的 15%~20%。

油、肥肉、坚果等食物中所含的脂肪占总能量的 20%~25%。

3. 尽量在固定时间用餐

尽量在固定时间内进餐。血糖值上升的一个原因就是不规律的饮食习惯。用餐时间不固定，胰腺分泌胰岛素的规律就会被打乱，从而导致无法在餐后顺利地控制住上升的血糖值。

保持低碳水化合物饮食习惯

碳水化合物是人类最经济和最主要的能量来源之一。人体能量的来源有三种，糖类、脂类、蛋白质。而血糖的主要来源就是食物中的碳水化合物经过消化吸收后生成的葡萄糖。血糖水平保持恒定具有重要的生理意义，因为大脑、红细胞等组织必须依靠血糖供能，才能维持正常的生理功能。

人体能量的主要来源

人体能量的来源有三种，一种为糖类，一种为脂类，另一种为蛋白质。糖类为最重要的供能途径，其次为脂类，再次为蛋白质。当糖类供能不足时，便会燃烧脂肪；当糖类与脂类都耗竭时，才会由蛋白质供能。

糖类是供能的主力军

蛋白质、糖类和脂类都可以为人体产生能量。但糖类是能量最主要的来源，我们每天所需要的能量，有45%~65%是由糖类提供的。食物中的淀粉经消化后分解产生葡萄糖，然后吸收进入血液，成为血糖。如果短时间摄入大量的淀粉类物质，就会有大量葡萄糖进入血液。当人体调节机能健全时，这些葡萄糖可以通过氧化、转化成脂肪等途径转化，从而维持血糖的稳定。如果血糖调节能力有问题时，就会引起血糖升高。

碳水化合物和糖类的区别

“碳水化合物”和“糖类”经常被我们混用。这两者究竟是什么关系呢？这得从碳水化合物的发现讲起。最早人们发现食物中有一类物质，它们含有

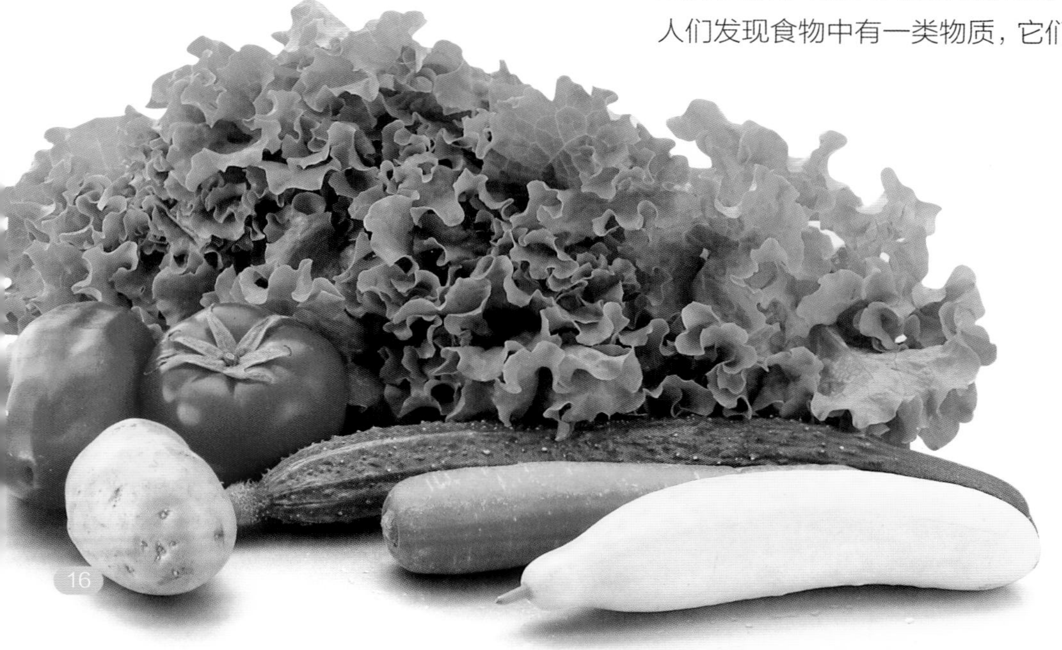

碳、氢和氧元素，其中氢和氧元素的比例为 2：1，这与水的氢氧元素比例是一致的。又因为同时含有碳元素，所以科学家就把这类物质称为“碳水化合物”。分子通式为：$Cm(H_2O)n$。后来随着研究的不断深入，人们对它们有了更多的了解，也发现这类物质种类很多，它们中的氢和氧的比例也并不都遵循 2：1 的规律。研究人员就根据这类物质的化学结构以及营养学作用等特点把它们统称为“糖类”。在英文中，糖类 (saccharides) 和糖 (suger) 是完全不同的两个单词。但是中文泛指的“糖类”与具体的“糖”之间在字面上非常容易混淆，希望读者在阅读时加以注意。

血糖与碳水化合物的关系

精制碳水化合物的消化、吸收很快，如各种单糖、双糖以及淀粉等，这会导致血糖快速升高。而复合碳水化合物中含有比较复杂的食物成分，如膳食纤维等，会延长碳水化合物在胃中停留的时间，也使其在肠道的消化速度变缓，可以让血糖缓慢升高，使餐后血糖的波动趋于平缓。

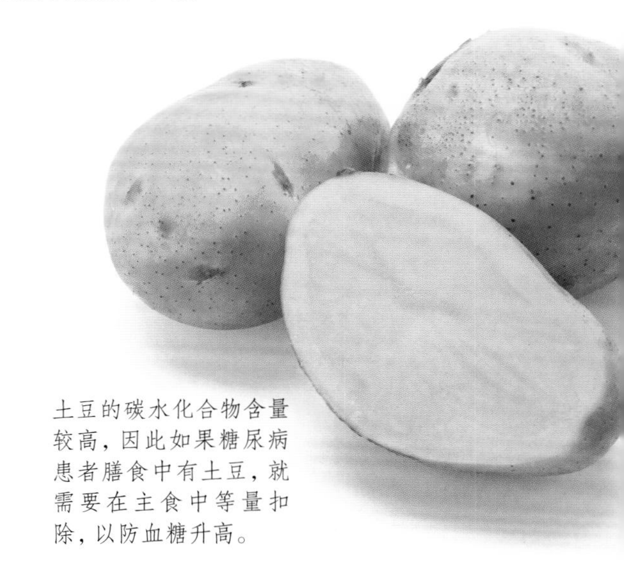

土豆的碳水化合物含量较高，因此如果糖尿病患者膳食中有土豆，就需要在主食中等量扣除，以防血糖升高。

单糖	双糖	多糖
单糖是最简单的碳水化合物，常见的有葡萄糖、果糖、半乳糖	双糖由两个分子的单糖结合在一起，再脱去一分子的水后而成。常见的有蔗糖、麦芽糖、乳糖等	淀粉、糊精、纤维素等
具有甜味，易溶于水，可以不经过消化液的作用，直接被人体吸收利用	易溶于水，经机体分解为单糖后可以被吸收利用。有些人的消化道中缺乏分解乳糖的酶，因而食用乳糖过量后不易消化，往往出现胀气、腹泻等症状	食物中的多糖在小肠内消化成单糖以后，才吸收到体内。膳食纤维不能被人体消化吸收，在肠道内形成废渣，被排出体外

低卡饮食控制体重

低卡即低卡路里，也就是低热量。糖尿病是一种慢性疾病，其治疗基础是纠正糖尿病患者不良的生活习惯。其中，医学营养治疗是所有糖尿病治疗的基础，是糖尿病自然病程任何阶段预防和控制必不可少的措施。这其中就包括控制热量的摄入及控制体重。不仅是糖尿病，肥胖几乎是所有代谢性疾病的温床，因此减重的计划刻不容缓。

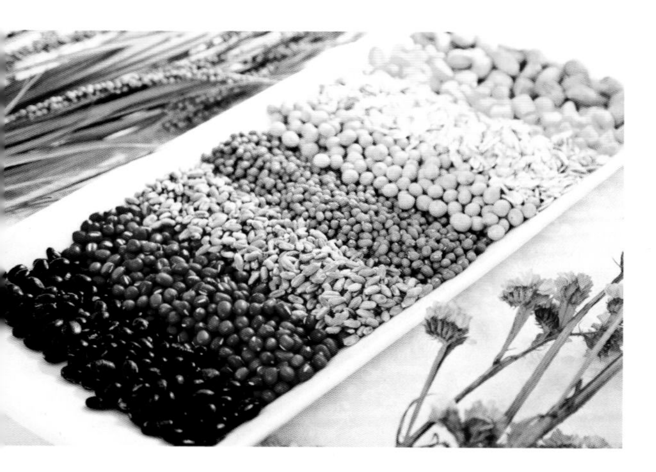

减肥没有捷径，低卡饮食是关键

食物中的碳水化合物被分解为葡萄糖后进入血液，被人体吸收并转化为活动所需的热量。没有消耗掉的葡萄糖就会转化为脂肪储存在脂肪细胞内，以应对人体饥饿或突发状况。现如今，我们每天都会摄入过多的热量并且无法消耗完，使脂肪细胞一直累积，并以脂肪的形式储存在皮下组织及内脏之中。

储存脂肪的脂肪细胞会分泌大量抑制胰岛素正常运作的物质。脂肪越多，这种物质分泌的就越多，胰岛素分泌及运作受阻的程度也就越来越严重。而胰岛素是人体内唯一可以降血糖的激素，胰岛素无法发挥应有的功能，导致血糖上升并且难以下降。

身体脂肪越多、体重越高，胰岛素就越不易发挥作用，从而导致血糖持续在高水平。为了使血糖恢复正常状态，胰腺就会分泌更多的胰岛素。但此时由于胰岛素抵抗，分泌的胰岛素起不到应有的作用，所以血糖也降不下去，如此循环往复，导致这类患者血中胰岛素水平很高，但血糖依旧居高不下。胰腺一直处于运作状态，长此以往，就会造成胰脏功能下降，胰岛素分泌量减少，以致无法正常分泌胰岛素，从而陷入血糖不断上升的恶性循环。

低卡食物都有哪些

纤维多的食物

因为这种食物可增加饱足感从而有效地控制你的食欲，例如新鲜蔬菜、水果、魔芋等。

未加工的新鲜食物

同等重量的未加工的新鲜食物热量一般都比加工食物的热量要低。例如，胚芽米的热量低于白米，新鲜水果的热量低于果汁，新鲜猪肉的热量低于香肠、午餐肉等。

清炖、清蒸、水煮、凉拌食物

这些食物比油炸、油煎、油炒食物热量低得多，例如，清蒸鱼、凉拌青菜、泡菜等都是上好的低热量食物。

鱼肉、鸡肉等

相同重量情况下，肉类所含热量依种类不同，大致是：猪肉 > 羊肉 > 牛肉 > 鸭肉 > 鱼肉 > 鸡肉，所以尽量选择鱼肉和鸡肉。

肉类所含热量大小比例示意

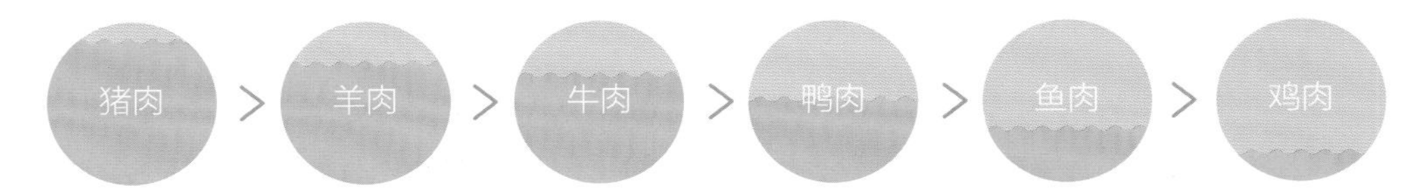

低卡食物的优点

1. 降低超重或肥胖糖尿病患者的体重，以恢复其标准体重。
2. 减轻胰岛素抵抗，增加胰岛素敏感性。
3. 减轻胰岛 B 细胞负担，延缓其衰退速度。
4. 可科学地增加食量，满足饱腹感，享受吃饱的乐趣，提高生活质量。

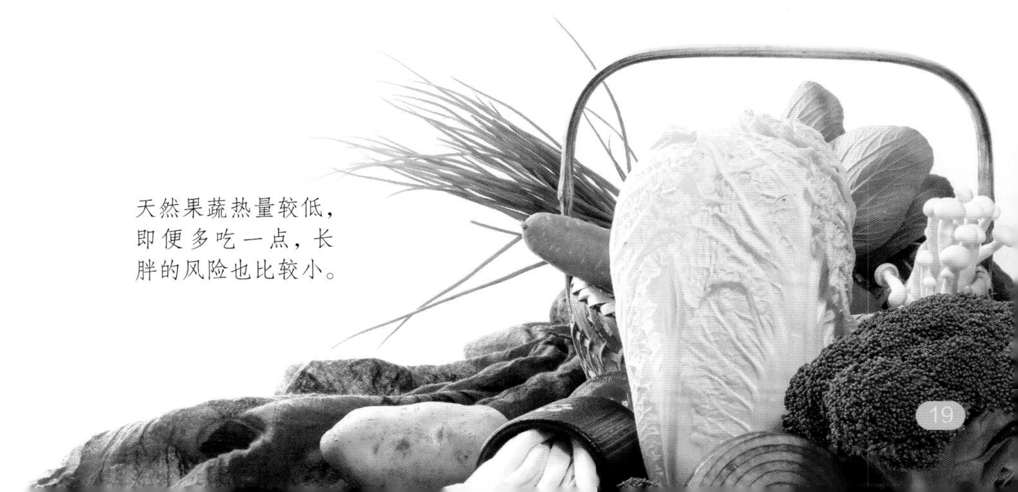

天然果蔬热量较低，即便多吃一点，长胖的风险也比较小。

低盐、低热量减少糖尿病并发症风险

众所周知，糖尿病并不可怕，可怕的是糖尿病并发症。持续高血糖会引发多种并发症，其危害远比糖尿病本身严重得多，它是致残、致死的主要因素。因此控制并发症是每个糖尿病患者必须注意的。

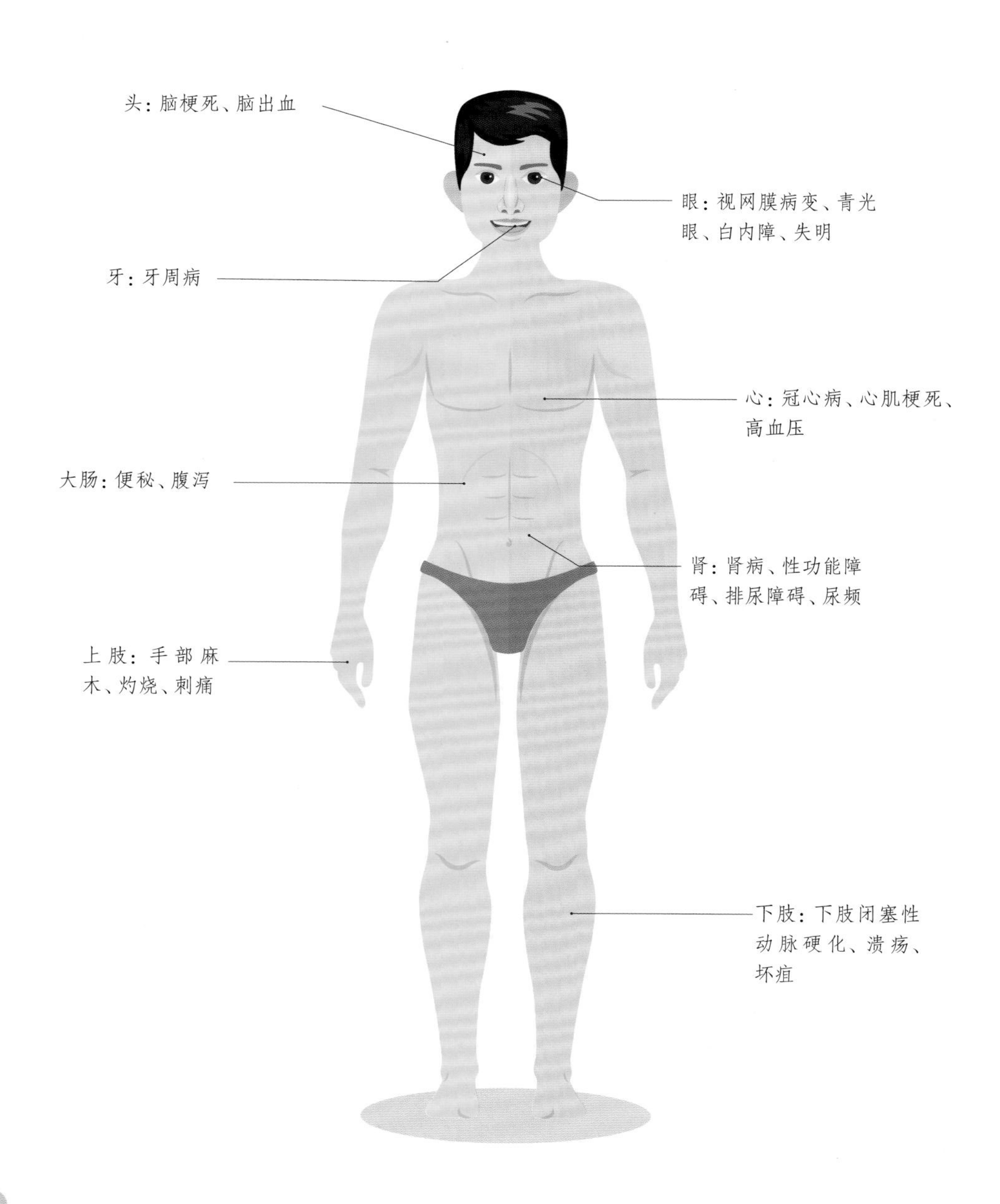

扔掉"重口味"，低盐清淡饮食护健康

糖尿病患者每天的盐分摄取量不要超过 6 克。虽然菜肴味道会非常淡，但也要尽量以此为基准进行烹调，或在使用方法上多想办法。

另外需要注意的是，控制盐分不能只控制食盐，还要注意酱油、味噌、蚝油等调味料中也含有盐分，面包、腊肉、熟食等加工食品中也含有大量的盐分。因此我们要掌握各种调味品、食品中的含盐量，才能防止盐分摄取量超标。

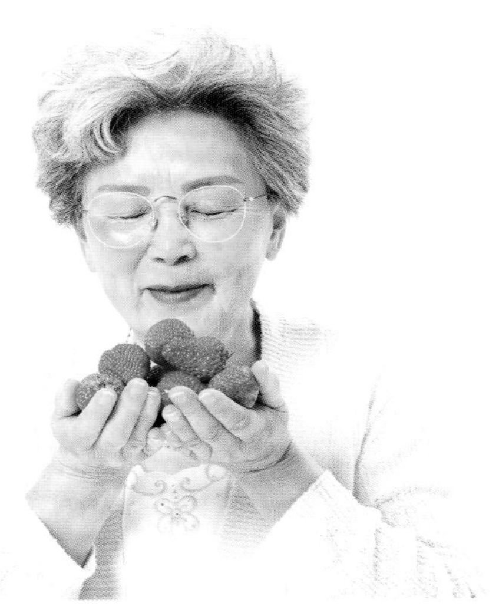

控盐不只是控制食盐，酱油等调料和面包等食品中也含有大量盐分，也应当控制。

糖尿病引发的主要并发症

感染以及急性并发症	慢性并发症
呼吸道感染：支气管炎、肺炎、肺气肿、肺结核等	脑血管病变：脑卒中、脑出血、脑梗死等
泌尿系感染：尿频、尿痛、尿急、发热、全身不适等	心血管病变：冠心病、高血压、心肌梗死、心律不齐
皮肤感染：各种化脓性感染，毛囊炎、疖、痈等	下肢血管病变：坏疽、下肢静息痛、间歇性跛行等
下肢坏疽：足部容易受损导致感染，且不好控制，甚至造成下肢坏死。除下肢外，手及其他身体部位也可发生坏疽	肾脏病变：肾衰竭、肾炎、尿毒症、排尿障碍、尿蛋白、尿失禁、尿频、肾功能不全、性功能障碍等
其他感染：牙周感染、牙龈发炎、败血症等	眼底病变：双目失明、青光眼、白内障等
酮症酸中毒：头晕、头痛、恶心、呕吐、昏迷、休克	神经并发症：身体出现疼痛、麻木、灼烧感、肌肉萎缩、出汗异常等

膳食纤维对人体的影响

不能被人体利用的多糖通常被称之为膳食纤维，是人体消化液不能消化且又不被人体吸收的物质。

在糖尿病饮食疗法中，膳食纤维发挥着巨大的作用。膳食纤维可以附在胃中的食物上，使胃肠对糖分的吸收速度减慢，这样就能预防餐后血糖值的急剧上升。

膳食纤维分为可溶性膳食纤维与不溶性膳食纤维

可溶性膳食纤维

可溶性膳食纤维不仅能够使糖分吸收速度减慢，还能阻碍胆固醇与钠（食盐的主要成分）的吸收，帮助它们排出体外，从而起到降低血液中的胆固醇、防止血压升高的作用。

大多存在于海藻、菌类、水果等食物中。如毛豆、香菇、蚕豆、豌豆、春笋、木耳、豆角、秋葵、枣、石榴、椰子、桑葚、梨、无花果等。

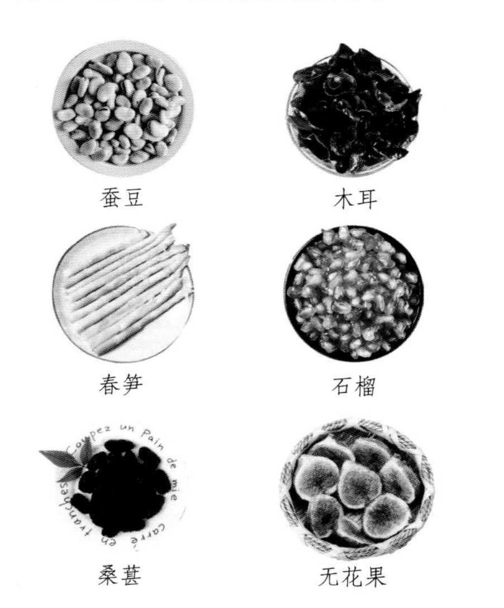

蚕豆 木耳

春笋 石榴

桑葚 无花果

不溶性膳食纤维

不溶性膳食纤维即不能溶解于水的一类纤维。主要存在于豆类、薯类、根菜类食物中。它们有助于增加粪便体积、刺激肠道、促进肠道蠕动，防止便秘。

如麸皮、黑麦、白扁豆、小麦、大麦、玉米、荞麦（带皮）、紫薯、红薯、魔芋、南瓜等。

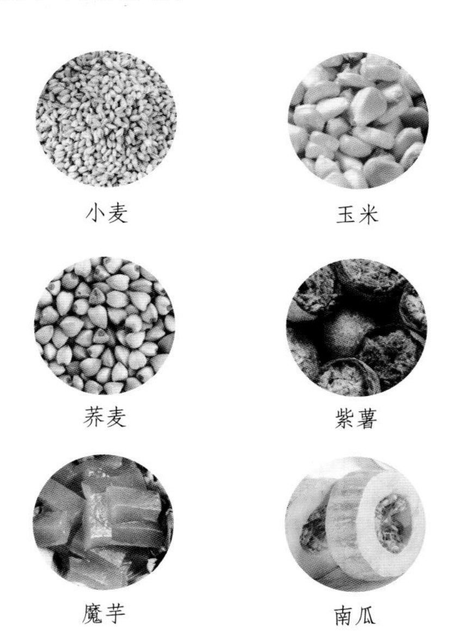

小麦 玉米

荞麦 紫薯

魔芋 南瓜

降低胆固醇

膳食纤维可促进胆汁排出，使血液中胆固醇浓度下降，同时低密度脂蛋白胆固醇也相应下降。另外，水溶性膳食纤维在小肠内形成黏稠基质，它可以干扰胆固醇或胆酸在小肠内的吸收率。

预防糖尿病，降低餐后血糖

水溶性膳食纤维可降低餐后血糖升高的幅度，提高葡萄糖的耐受量，增加胰岛素的敏感性。有效地降低糖尿病患者对胰岛素的需要量和药物的剂量。可溶性膳食纤维的黏稠性能延缓胃的排空时间，并减慢糖类在小肠中的吸收率。

改善大肠功能

膳食纤维可以缩短粪便排出的时间，增加粪便量及排便次数，稀释大肠内容物以及为大肠内的菌群提供可发酵的物质。另外，膳食纤维还能增加肠道内的双歧杆菌等益生菌的数量，可使有害物质随粪便排出体外，调整肠道内环境。

控制肥胖

膳食纤维有控制体重的作用。大多数富含膳食纤维的食物只含有少量的脂肪。在控制热量的同时，还能够增加粪便中的脂肪，减少脂肪被人体吸收。研究表明，增加膳食纤维的摄入量可减少肥胖的危险，也可降低体重和BMI。另外，富含膳食纤维的食物需要多次咀嚼，这样能够刺激唾液分泌，有助于消化。并且膳食纤维在腹中吸收水分后膨胀，它们会在胃中停留很长时间，使人产生饱腹感，从而防止进食过量。

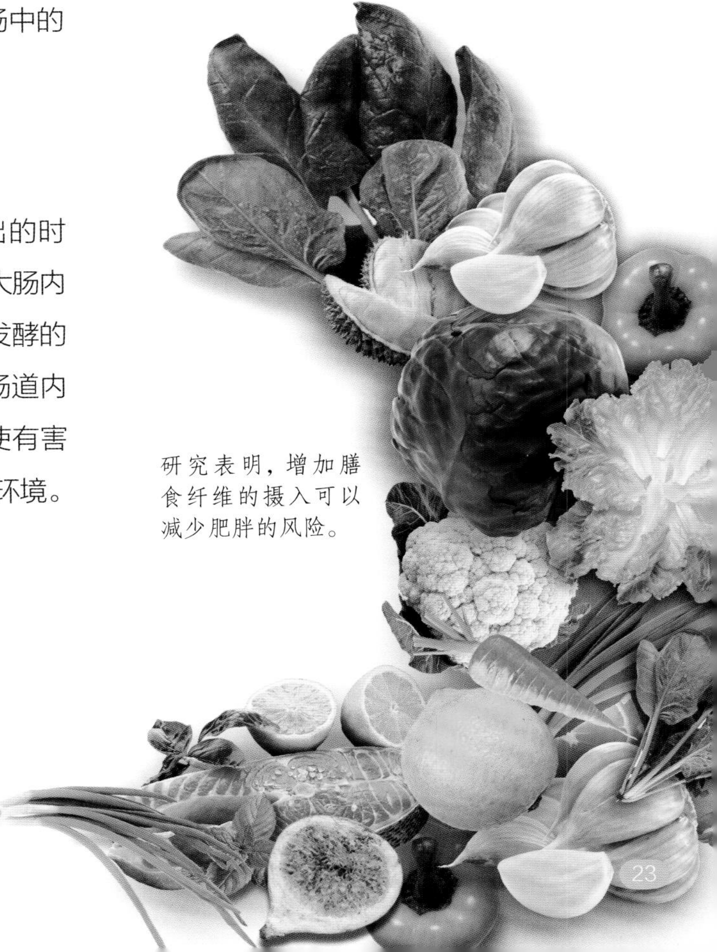

研究表明，增加膳食纤维的摄入可以减少肥胖的风险。

彩虹饮食平稳血糖

“彩虹饮食”是指把蔬果按颜色分成5个种类，绿色、红色、黄色、白色、黑色，每一种颜色代表不同的植物营养素，故每种颜色的蔬果保健作用不同。彩虹原则所倡导的原则就是在进食足量蔬果的同时，还需尽量搭配5种颜色，确保一日当中每一种颜色都能食用到。

绿色食物

绿色食物指绿色的蔬菜、水果，以深绿色叶菜最具代表性。

绿色食物富含大量的维生素和矿物质，如胡萝卜素能预防癌症，降低胆固醇，减少动脉粥样硬化等；B族维生素能帮助食物消化吸收和代谢，保护肝脏，缓解压力；维生素C有很强的抗氧化能力，能提高人体免疫力。

绿色食物主要包括：菠菜、茼蒿、芹菜、青椒、猕猴桃、西蓝花、黄瓜、芦笋等。

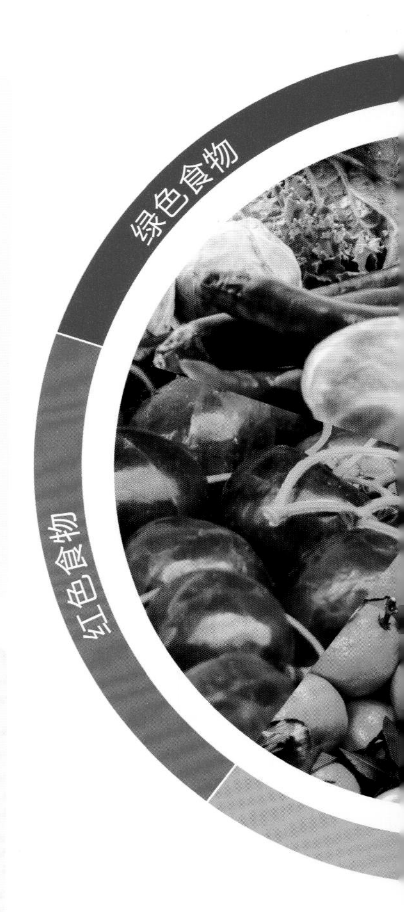

红色食物

红色食物指偏红色、橙红色的蔬菜、水果以及各种畜类的肉及肝脏。

红色食物富含铁质，能帮助造血；红色蔬果富含胡萝卜素和番茄红素等抗氧化物质。红色的肉类富含优质的蛋白质、铁和B族维生素等，能为人体提供能量、修补人体组织，维持人体生理系统的平衡。

红色食物主要包括：牛肉、羊肉、猪肉、胡萝卜、番茄、樱桃、石榴、红辣椒、枸杞子等。

黑色食物

黑色食物指部分菌菇类、海藻类及黑色谷类等。

黑色的菇类和藻类含有丰富的膳食纤维、多糖等成分，海藻中还富含碘；黑色的谷物、黑豆中富含花青素。

这类食物对于增加身体的抵抗力、抗氧化等都有益处。

黑色食物主要包括：黑米、黑芝麻、木耳、香菇、黑豆等。

黑色食物

白色食物

白色食物指大米、奶、蛋、鱼类以及蔬果中的部分瓜类、果实、笋类。

白色的动物性食物富含优质蛋白质，是每天蛋白质的重要来源；白色的谷类和薯类富含碳水化合物，为人们提供能量。

白色食物主要包括：鱼肉、大米、山药、银耳、杏仁、蒜、莲子、冬瓜、椰子等。

黄色食物

黄色食物

黄色食物指部分五谷、根茎类、豆类和黄色蔬果。

黄色谷物富含碳水化合物，是热量的主要来源。豆类含丰富的植物性蛋白质和不饱和脂肪酸，能降低血脂；五谷中的膳食纤维能提高葡萄糖的耐受性，提高胰岛素的敏感性，促进葡萄糖的利用率，降低血糖。

黄色食物主要包括：玉米、黄豆、杏等。

算算你应该摄入的热量

糖尿病患者控制饮食有利于血糖的控制，但控制饮食并非饥饿疗法，而是要合理地管理膳食种类和数量，使糖尿病患者既能保证正常体力和劳动力，又能最大限度地控制病情，因此，每位糖尿病患者都要计算出适合自身的总热量需求。

计算标准体重

标准体重 = 身高 ________（厘米）-105=________（千克）

判断现有体重是消瘦还是肥胖

BMI（身体质量指数）= 实际体重 ________（千克）÷ [身高 ________（米）]^2=________。

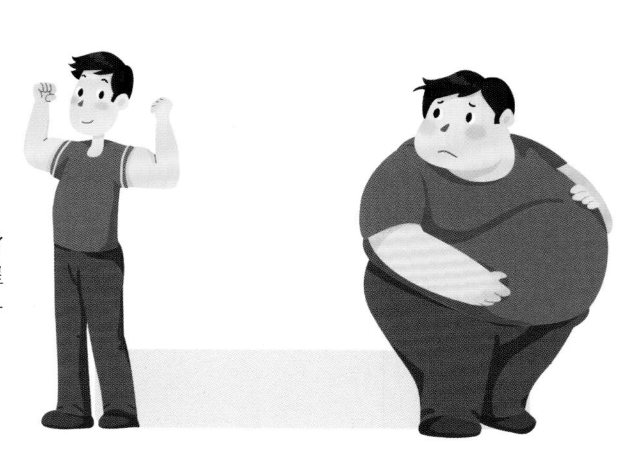

BMI是目前国际上常用的衡量人体胖瘦程度以及是否健康的一个标准。

BMI 的评定标准表

等级	BMI
低体重	<18.5
正常体重	18.5~23.9
超重	24.0~27.9
肥胖	≥ 28.0

判断活动强度

活动强度一般分为四种情况：卧床休息、轻体力、中等体力、重体力。

卧床休息	运动量较少
轻体力劳动	以站着或少量走动为主的工作，如教师、售货员等； 以坐着为主的工作，如办公室工作
中体力劳动	学生的日常活动等
重体力劳动	体育运动，非机械化的装卸、伐木、采矿、砸石等劳动

每日热量供给量（千卡/千克）

体型	卧床休息	轻体力	中等体力	重体力
消瘦	20~25	35	40	45~50
正常	15~20	30	35	40
超重	15	20~25	30	35

注：每日每千克标准体重需要的热量（千卡）。

每日所需总热量＝标准体重（千克）× 每日每千克标准体重需要的热量（千卡）。

1 千卡＝4.186 千焦

举例

赵先生身高 175 厘米，体重 80 千克，今年 65 岁，平时从事轻体力劳动。

计算标准体重：175 厘米－105=70 千克。

判断体重水平：BMI= 体重 80 千克 ÷[身高 1.75（米）× 身高 1.75（米）]=26.1，属于超重。

判断活动强度：属于轻体力劳动者。

查找每日需要的热量水平：超重和轻体力劳动，根据上表得知，他每日每千克体重需要的热量是 20~25 千卡。

计算总热量：总热量 =20~25 千卡 /（每千克体重）× 标准体重 70 千克 =1400~1750 千卡。

了解食物能量

饮食中可以提供热量的营养素是碳水化合物、脂肪、蛋白质、有机酸等。这些物质除了给人提供从事运动及日常工作和生活所需要的能量外，同样也提供人体生命活动所需要的能量，例如血液循环、呼吸、消化吸收等。卡路里是衡量食物能量的一种方法，相同卡路里的不同食物所具有的克重不同，所以建议糖尿病患者选择低卡、易饱腹的食物。

同样1交换份不同重量的食材比较（1交换份为90千卡）

1交换份
谷薯类
米饭60克
馒头35克
烧饼35克
玉米200克
1交换份
蔬菜类
大白菜500克
黄瓜500克
菜花350克
藕150克
1交换份
水果类
苹果200克
西瓜500克
香蕉150克
葡萄200克
1交换份
肉蛋类
瘦猪肉25克
鲤鱼80克
鸡蛋60克
对虾80克
1交换份
奶类
牛奶160克
无糖酸奶130克
奶粉20克
乳酪25克

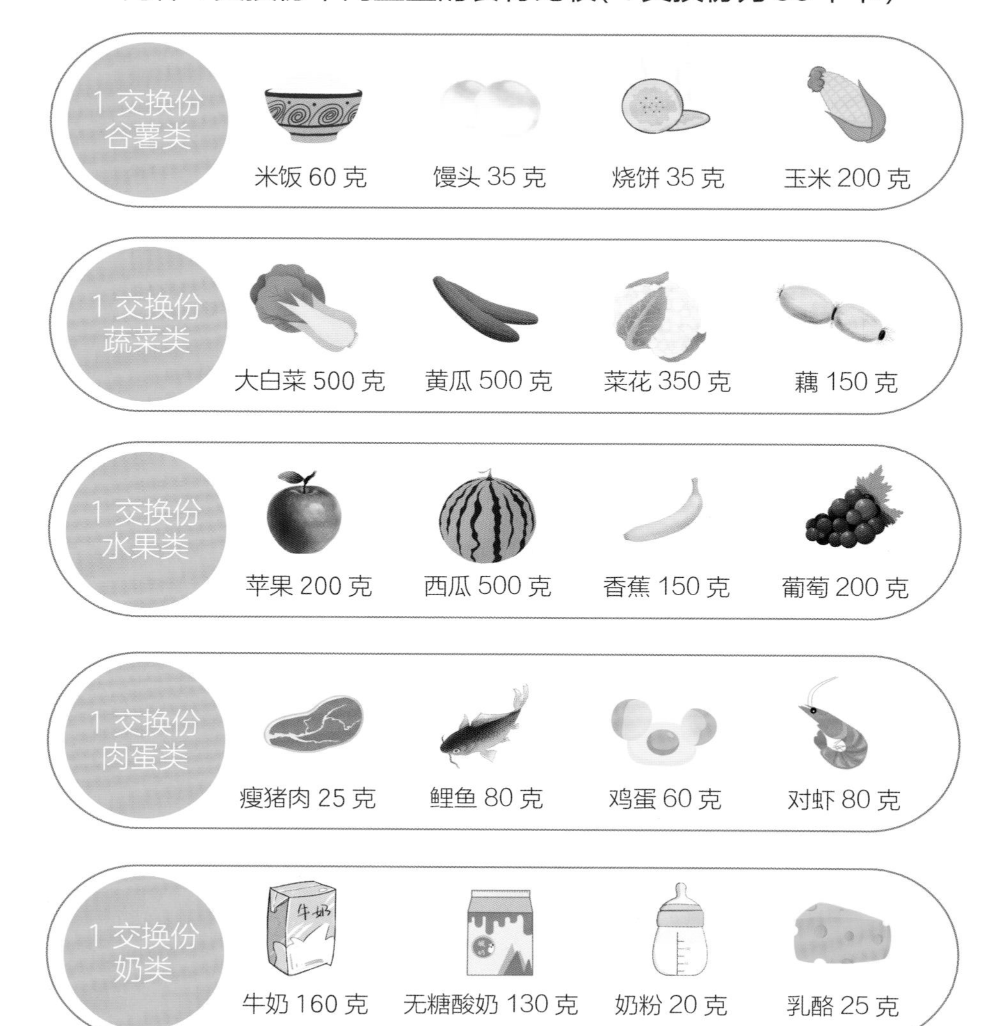

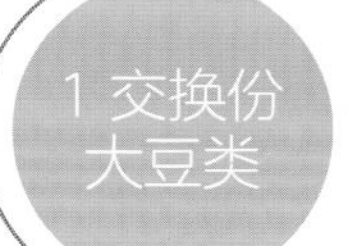

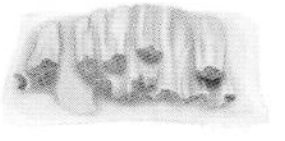
腐竹 20 克

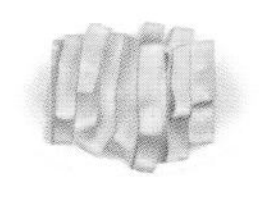
豆腐丝 50 克

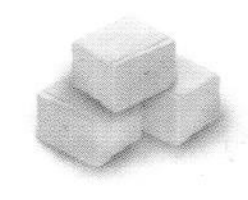
北豆腐 100 克

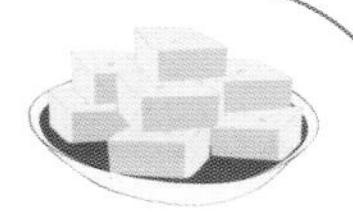
南豆腐 150 克

1 交换份
油脂类

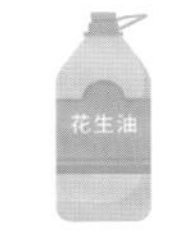

花生油 10 克

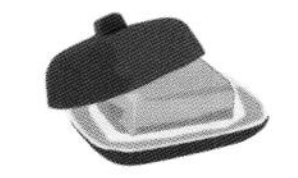
黄油 10 克

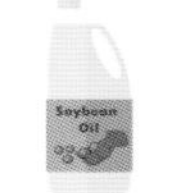

豆油 10 克

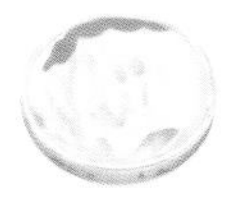
猪油 10 克

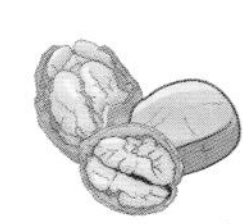
核桃 15 克

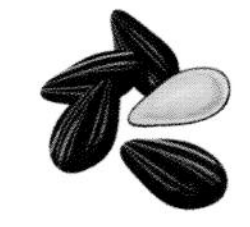
葵花子 25 克

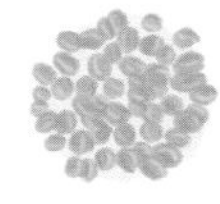
花生米 15 克

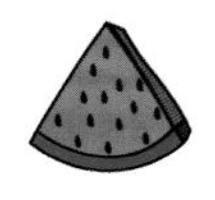
西瓜子 40 克

巧妙使用食物交换份

《糖尿病饮食疗法食品交换表》[1]在糖尿病饮食疗法中非常实用。凡能产生 90 千卡热量的食物即为一个交换份。换句话说，每个交换份的食物所含的热量都是 90 千卡，但其重量可以不同。运用食物交换份的方法，可以在保持热量不变的前提下，比较自由地选择不同的食物，使饮食结构不再单一。

坚果类

每份坚果类食物提供脂肪 10 克、热量 90 千卡。

食物	重量 / 克
核桃、杏仁、花生	15
葵花子(带壳)	25
西瓜子(带壳)	40

奶类

每份奶类食物提供蛋白质 9 克、脂肪 4 克、碳水化合物 4 克、热量 90 千卡。

食物	重量 / 克
奶粉	20
奶酪、脱脂奶粉	25
无糖酸奶	130
羊奶、牛奶	160

注①：此表数据参考《现代临床营养学》(第四版)，2017 年 7 月出版。

谷薯类

每份谷薯类食物提供蛋白质 2 克、碳水化合物 20 克、热量 90 千卡。

食物	重量 / 克
大米、小米、糯米、薏米	25
干粉条、干莲子、通心粉	25
生面条、魔芋、高粱米、玉米、绿豆、红小豆、芸豆、干豌豆	25
面粉、玉米面、燕麦片、荞麦面、苦荞面、挂面、龙须面	25
油条、油饼、苏打饼干	25
烧饼、烙饼	35
咸面包、窝头	35
土豆	100
鲜玉米	200

肉蛋类

每份肉蛋类食物提供蛋白质 9 克、脂肪 6 克、热量 90 千卡。

食物	重量 / 克
鸡蛋粉	15
熟火腿、香肠	20
猪瘦肉	25
熟叉烧肉（无糖）、午餐肉、熟酱牛肉、熟酱鸭、大肉肠	35
牛肉、羊肉、排骨、鸭肉、鹅肉	50
松花蛋、鸭蛋、鸡蛋、鹌鹑蛋	60
草鱼、带鱼、比目鱼、鲤鱼、甲鱼、对虾、青虾、鲜贝、大黄鱼、鳝鱼、鲢鱼	80
蟹肉、鲫鱼、兔肉、水发鱿鱼	100
鸡蛋清	150
水发海参	350

水果类

每份水果类食物提供蛋白质 1 克、碳水化合物 21 克、热量 90 千卡。

食物	重量 / 克
柿子、香蕉、荔枝	150
李子、杏、梨、桃、苹果、葡萄、橘子、橙子、柚子、猕猴桃	200
草莓	300
西瓜	500

大豆类

每份大豆类食物提供蛋白质 9 克、脂肪 4 克、碳水化合物 4 克、热量 90 千卡。

食物	重量 / 克
腐竹	20
大豆、大豆粉（无糖）	25
油豆腐	30
豆腐丝、豆腐干	50
北豆腐	100
南豆腐（嫩豆腐）	150
豆浆（大豆与水比例 1:8）	400

蔬菜类

每份蔬菜类食物提供蛋白质 5 克、碳水化合物 17 克、热量 90 千卡。

食物	重量 / 克
毛豆、鲜豌豆	70
百合、芋头	100
山药、荸荠、藕、凉薯	150
胡萝卜	200
鲜豇豆、扁豆、洋葱、蒜苗	250
南瓜、菜花	350
白萝卜、青椒、茭白、冬笋	400
圆白菜、菠菜、油菜、韭菜、茴香、茼蒿、芹菜、莴笋、黄瓜、茄子、丝瓜、空心菜、苋菜、龙须菜、绿豆芽、鲜蘑、水发海带、西葫芦、番茄、冬瓜、苦瓜、芥蓝、小白菜	500

油脂类

每份油脂类食物提供脂肪 10 克、热量 90 千卡。

食物	重量 / 克
花生油、香油、猪油、玉米油、菜籽油、牛油、豆油、羊油、食用红花油、黄油	10

计算交换份的份数

食物交换份的份数 = 每日需要的总热量（千卡）÷90（千卡）

例如：摄入热量为 1800 千卡（摄入热量的计算方法请参考第 26 页），那么 1800÷90=20 个交换份，这就是一天需摄入的交换份。

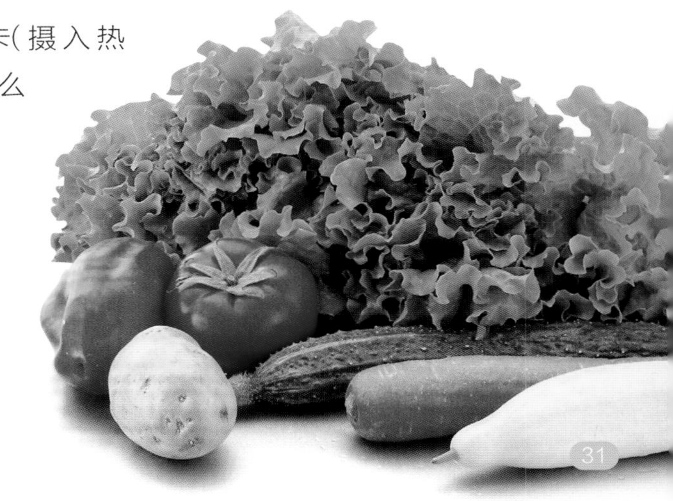

四大类食物营养成分分析

《食品交换表》根据营养成分的不同，把食物分成了四大类。我们可以从各个类别中不重复地选择食物，以达到营养均衡的效果。

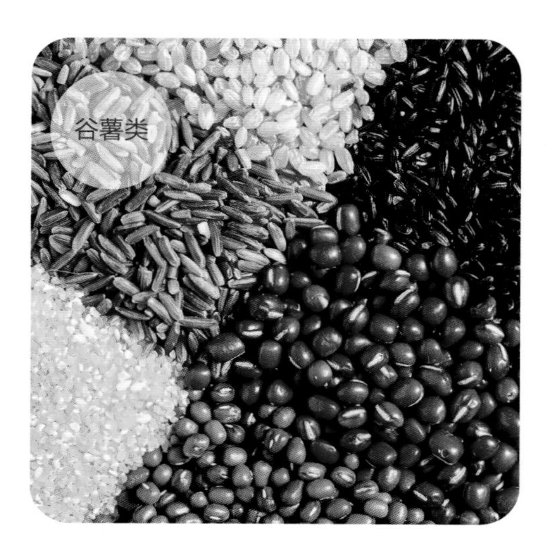

谷薯类是以碳水化合物和膳食纤维为主的食物

碳水化合物是人类获取能量的最经济、最主要的来源，是构成机体组织的重要物质，维持大脑功能并参与细胞的组成和多种活动。此外还有调节脂肪代谢、节约蛋白质、抗生酮、解毒和增强肠道功能的作用。

膳食纤维具有降低血糖的作用，同时还可以降低血液胆固醇和甘油三酯，可以有效地控制体重。

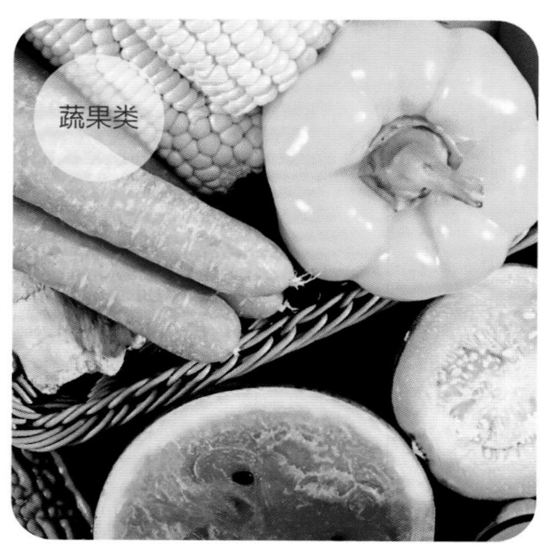

蔬果类是以矿物质、维生素、膳食纤维为主的食物

矿物质对组织和细胞的结构很重要，帮助运输其他元素到全身，参与神经活动和肌肉收缩等。是构成酶的辅基、激素、维生素、蛋白质和核酸的成分，参与许多重要的生理功能，例如保持心脏和大脑的活动，帮助抗体形成，对人体发挥有益的作用。由于新陈代谢，每天都有一定数量的矿物质从各种途径排出体外，因而必须通过膳食予以补充。

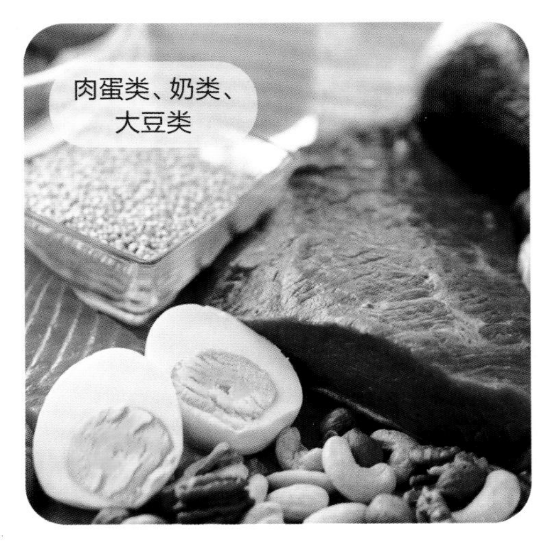

肉蛋类、奶类、大豆类是以蛋白质为主的食物

蛋白质是组成人体细胞、组织的重要成分，是人体组织更新和修补的主要原料。人体的每个组织都是由蛋白质组成的。蛋白质对人的生长发育非常重要，并且还可以提供热量。

蛋白质的营养价值取决于它所能提供的必需氨基酸。其中8种氨基酸人体不能合成，必须由食物供给，所以说饮食造就人体。

动物蛋白质一般称为优质蛋白，是因为它们在人体的消化吸收率高于植物蛋白质，而且其氨基酸组成更接近人体的氨基酸模式，因此蛋白质利用率也高。而大豆蛋白则可以称为优质的植物蛋白质。

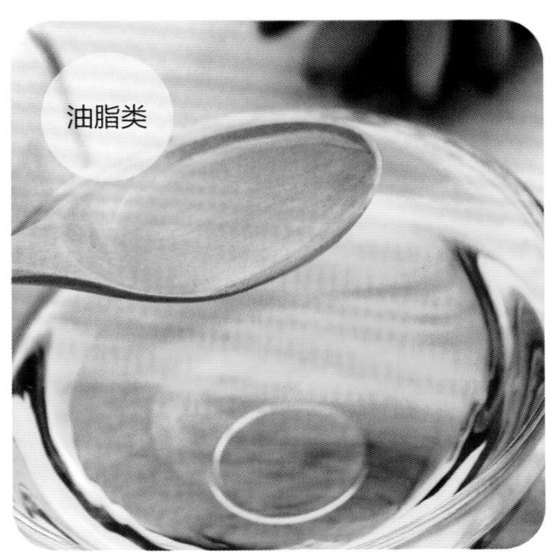

油脂类是以脂肪为主的食物

脂肪的主要作用是氧化后释放能量，供给机体利用。1克脂肪在体内完全氧化所产生的热量约为9千卡，比碳水化合物和蛋白质产生的热量多1倍以上。脂肪又名三酰甘油（甘油三酯）、中性脂肪或真脂。脂肪酸是构成脂肪的基本物质，多数脂肪酸在人体内均能合成，但亚油酸、α-亚麻酸是人体不能合成的，必须由食物供给，因此称为必需脂肪酸。

掌握食物交换份，让餐桌更丰富

很多糖尿病患者已经认识到饮食控制的重要性，但是一日三餐总是感觉无从下手，更失去了以往品尝美食的乐趣，其实只要了解和掌握了食物的血糖生成指数（GI）的规律，就可以吃得既科学健康又美味。

血糖生成指数的概念

升糖指数反映了食物引起血糖升高的程度及升高血糖的速度和能力，换句话说，就是食物进入人体 2 小时内血糖升高的相对速度。一般情况下，GI<55，称为低血糖生成指数食物；55≤ GI<70，称为中血糖生成指数食物；G≥70，称为高血糖生成指数食物。

要想健康，应多食用低 GI 的食物，因为低 GI 食物非常容易产生饱腹感，从而减少进食量，进而减少能量的摄入，起到帮助控制体重的作用；同时，低 GI 食物还可以帮助降低餐后血糖，减轻胰腺的负担。所以糖尿病患者的饮食多选择低 GI 食物是很有必要的。

主食

主食指的是富含淀粉的谷薯类、豆类食物，谷类如大米、小米、玉米、面粉、杂粮等，薯类如红薯、土豆、山药、芋头等。糖尿病患者每日主食一般控制在 250~300 克，是以生的主食重量为准，如米、杂粮和面粉等。根据年龄、体重、劳动量或活动量的不同可酌情增减。

除了主食定量，主食种类的粗细搭配也很重要，全谷物、杂豆类占 1/3，如燕麦、荞麦、绿豆、红小豆、芸豆等。杂粮饭是比较好的选择，也可以吃一些杂粮粥，对血糖的影响低于白饭和白粥。

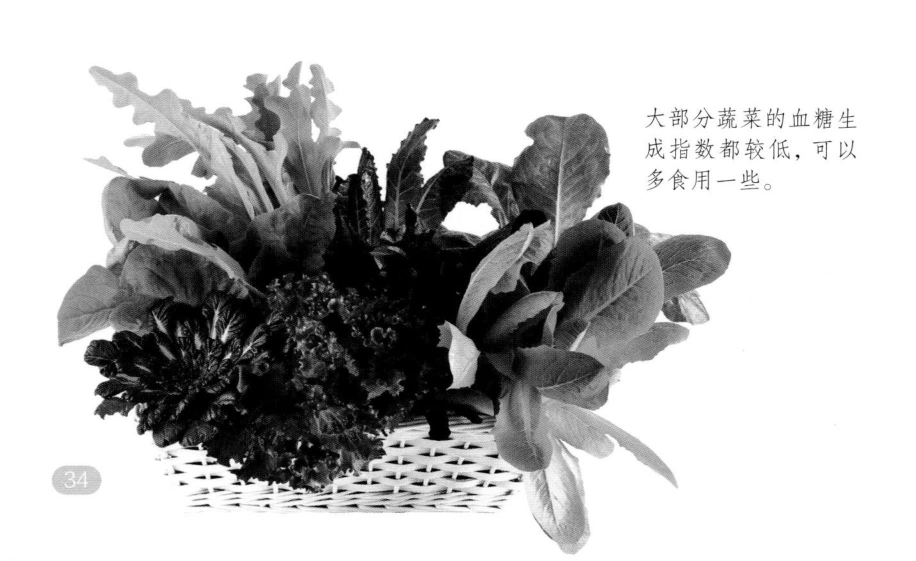

大部分蔬菜的血糖生成指数都较低，可以多食用一些。

蔬菜

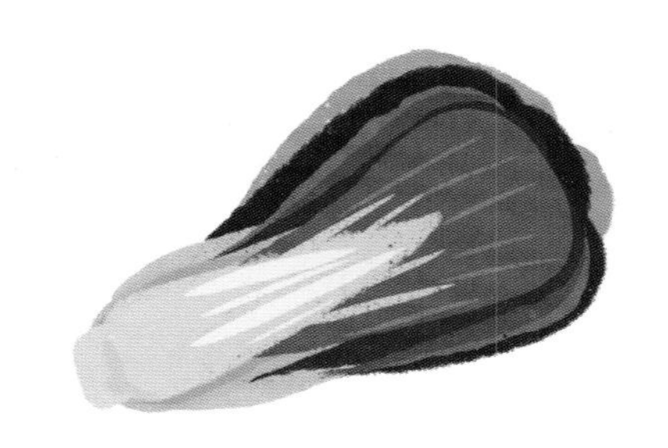

主要是指绿叶蔬菜，首选含糖量低含纤维量高的，如空心菜、茼蒿、菠菜、圆白菜、芹菜等，这类绿叶蔬菜可以适当多吃，每天至少吃 400 克。增加新鲜蔬菜摄入量可以降低膳食 GI，建议餐餐有蔬菜。深色蔬菜占 1/2 以上，其中绿色叶菜不少于 70%。

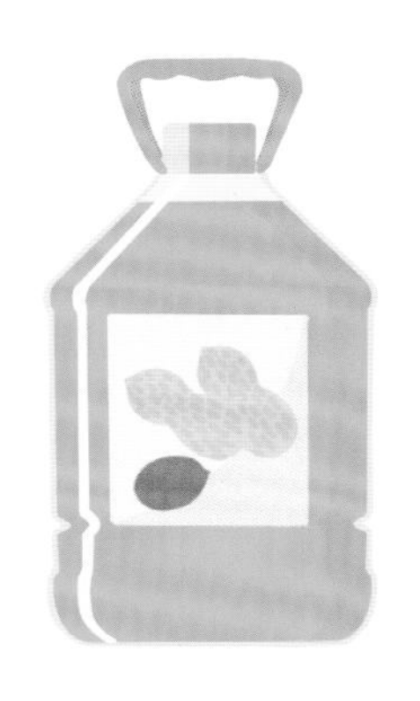

控制胆固醇和脂肪的摄入量，少吃食用油

肉类一天 100~150 克，年轻人可以吃到 200 克。尽量少吃肥肉。可以多吃一些海鱼，一个星期吃两三次海鱼比较好，深海鱼如三文鱼、银鳕鱼、带鱼、黄鱼等都是不错的选择。

水果

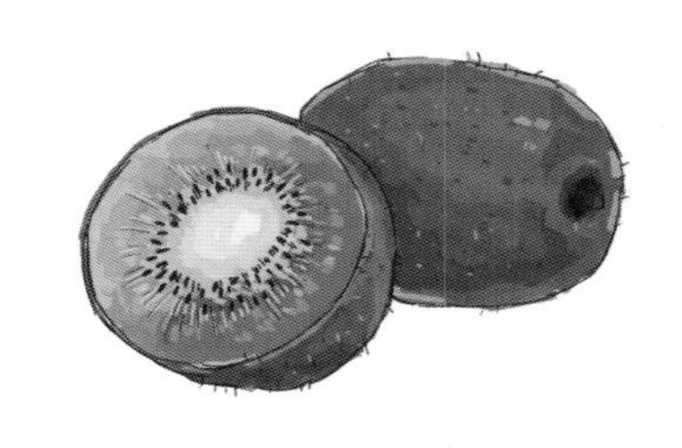

在有多种水果可选择时，建议选择 GI 比较低的水果，如猕猴桃、樱桃、李子、柚子、桃子、苹果、梨等，但是摄入的总量需要控制。通常将水果作为加餐食品，在两餐之间（如上午 10 点和下午 3 点左右）或睡前吃，不要在餐后立即吃水果，以免因连续摄入过多的糖类使胰岛的负担加重，造成餐后血糖升高。

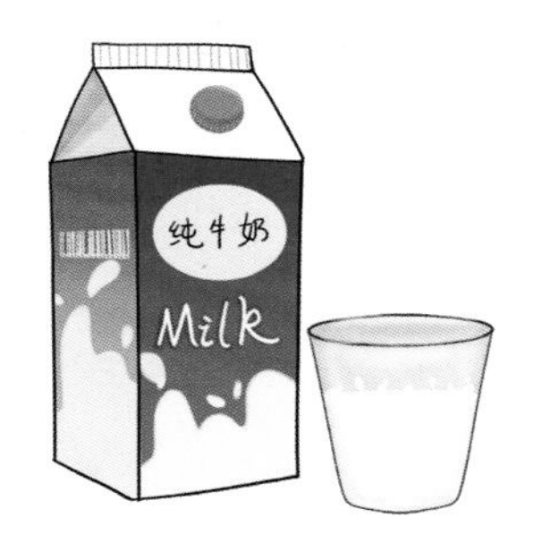

其他类

保证每日 300 克液态奶或相当量奶制品的摄入；零食加餐可选择少许坚果，坚果热量很高不宜多食；饮水以白开水为主，饮料可选淡茶与咖啡（清咖）。

制定营养又美味的食谱

假设每天需要摄入 20 个交换份的食物

食谱

早餐

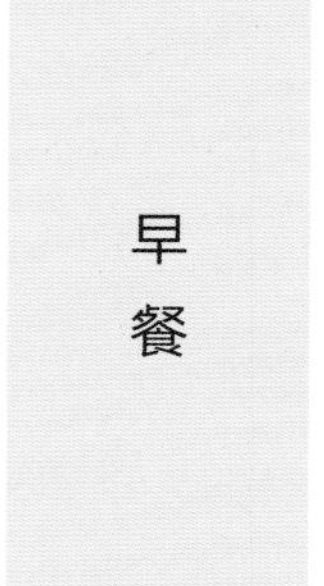

- 热豆浆（200 克）
- 鸡蛋（50 克）

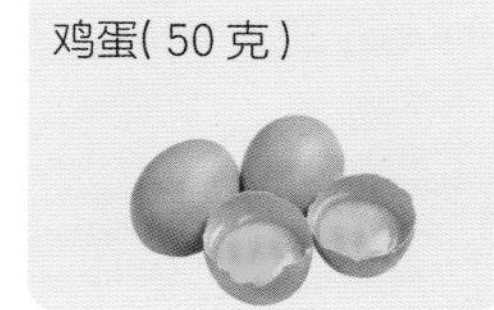

- 全麦面包（70 克）

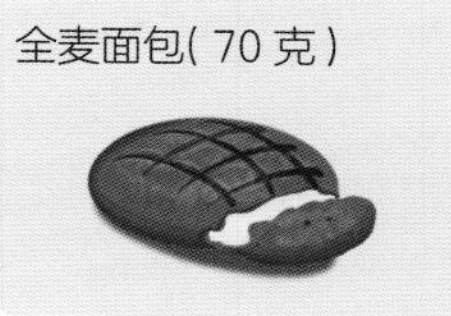

- 凉拌绿豆芽（100 克）
- 盐（1 克）
- 油（3 克）

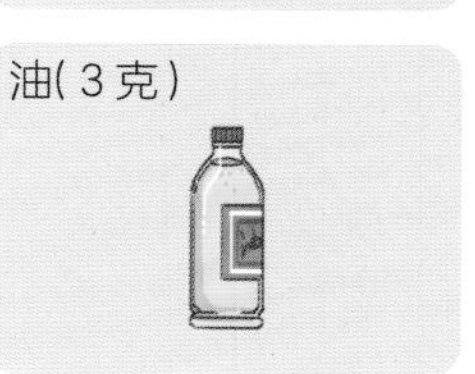

午餐

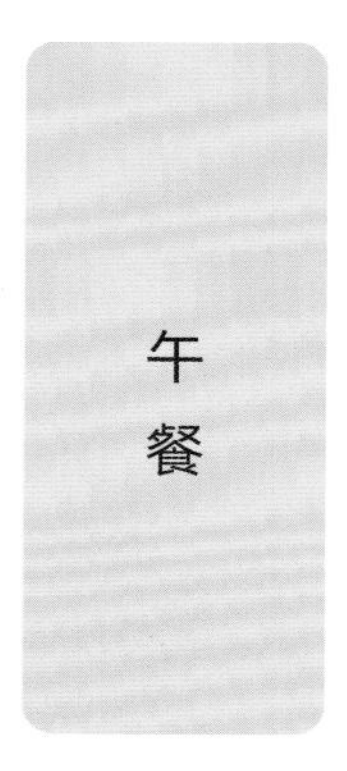

- 米饭（100 克）

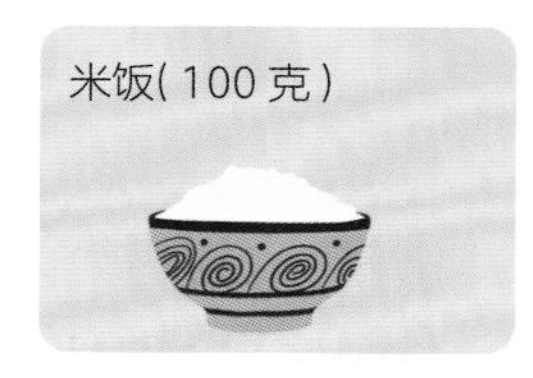

- 豆腐干炒芹菜（豆腐干 50 克、芹菜 100 克、瘦肉 20 克）

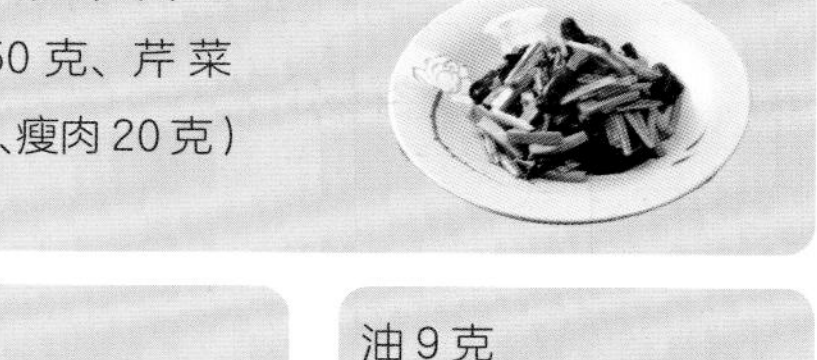

- 凉拌海带丝（水发海带 150 克）

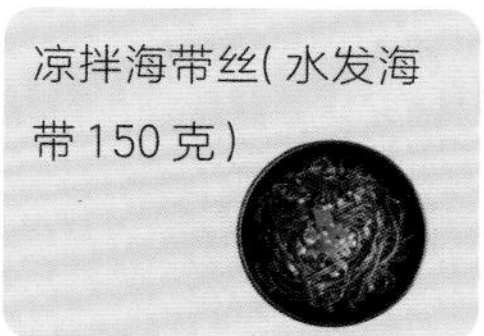

- 盐 2 克

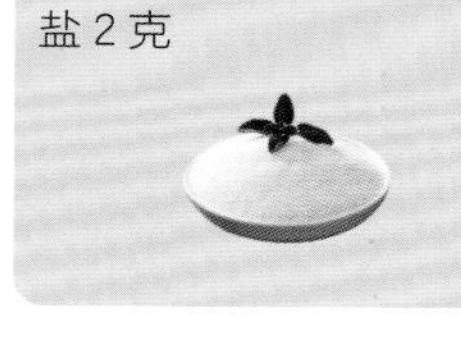

- 油 9 克

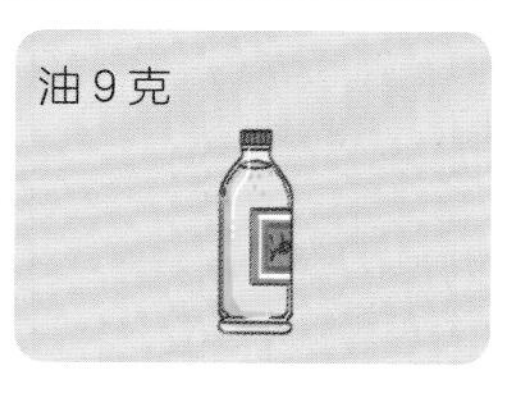

晚餐

- 小米面发糕（小米面 25 克、面粉 25 克）
- 杂粮粥（杂粮 25 克）
- 油 8 克

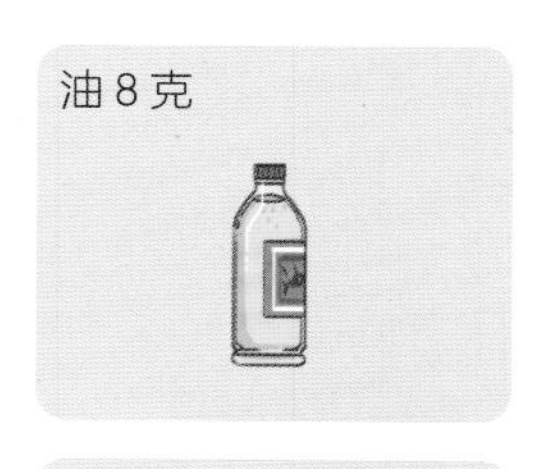

- 清炖鲤鱼（鲤鱼 100 克）

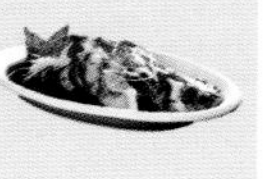

- 香菇油菜（油菜 100 克，香菇 20 克）
- 盐 2 克

提高吃饭的满足感

糖尿病患者刚开始尚未习惯饮食疗法，可能会得不到满足感，而且经常觉得饿。不过，这只是前两三个月的感觉。要耐心坚持，切勿一时贪吃，导致后患无穷。

改变吃饭的方式就能提高满足感

改掉吃饭太快、边做事边吃饭的坏习惯。吃饭太快，饱腹感来得慢。一边做其他事一边吃饭，品尝不到食物的美味，就像没吃饭。这些都容易导致过分饱食。

细嚼慢咽，从容吃饭。吃一口饭，放下筷子，慢慢咀嚼，自然能延长进餐时间，这样吃饭，容易产生饱腹感，能防止吃得过饱。

增加食物的分量感

对于习惯性暴饮暴食的人来说，控制饮食是一件非常痛苦的事情，很多人会因为不能满足食欲而遭受挫败感。因此想要获得满足感，还要控制总热量的摄入，那么可以充分利用低热量的食材，比如海藻、菌类、魔芋、含糖量少的蔬菜等。

低热量且营养均衡的火锅

一提到火锅，大家很容易想到又麻又辣的四川火锅，要么就是脂肪含量极高的肥牛配上一碗同样是以脂肪为主的麻酱蘸料。实际上，我们只需要稍微改良一下制作方法，同样可以享受到健康又美味的火锅料理。

首先，汤底选择清汤或者味道鲜美的菌菇汤，再往汤汁里放入 1~3 个交换份[①]的鱼肉和豆腐，再放入蔬菜类食物，最后加一些香菇、魔芋丝等 GI 值较低的食物。蘸料可以选择减盐的酱油，根据个人口味再加入葱、蒜、香菜等调味品，最后滴上几滴香油来增加香气。吃完后，还可以往剩下的汤汁和菜里面加入 1 个交换份[②]的杂粮挂面。

这样虽然吃了很多种类，但实际摄入的热量只有 3~4 个交换份，且营养非常均衡。火锅的制作方法简单，且能随时变更菜的种类，选择范围广。

注：① 1 交换份鱼约 80 克，

1 交换份豆腐为 100 克。

② 1 交换份米饭约 25 克。

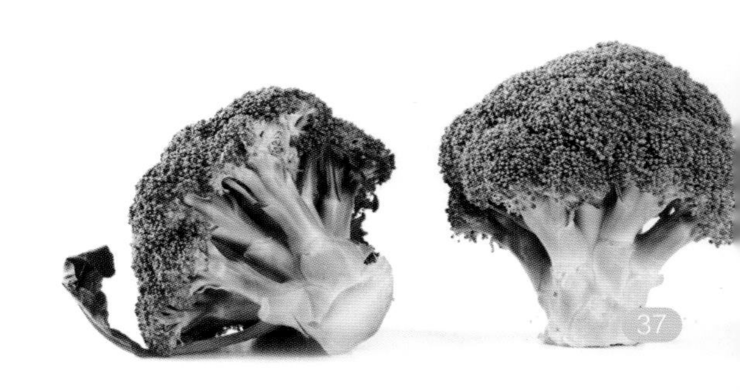

正确把握食物的量

食物交换法可以精确地算出每日所需总热量和营养需求量，但对于不少老年朋友来说，食物交换法掌握起来有一定的难度。那么，有没有一种更方便直观的方法帮助大家确定营养素的每日摄取量呢？下面为大家介绍一个“手掌法则”。利用自己的手，就可以基本确定每日所需食物量，这个方法虽然不是特别精准，但非常方便实用。

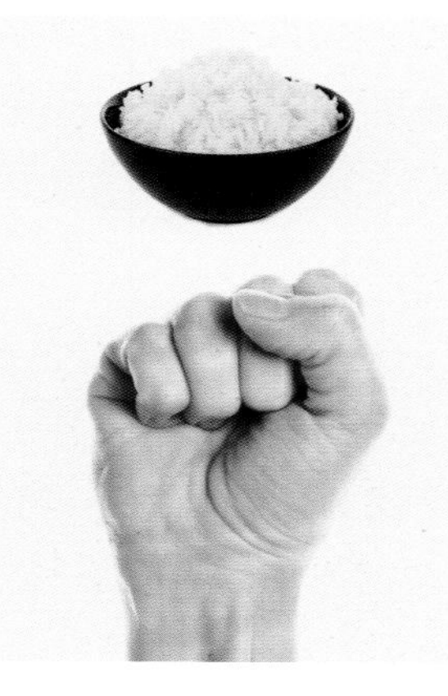

拳头量：主食、水果

主食一天的需求量相当于自己的两个拳头大小。

水果一天的需求量相当于自己的一个拳头大小。

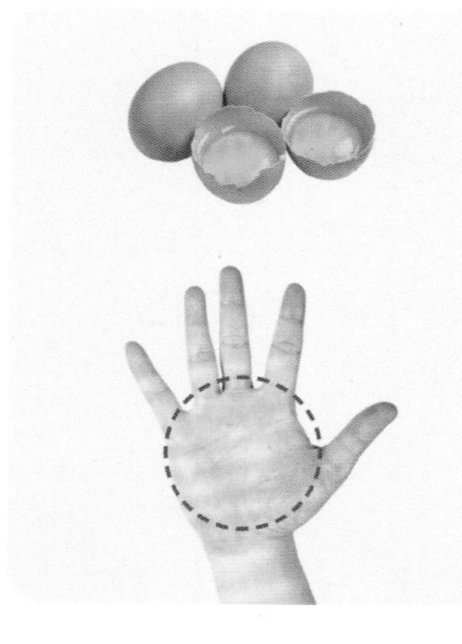

掌心量：蛋白质

50 克蛋白质相当于掌心大小、约小指厚的一块。每天吃 50~100 克的蛋白质即可满足一天的需求。

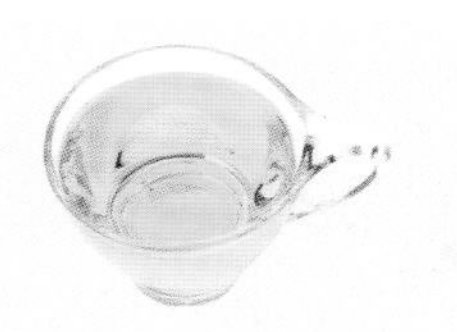

食指尖量：油脂量

限制脂肪的摄入，每天仅摄入食指尖端（末节）大小的量就足够了。

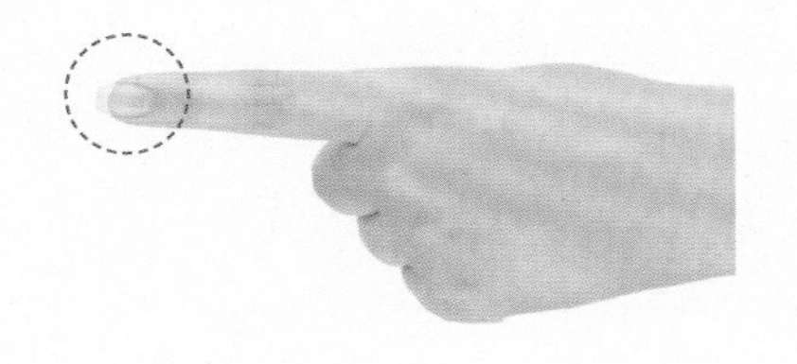

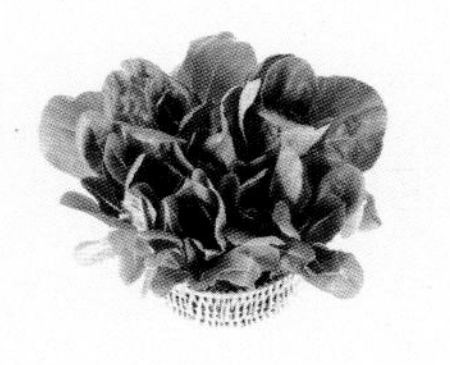

两手捧量：蔬菜

两只手能捧住的菜量，相当于 500 克，每天进食 400~600 克蔬菜可满足需要，当然，这些蔬菜都应该是低碳水化合物、低糖的。

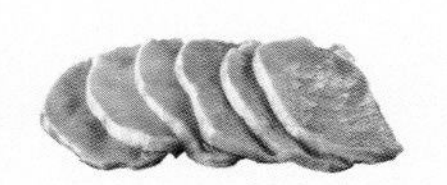

两指并拢量：瘦肉量

切一块与食指厚度相同，与两指（食指和中指并拢）的长度和宽度相同的瘦肉，相当于 50 克的量，即可满足一天的需要。

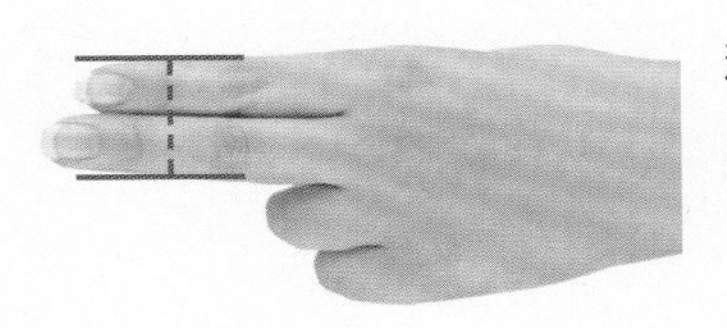

减少油脂的小窍门

建议每人每天烹调油用量不超过25克。过量摄入烹调油是造成中国居民脂肪摄入过多的一个主要原因。

减少吃油的诀窍

选用平底不粘锅，不用油也能做菜。

烹调时控制用油，如一个三口之家,5升量的一桶油，至少要使用两个月。

多用蒸、煮、水滑熘、拌、急火快炒等少油的烹饪方法，不用油炸、油煎的烹调方法。

食物可以先汆再炒。肉类先汆烫，可去脂肪。不易熟或吸油的食材事先汆烫，再放入其他食材同煮或煎炒，可减少油脂的使用。

炒蔬菜时还可以先在油锅里倒少量油，加热后倒入蔬菜翻炒三四遍，十几秒钟后，加入少量的水，盖上锅盖，焖上几分钟，再打开锅盖略微翻炒，这样既少用油又熟得快。

鱼类代替肉类，享受健康美味

脂肪是导致肥胖、糖尿病及血脂异常的主要原因。对于无肉不欢的人，为避免过多地摄入动物性脂肪，建议将鱼纳入食谱中，既不用担心脂肪摄入过多，还可以享受到吃荤的满足感。鱼类中也含有脂肪，但含量远远低于肉类。而且鱼类脂肪中含有的DHA、EPA不仅可以预防糖尿病，还可以预防脑功能减退、老年痴呆、癌症、心脏病等。

多食蔬菜、海藻、菌类等健康食材

蔬菜、海藻、菌类等食材富含维生素、矿物质和膳食纤维。相同的热量值下,蔬菜等素食重量是肉类的3倍以上，因此多吃素食易达到饱腹效果，便可降低肉的摄入量，达到防止脂肪摄入过量的效果。

选择脂肪较少的瘦肉部位

大部分的红肉中都含有较高的动物性脂肪,但并不是说不可以吃。其实，肉类是最佳的蛋白质来源，我们可以食用瘦肉含量高、脂肪含量低的部位，比如鸡腿肉和鸡胸肉就是很好的选择。

减少使用调料的技巧

汤汁浓厚

想要清淡又美味，诀窍就是保留浓厚的汤汁。如果味道好，即使清淡，也能吃得很开心。

用天然香辛料和香味菜改变味道

给菜肴增添一些风味，就能避免味道单一了。可以利用葱、生姜、蒜等气味浓烈的香味菜和胡椒、咖喱粉等添加香味。

使用少盐的调味品

酱油、豆酱、调味汁等调味品应该选择少盐且低热量的产品。

醋和天然酸味能使味道更丰富

醋能促进消化、提高食欲，减少维生素的损失，更能强化咸味，不会让人觉得菜肴清淡无味。醋、柠檬汁、柚子等还可以让菜肴的味道和香气多一点变化。

选用当季食材，享受鲜美的原汁原味

享受食材本身的味道。应季食材味道纯正、香气鲜美，无需过多的调料，味道也很好。

换一种方式烹饪

我们可以选择蘸取食盐或者酱油的方式，这样也能获得吃饭的满足感。或者在烹饪时，不要先放盐，在起锅前将盐撒在食物上，这样盐附着在食物表面，能使人感觉到明显的咸味，又不至于过量。

警惕食物中隐含的盐

含盐较多的食品除了咸味的食品，还包括很多调味料、点心、加工食品等。如果单靠味觉判断，很容易多吃。因此，养成认真阅读产品外包装的配料表和营养成分表确认盐分含量的习惯非常重要。

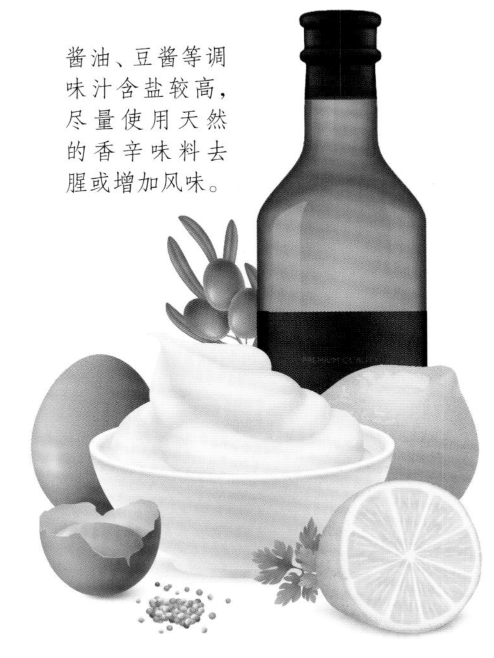

酱油、豆酱等调味汁含盐较高，尽量使用天然的香辛味料去腥或增加风味。

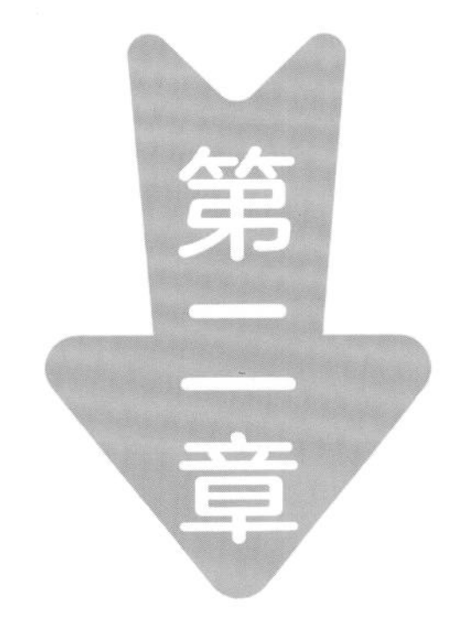

就餐先吃蔬菜

所谓均衡饮食就是每天摄入的营养要均衡，多吃蔬菜和粗粮。研究表明，蔬菜中的营养素不仅可以预防糖尿病，还可以提高人体机能、延缓衰老、缓解焦虑情绪。摄入足够的蔬菜后，自然而然地就能控制碳水化合物的摄入。

保证每天食用 500 克以上蔬菜

近年来，我国居民的蔬菜摄入量正在逐渐下降。膳食指南推荐每天食用 300~500 克的蔬菜，糖尿病患者的蔬菜摄入量要在 500 克以上。

健康饮食是关键

蔬菜不仅是低糖、低盐、低脂的健康食物，同时还能有效地减轻环境污染对人体的损害，同时蔬菜还对各种疾病起预防作用。

防止进食过量过快、过多

餐前先吃一份蔬菜，饥饿感就会减弱，这样吃饭的速度就会减慢。而且，人在咀嚼时会刺激大脑内的饱腹中枢，而吃蔬菜时必须要仔细咀嚼后才能吞咽，因此吃过蔬菜后，人的饥饿感就减轻了，从而使饭量减小。

不要忘记菌藻类食材

常见的菌类食材有银耳、木耳、香菇、杏鲍菇、金针菇、平菇等；藻类有海带、裙带菜、紫菜等。菌藻类富含膳食纤维、维生素、微量元素及植物化学物质等，热量还很低。糖尿病患者可经常食用菌藻类食材。

钾含量较高

蔬菜中含有丰富的钾，能够帮助体内的钠排出体外，降低患高血压的风险。

500 克蔬菜平分到三餐中

乍一听要吃 500 克蔬菜似乎很多，然而蔬菜含大量的水分，做熟后体积会缩小很多，因此不要有过多的心理负担，增加蔬菜的食用量是为减少脂肪和碳水化合物的摄入，每餐保持正常健康的进食量，就可以达到标准。做到餐餐有蔬菜，保证一餐的食物中，蔬菜占 35% 以上。

吃蔬菜要遵循彩虹效应

每天要调换蔬菜的品种，尽可能在一周内多吃些蔬菜种类，保证绿色菜、茄果类、根茎类、白菜类、瓜类等各类蔬菜都要吃到。每周吃的蔬菜颜色最好像彩虹一样多，而且颜色越深，其营养价值越高。

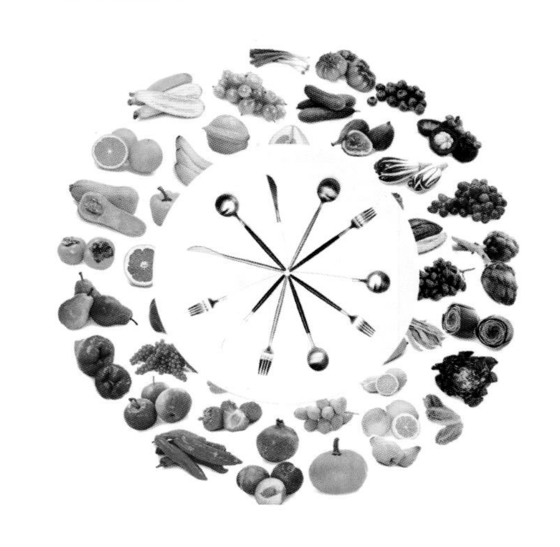

适合糖尿病患者食用的蔬菜

对于糖尿病患者而言，蔬菜一直都是饮食疗法的首选食材，因为它们不仅升糖速度慢，而且还含有多种有利于降低餐后血糖的营养物质，能帮助糖尿病患者防治多种常见的糖尿病并发症。那么到底哪些蔬菜更适合糖尿病患者呢？

1. 萝卜

萝卜性味甘辛，凉，归肺、胃经。具有消食降气、除燥生津、解毒散瘀、利尿止渴、化痰宽胸等功效。实验研究中发现，萝卜不含草酸，同时含钙量较高，是人体补钙的好来源，补钙有助于改善糖尿病患者的骨质疏松症，并改善细胞内缺钙和对抗糖尿病肾病的发展。

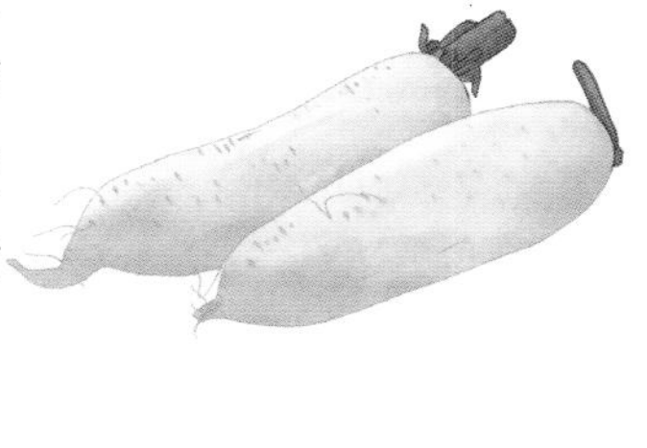

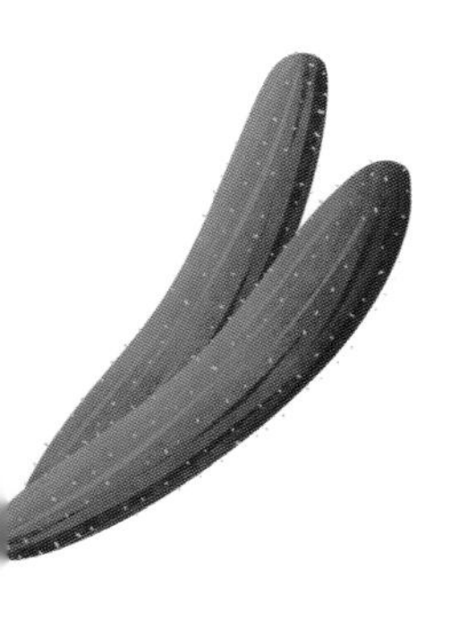

2. 黄瓜

黄瓜味甘，性平，具有明显的清热解毒、生津止渴功效。黄瓜含糖量低，含水量为 96% 左右，食用后对血糖影响很小。黄瓜中所含的葡萄糖苷、果糖等不参与通常的糖代谢，故糖尿病患者应多以黄瓜代淀粉类食物充饥。对糖尿病患者来说，黄瓜是最好的亦蔬亦果的食物。

3. 冬瓜

冬瓜味甘淡，性微寒，具有清热解毒、利水消痰、除烦止渴、祛湿解暑的作用。冬瓜含蛋白、糖类、多种维生素和粗纤维，且冬瓜含维生素 C 较多，钾盐含量高，有助于体内多余的钠排出，因此，高血压、糖尿病、肾脏病、浮肿病等患者食之，可达到消肿而不伤正气的作用。

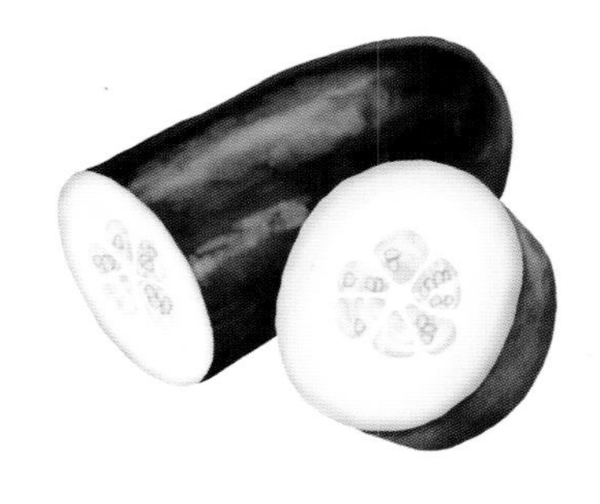

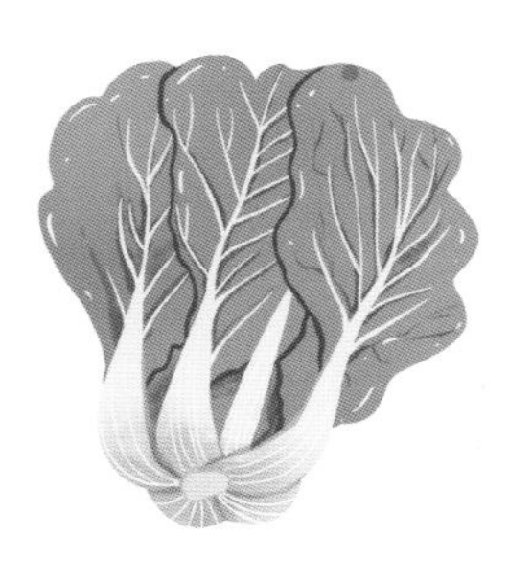

4. 白菜

白菜性平味甘，可解热除烦、通利肠胃，有补中消食、利尿通便、清肺止咳、解渴除瘴之功效，由于其含热量低，是肥胖症及糖尿病患者很好的辅助食物。

巧吃巧加工蔬菜的窍门

蔬菜对人体的好处我们已经有所了解，但如果加工的方法错了，就会对控制血糖反而起不好的作用，不仅浪费了食材，还无益于身体健康。下面我们就来说一说，蔬菜在制作过程中应该注意哪些事项。

多冲洗少切口

很多人在洗菜时都会浸泡蔬菜以去除农药残留。这时需要注意，浸泡也会增加水溶性维生素，如维生素 C、B 族维生素，以及矿物质，如钾、镁等的流失。特别是在蔬菜的切口部位会流失更多。因此，洗菜时尽量保持蔬菜的完整性，先洗后切。

生吃蔬菜更健康

生吃可以最大限度地利用其中的膳食纤维，控糖效果更好。不过生吃蔬菜要特别注意清洗干净。有些人不习惯生吃蔬菜，且一些老年人和脾胃虚寒的人，不适合经常生吃蔬菜。专家建议，不妨把蔬菜焯水后凉拌，比起高温烹炒，这种烹饪方式能保留更多的膳食纤维。另外，水煮也比爆炒、红烧等方式更能保存营养。

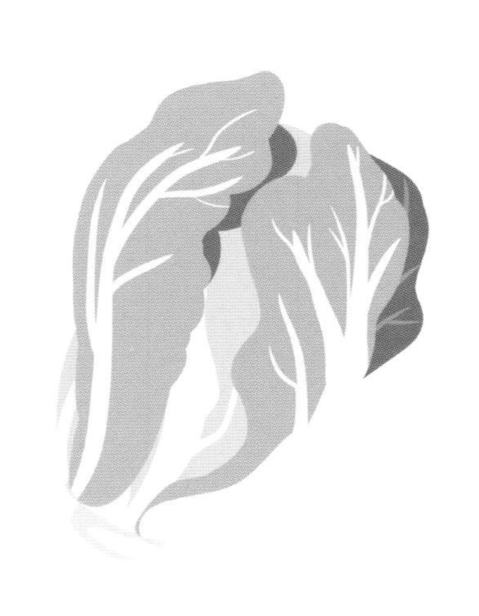

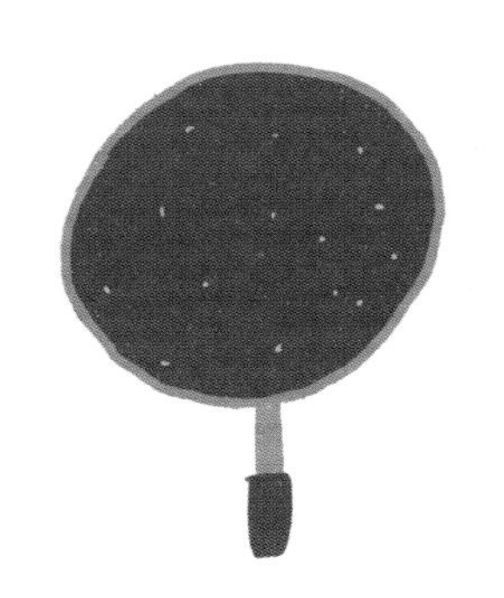

烹饪时间不宜过长

炒菜时间不宜炒太久。烹饪时间越长，蔬菜里的营养素和膳食纤维破坏得越多，炒熟即可，不要烹饪得过烂过熟。糖尿病患者更不要把蔬菜做得太烂，煮得过度。

粗加工好过细烹饪

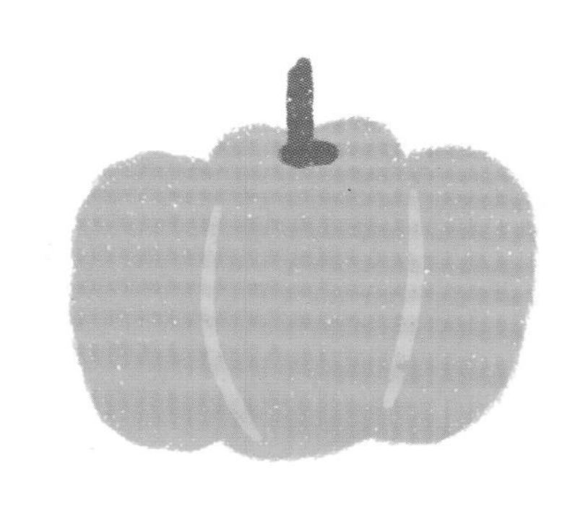

蔬菜加工越细，膳食纤维破坏得就越多。建议切菜时可切成长段、大块，而不要切丁、切末，这样可以更好地保留膳食纤维。大块的食材可以增加咀嚼时间，饱腹感强。吃得慢，也利于血糖控制。

清淡饮食也美味

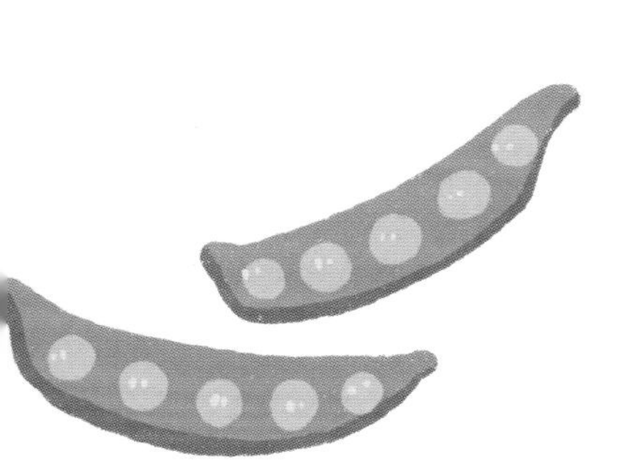

对于糖尿病患者来说，清淡饮食可以预防一些并发症。建议糖尿病患者烹饪蔬菜时尽量清淡一些。可以采用少放油和盐的凉拌、清蒸及水煮等做法，或者用大火快炒。菜里放些醋可以少放油、盐，又不至于使菜的味道太寡淡。所以，糖尿病患者平时炒菜或者凉拌菜时可多放醋，少放盐和油，这样对于控制血糖很有帮助。

别把薯类蔬菜当普通蔬菜吃

藕、荸荠、菱角、各种薯类(如土豆、红薯、山药、芋头等)，它们的碳水化合物含量高于其他蔬菜，能够代替部分米面类主食。但是和米饭、馒头相比，它们的膳食纤维含量更高，维生素含量更高，食用后血糖不会在短时间内快速上升，饱腹感更强，食用同样的重量时，更不容易让人感到饥饿，但食用这些蔬菜时要相应减少主食的摄入。

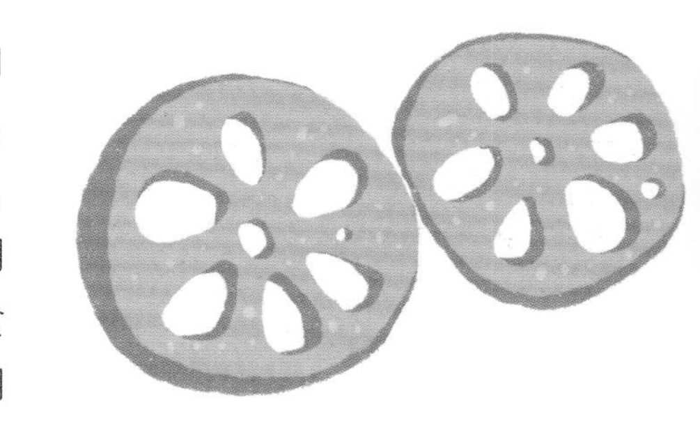

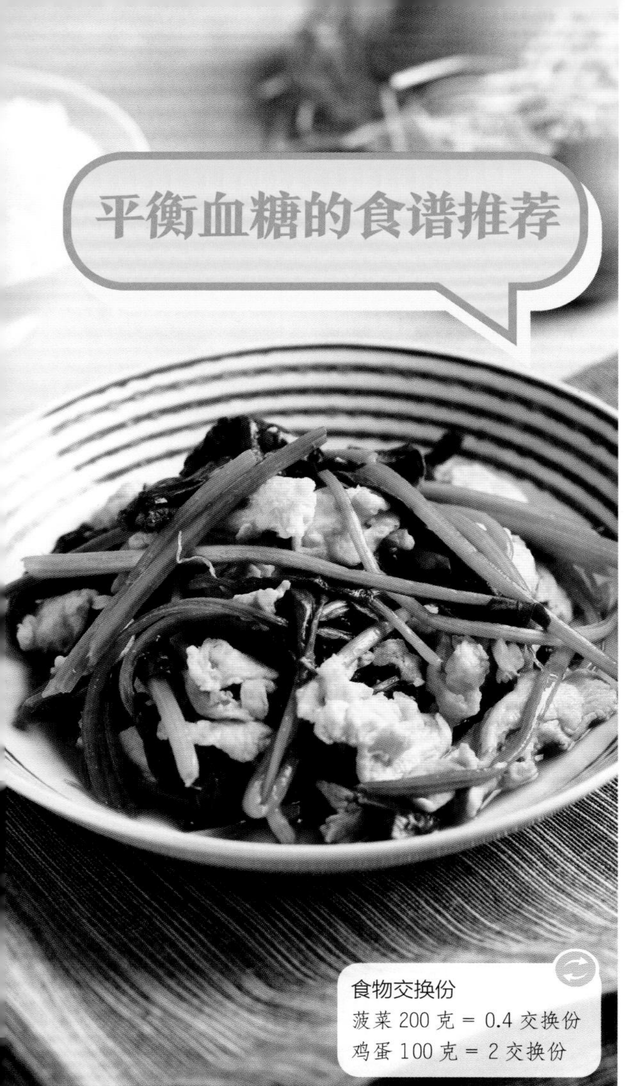

平衡血糖的食谱推荐

食物交换份
菠菜 200 克 = 0.4 交换份
鸡蛋 100 克 = 2 交换份

菠菜炒鸡蛋

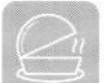

食材热量

菠菜 200 克 • 48 千卡

鸡蛋 2 个 • 180 千卡

升糖指数

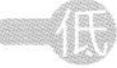

菠菜 15 低

鸡蛋 30 低

少盐小窍门

将鸡蛋打散放盐并搅拌均匀，这样做不仅鸡蛋炒熟时咸度均匀，而且炒菠菜时就可以不放盐了，能很好地减少盐的使用量。

原料：

菠菜 200 克，鸡蛋 100 克（约等于 2 个），油、盐各适量。

做法：

1. 将菠菜去根、洗净后，整棵放入热水中焯烫 30 秒，捞出沥干，切成约 5 厘米长的段。
2. 鸡蛋打入碗中，搅成鸡蛋液。
3. 锅中放油烧热后，倒入鸡蛋液，快速翻炒成块。
4. 倒入菠菜，翻炒均匀后加入适量盐调味即可。

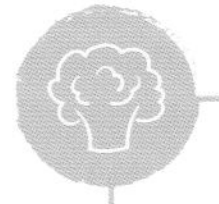

要热水焯蔬菜

通过焯烫可以去除菠菜中的草酸，但水温不宜过高，沸水会使菠菜中的叶酸、维生素、铁等营养素流失。以 80℃左右的热水焯烫 30 秒左右为宜。

鲜味西葫芦

适合便当

食材热量

西葫芦 200 克 • 36 千卡

升糖指数

西葫芦 15 低

少盐小窍门

虾皮在烹制前用温水冲洗一下，可以除去掉虾皮表面的一些盐分。虾皮本身就有咸味，和西葫芦一起翻炒后，出锅前再加少许盐调味即可。

原料：

西葫芦 200 克，虾皮 10 克，油、盐、葱花各适量。

做法：

1. 西葫芦洗净、去皮、切成片；虾皮用温水冲洗一下。
2. 锅中倒油烧热后，先煸香葱花，把西葫芦片和虾皮一起倒入锅中。
3. 翻炒至西葫芦熟烂，加少许盐调味即可。

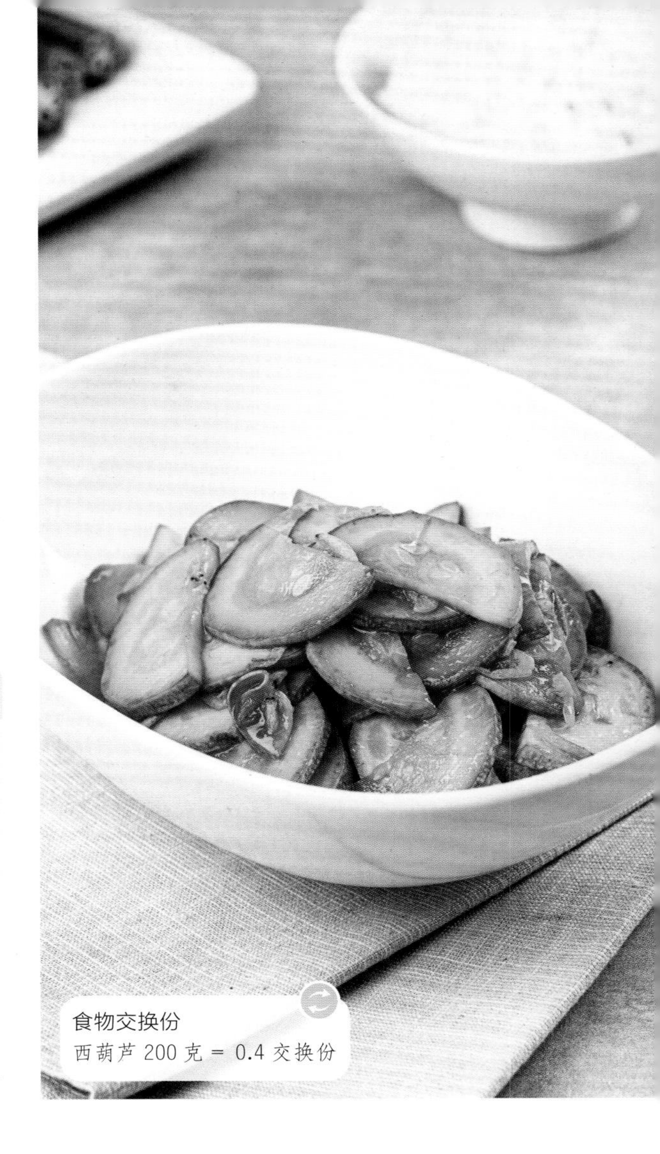

食物交换份
西葫芦 200 克 = 0.4 交换份

西葫芦的营养价值

西葫芦热量低，含糖量低，同时含有维生素、膳食纤维等营养成分，适量食用后不会影响血糖的稳定；另外西葫芦具有去水肿的功效，对糖尿病和高血压的预防有一定效果，所以糖尿病患者可以适量吃西葫芦。

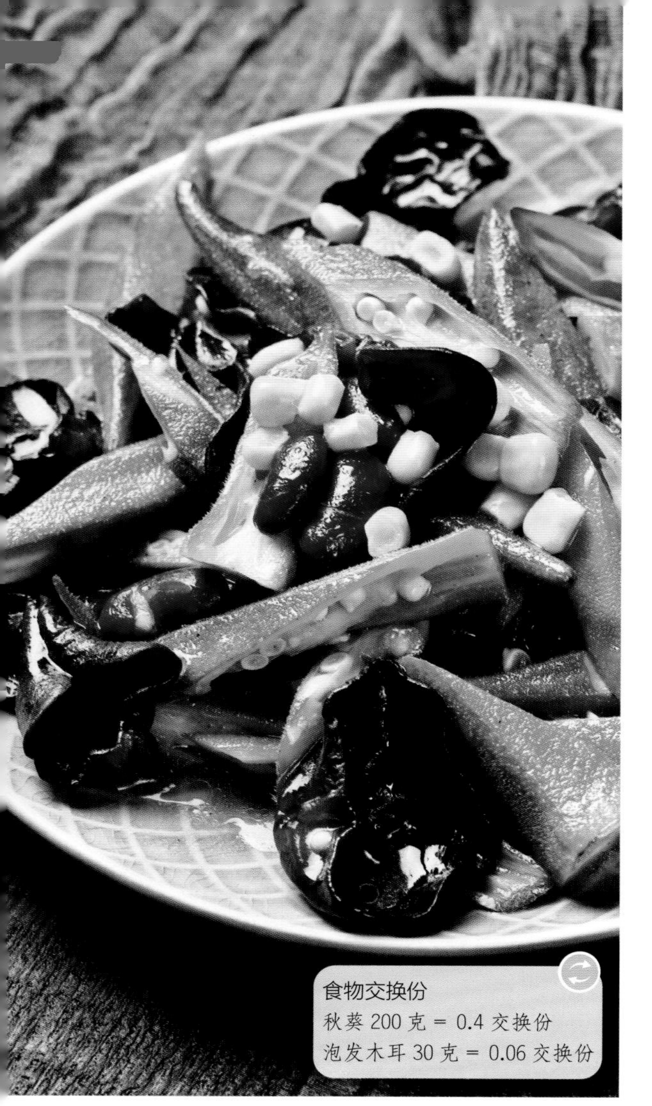

食物交换份
秋葵 200 克 = 0.4 交换份
泡发木耳 30 克 = 0.06 交换份

秋葵炒木耳

食材热量

秋葵 200 克 • 50 千卡

泡发木耳 30 克 • 8.1 千卡

升糖指数

秋葵 28 低

木耳 26 低

少盐小窍门

酱油在增加菜肴咸鲜风味的同时，可以代替盐，因为酱油本身含有一定的盐分，所以在使用上需要注意酱油的用量，就可以减少盐的摄入。

原料：

秋葵200克，泡发木耳30克，红芸豆（熟）、玉米粒（熟）、油、酱油、蒜末各适量。

做法：

1. 泡发木耳去根，洗净，撕成小朵；秋葵洗净。

2. 秋葵、泡发木耳沸水焯熟，过冷水，沥干。

3. 秋葵去蒂，切成滚刀块。

4. 锅中放油，油热后放入蒜末爆香，再放入秋葵、木耳、熟的红芸豆和熟玉米粒一同翻炒。

5. 最后淋上少许酱油，翻炒均匀，大火收汁即可。

秋葵的控糖原理

秋葵富含多种维生素、矿物质和膳食纤维。膳食纤维在人体内是不能被消化、分解和吸收的。它可以包围淀粉分子，使淀粉的分解速度降低，延缓餐后血糖上升的速度。需要注意的是，秋葵洗净即可焯烫，不要切刀后焯烫，否则秋葵的黏液析出，营养成分也会损失很多。

适合便当

番茄炒菜花

食材热量

菜花 150 克 ● 38 千卡

番茄 200 克 ● 36 千卡

升糖指数

菜花 15 低

番茄 15 低

少盐小窍门

挑选汁水饱满的番茄，炒出汤汁时放入盐，再倒入菜花，利用番茄浓郁的汤汁包裹住菜花，这样即使盐少一些，味道也会很好。

原料：

菜花 150 克，番茄 200 克，油、盐、葱丝、姜片各适量。

做法：

1. 菜花洗净，切成小块，放入沸水焯烫 2 分钟，捞出，过凉水，沥干。

2. 番茄洗净，去皮，切块。

3. 锅中放油，油热后，放入葱丝、姜片爆香，再放入番茄，炒至番茄出汁。

4. 放入菜花继续翻炒，出锅前加适量盐调味即可。

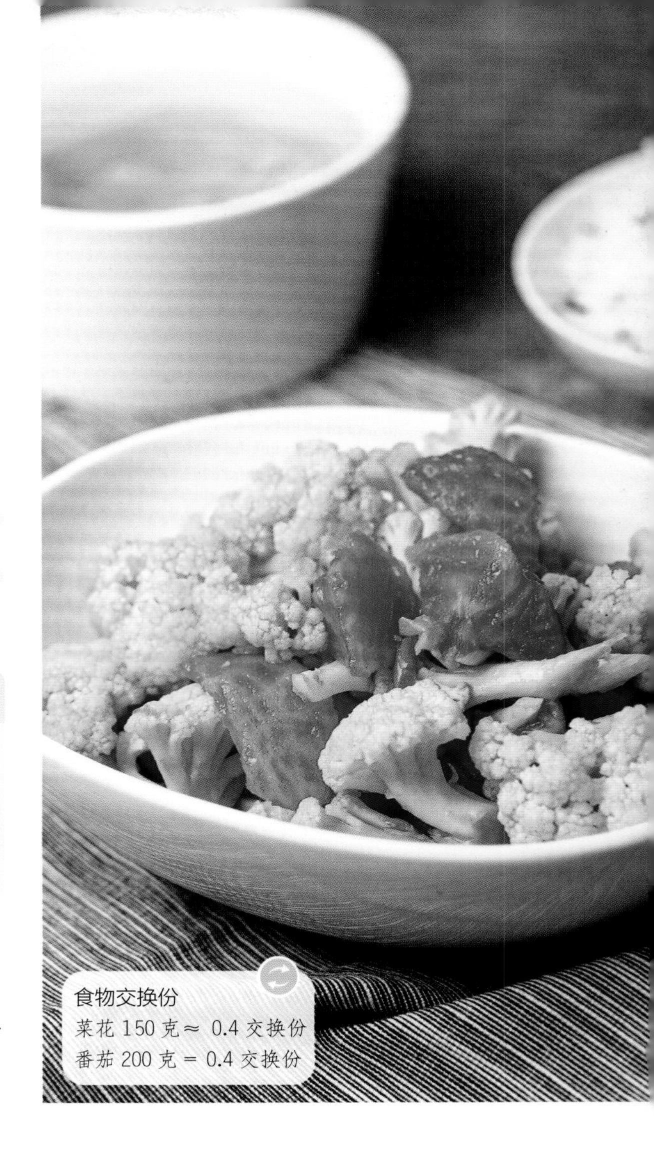

食物交换份

菜花 150 克 ≈ 0.4 交换份

番茄 200 克 = 0.4 交换份

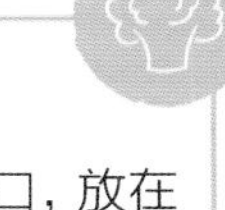

番茄快速去皮

在番茄上、下都划一个“十”字口，放在热水中烫一会儿，烫的时候要使番茄均匀受热。等到“十”字口处的皮微微翘起就可将番茄捞出，顺着切口将皮剥下即可。

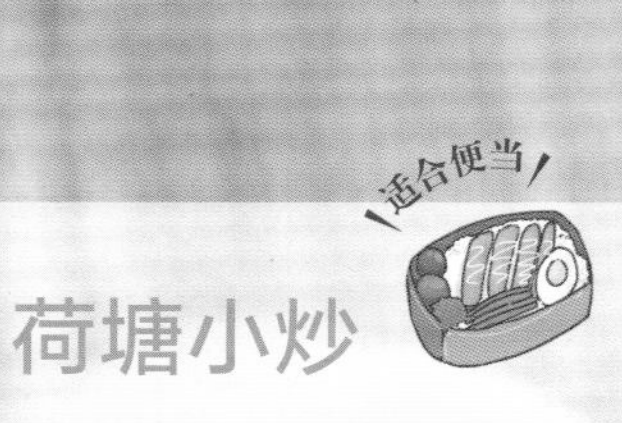

荷塘小炒

荷塘小炒是一种炒杂菜的形式，里面有荷兰豆、藕、木耳等，都是非常健康的蔬菜和菌类。荷兰豆中含有多种维生素、钙、磷、铁等元素，是热量较低的豆类，尤其适合糖尿病患者食用；藕中富含碳水化合物，可以为糖尿病患者补充能量；木耳中含有较多的木耳多糖、可溶性膳食纤维和铁。这些蔬菜不但能提供良好的营养，还有润肠通便的作用。

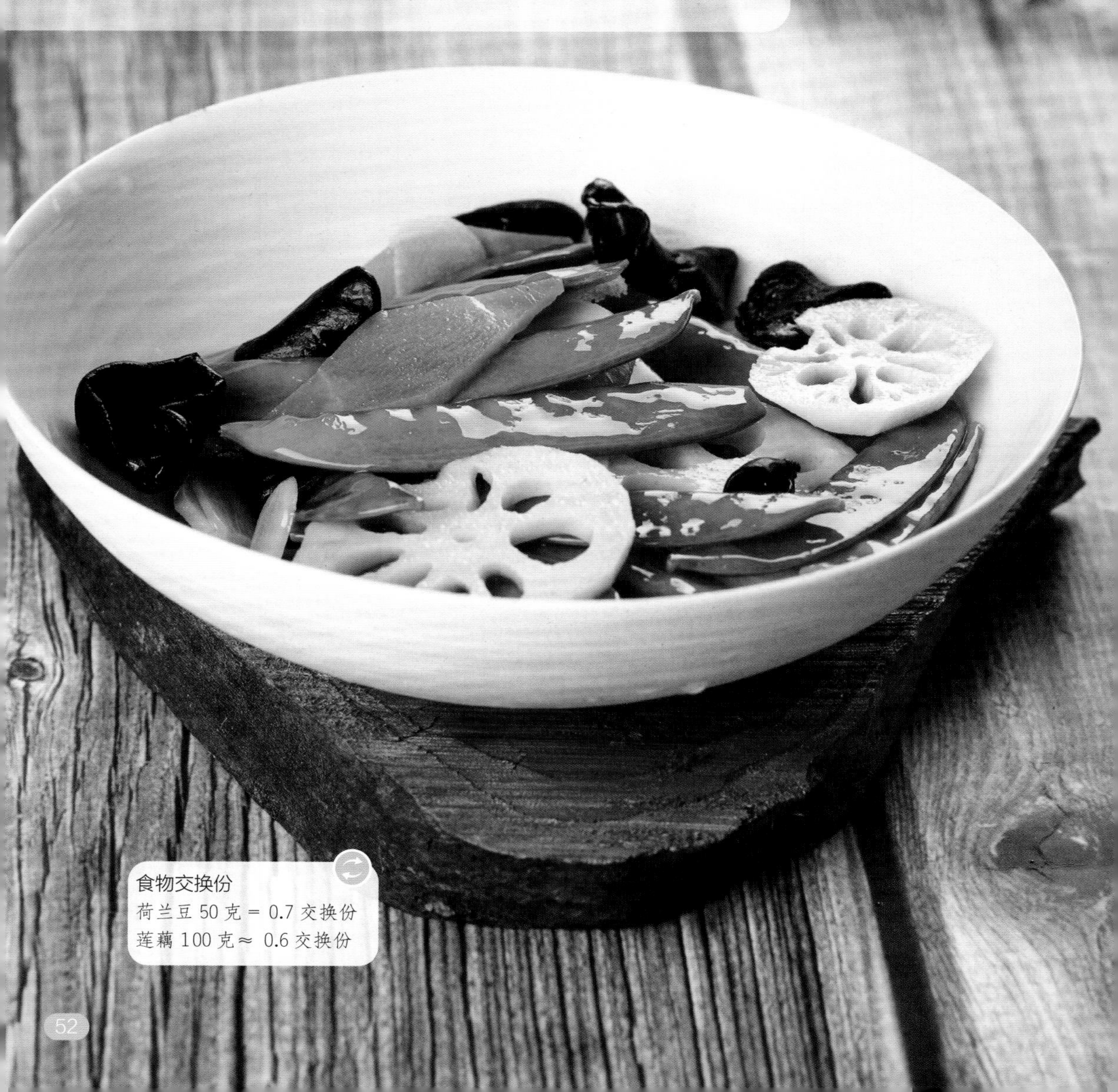

食物交换份

荷兰豆 50 克 = 0.7 交换份

莲藕 100 克≈ 0.6 交换份

食材热量

荷兰豆 50 克 • 15 千卡

莲藕 100 克 • 54 千卡

升糖指数

荷兰豆 39 低

莲藕 38 低

原料：

荷兰豆 50 克，莲藕 100 克，泡发木耳 30 克，胡萝卜 20 克，油、盐、蒜片、姜片各适量。

做法：

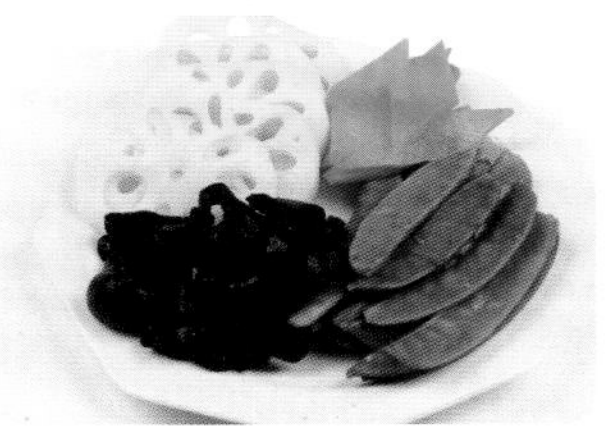

1. 荷兰豆洗净，去丝；泡发好的木耳去根，撕成小朵；莲藕、胡萝卜洗净，去皮，切片。

低糖关键步骤

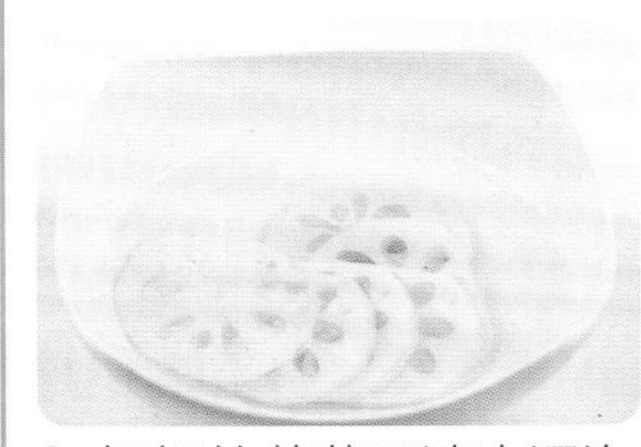

2. 切好的莲藕用清水浸泡后再清洗 2 遍。

莲藕在下锅之前，用清水浸泡后清洗两遍，这样可以减少莲藕中的淀粉含量，同时还能防止莲藕氧化变黑。莲藕当中含有大量的淀粉，所以糖尿病患者食用时要相应地减少主食的摄入量。

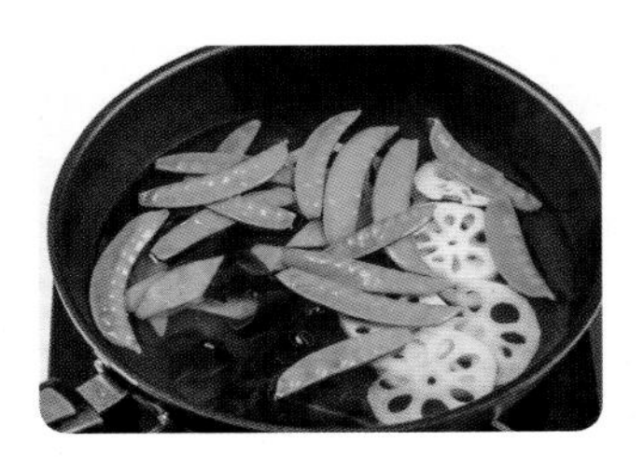

3. 莲藕、胡萝卜、荷兰豆焯熟后捞出，控干水分。

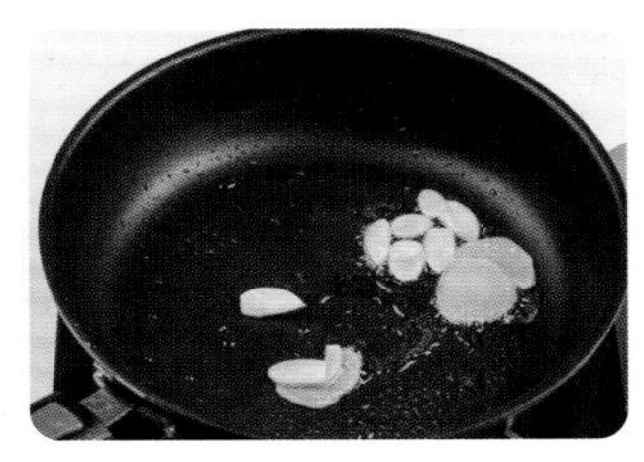

4. 锅中放油，油热后，加蒜片、姜片爆香。

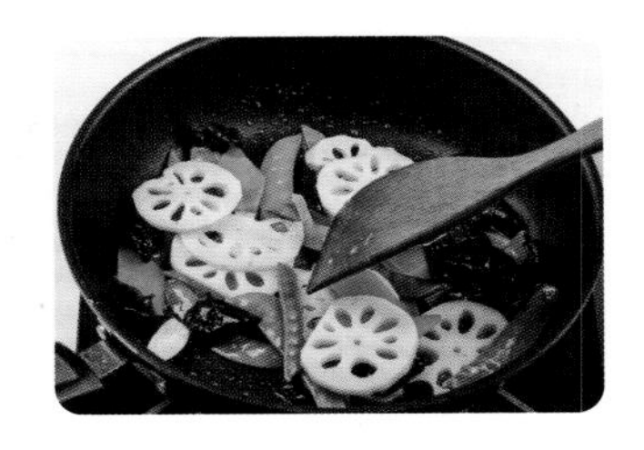

5. 放入所有的食材，大火翻炒 2 分钟左右，加盐调味即可。

少盐小窍门

荷兰豆和莲藕清甜爽脆的口感本就不需要过多的调味料，以免遮盖了食材本身的香气，只需一点点盐调味即可。

食物交换份
油菜 200 克 = 0.4 交换份
鲜香菇 100 克 = 0.25 交换份

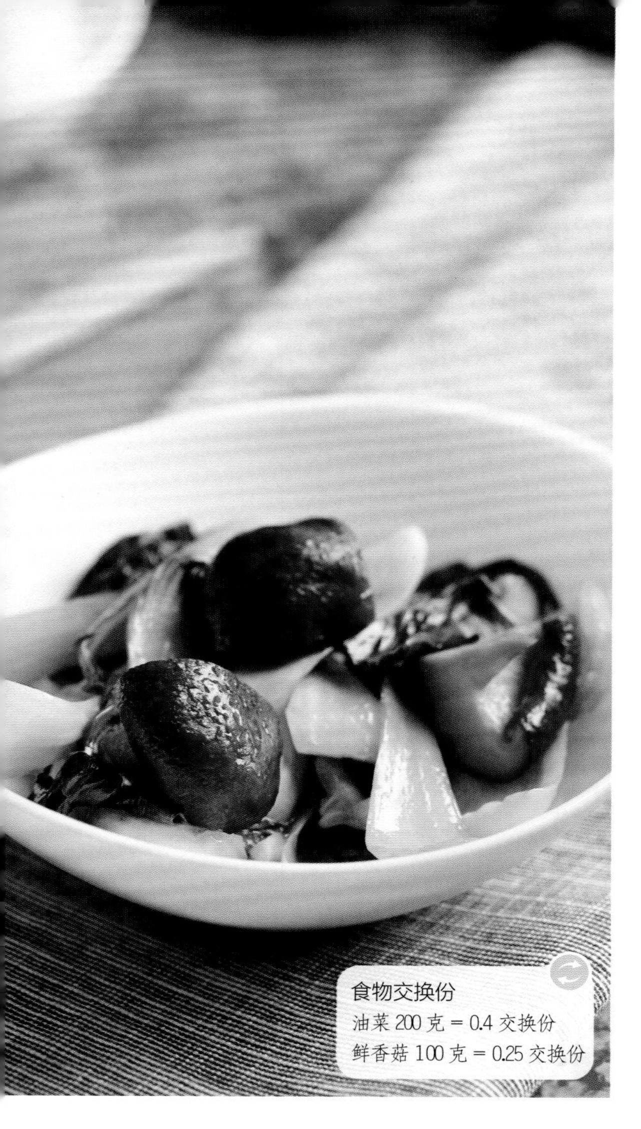

香菇油菜

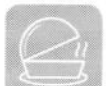

食材热量

油菜 200 克 • 36 千卡

鲜香菇 100 克 • 26 千卡

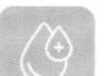

升糖指数

油菜 15 低

鲜香菇 28 低

少盐小窍门

蚝油可以增加这道菜的鲜味，但蚝油本身含有盐分，添加少量即可，建议选用低卡蚝油，这样不仅减少了盐的摄入量，还能保证了菜品的鲜美。

原料：

油菜 200 克，鲜香菇 100 克，油、蚝油、葱丝、姜片各适量。

做法：

1. 将油菜去根，洗净；鲜香菇洗净，切成块。
2. 锅中倒入少量的油，油热后放入葱丝和姜片爆香，再倒入香菇。
3. 香菇大火炒至变软，再倒入油菜。
4. 油菜变软、出汁后，加入少许蚝油，翻炒均匀，即可出锅。

香菇清洗方法

鲜香菇去掉根部，放入加有淀粉的清水中浸泡 5 分钟后，再清洗几次，放入沸水里焯熟，捞出放入凉水里，冲洗干净后攥干水分。

适合便当

凉拌黄瓜

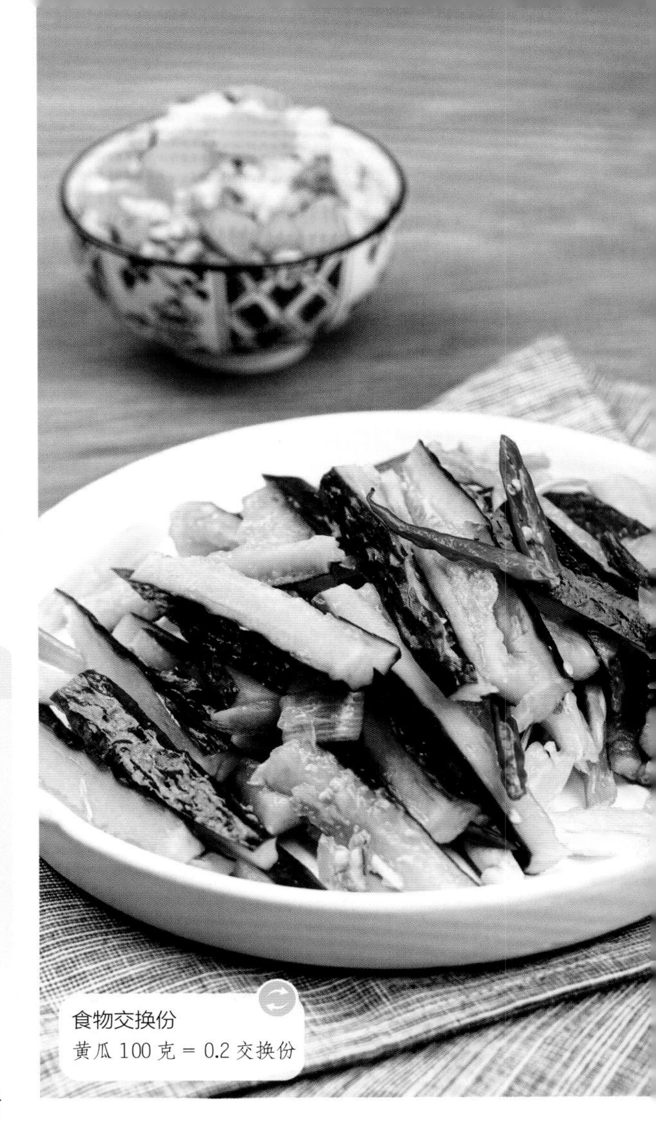

食材热量

黄瓜 100 克 • 18 千卡

升糖指数

黄瓜 15 低

少盐小窍门

本道菜品无需加过多盐，少量的盐可以保证黄瓜的清脆的口感和清新的气味。酸辣的口感，可以增加人的食欲，喜欢吃酸味的可以多放一些醋，醋可以让黄瓜的味道更加清爽；喜欢吃辣味的可以加入适量辣椒。

原料：

黄瓜 100 克，盐、醋、蒜末、干辣椒各适量。

做法：

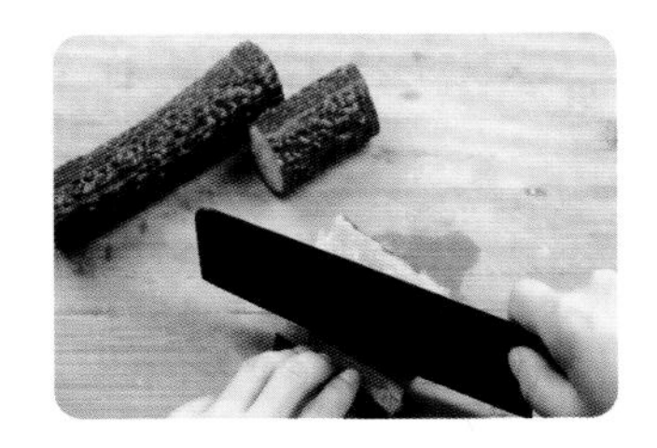

1. 黄瓜洗净、拍碎、切段。

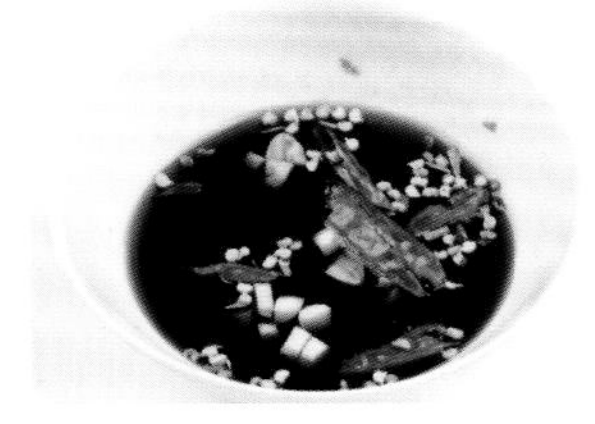

2. 空碗里放入蒜末、干辣椒、醋和少许盐搅拌均匀作为凉拌汁。

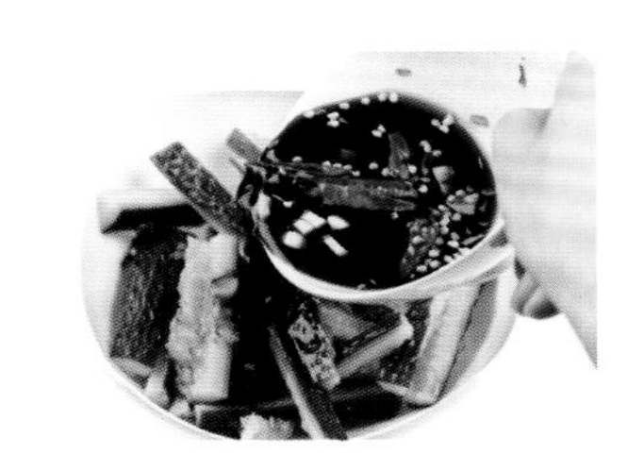

3. 将黄瓜段淋上调好的凉拌汁，翻拌均匀即可。

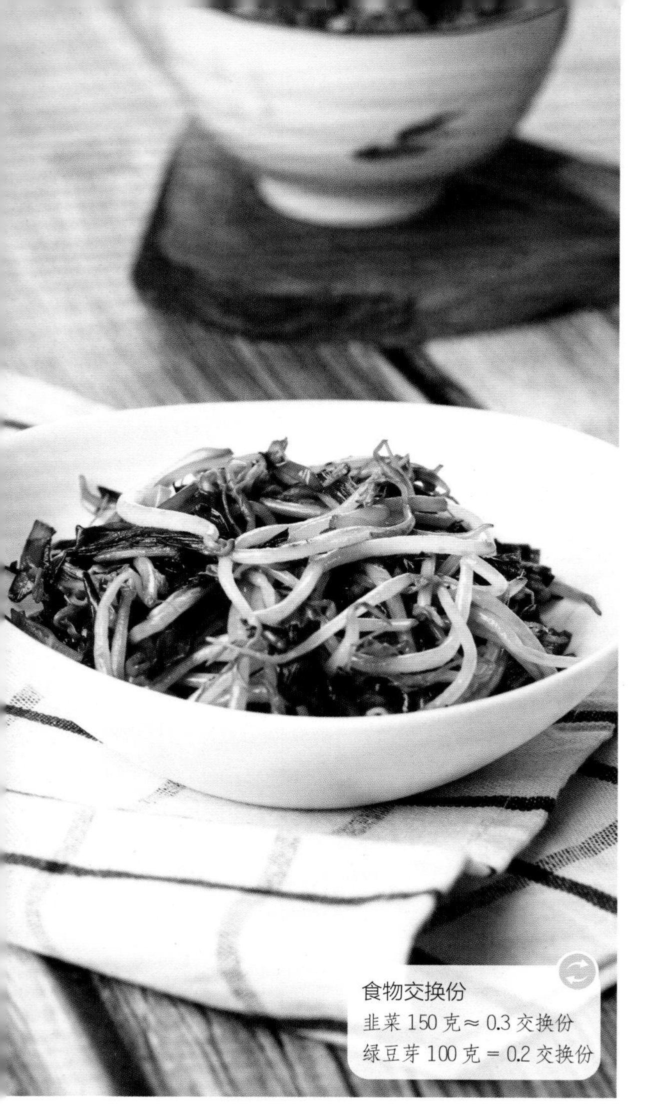

食物交换份
韭菜 150 克≈ 0.3 交换份
绿豆芽 100 克 = 0.2 交换份

豆芽炒韭菜

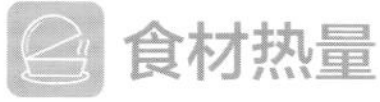

食材热量

韭菜 150 克 • 27 千卡

绿豆芽 100 克 • 18 千卡

升糖指数

韭菜 26 低

绿豆芽 26 低

少盐小窍门

绿豆芽和韭菜都很容易入味，只需在出锅前撒上少量的盐，让盐附在菜的表面即可，这样做既保证了低盐，又不会使味道变淡。花椒的加入又增加了这道菜的风味。

原料：

韭菜 150 克，绿豆芽 100 克，油、盐、花椒各适量。

做法：

1. 将清洗好的韭菜切成段；绿豆芽清洗干净，控干水分。

2. 锅中放油，油热后，放入蒜末和花椒爆香。

3. 放入绿豆芽，大火翻炒出水。

4. 再放入韭菜，加入少许盐，翻炒 3 分钟即可出锅。

晶莹剔透，口感清脆

炒豆芽的时间可以长一点，这样炒出来的口感清脆、晶莹剔透。韭菜容易熟，所以豆芽出水后放入为宜。

海带豆腐汤

食材热量

海带 50 克 ● 9 千卡

豆腐 100 克 ● 18 千卡

升糖指数

海带 32 低

豆腐 32 低

少盐小窍门

这道菜兼有海带的鲜和豆腐的香，不需要加入过多的盐，以免影响食材本身的风味。

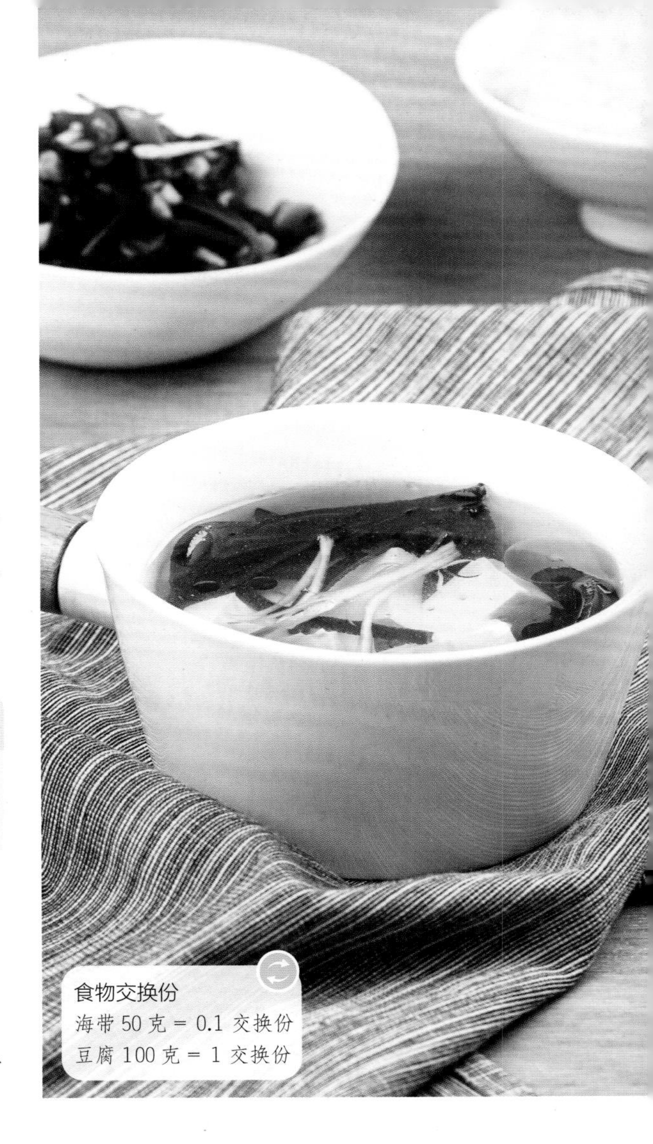

食物交换份
海带 50 克 = 0.1 交换份
豆腐 100 克 = 1 交换份

原料：

海带 50 克，豆腐 100 克，油、盐、蒜末、姜丝、葱花、香油、胡椒粉各适量。

做法：

1. 将海带洗净，切段；豆腐洗净，切块。
2. 锅中放油，油热后，放入蒜末、姜丝、葱花爆香。
3. 放入海带，翻炒 2 分钟后，锅中加入 2 碗清水。
4. 水开后，放入豆腐，大火焖煮 2 分钟。
5. 出锅前加入胡椒粉、盐，再滴入 2 滴香油搅拌均匀即可。

更加鲜香的做法

加入少许的虾米或者菌类食材，可以给这道菜进一步提鲜，建议选择无盐虾米以控制盐分的摄入。

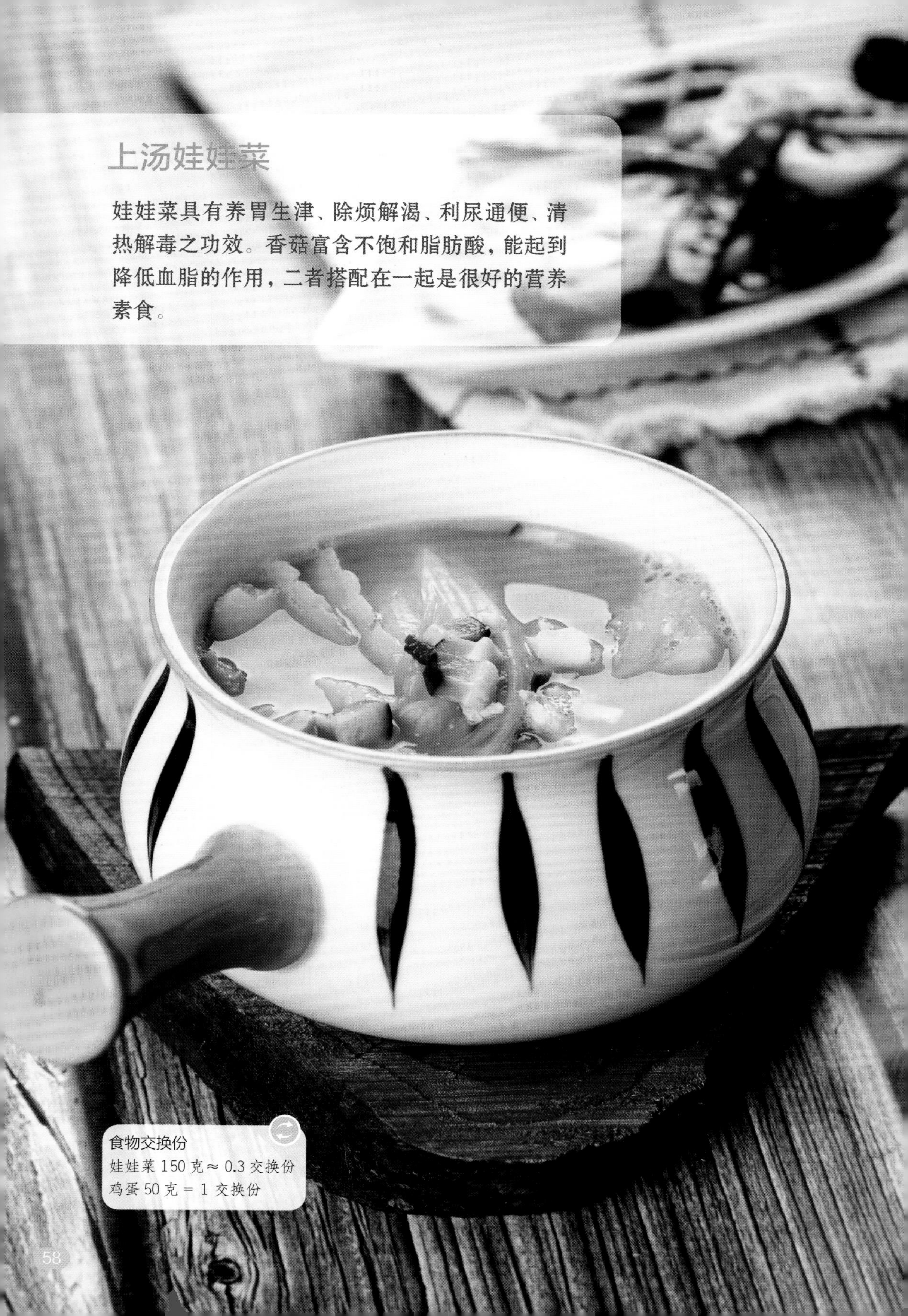

上汤娃娃菜

娃娃菜具有养胃生津、除烦解渴、利尿通便、清热解毒之功效。香菇富含不饱和脂肪酸，能起到降低血脂的作用，二者搭配在一起是很好的营养素食。

食物交换份

娃娃菜 150 克 ≈ 0.3 交换份

鸡蛋 50 克 = 1 交换份

食材热量

娃娃菜 150 克 • 27 千卡

鸡蛋 50 克 • 90 千卡

升糖指数

娃娃菜 15 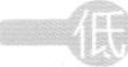

鸡蛋 30 

原料：

娃娃菜 150 克，鸡蛋 50 克（约等于 1 个），鲜香菇 20 克，油、盐、蒜末、虾皮各适量。

做法：

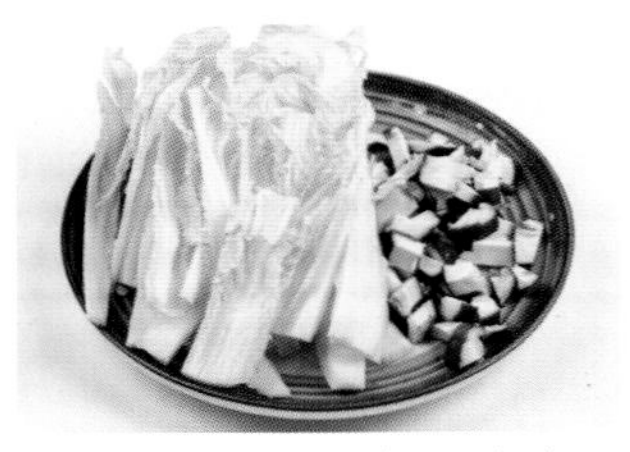

1. 娃娃菜洗净，去根，切成六等份；香菇洗净切丁。

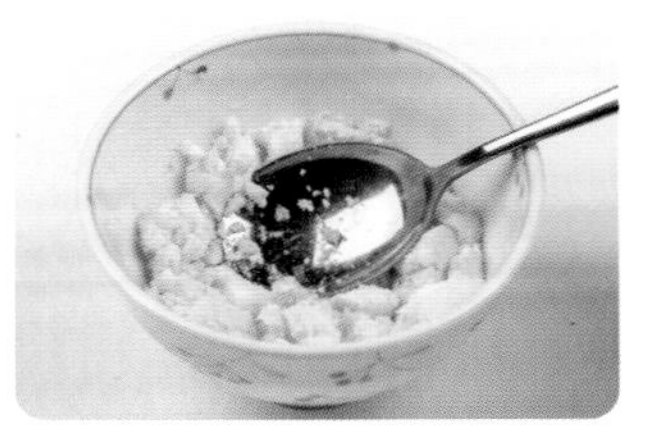

2. 将鸡蛋煮熟后捣碎。

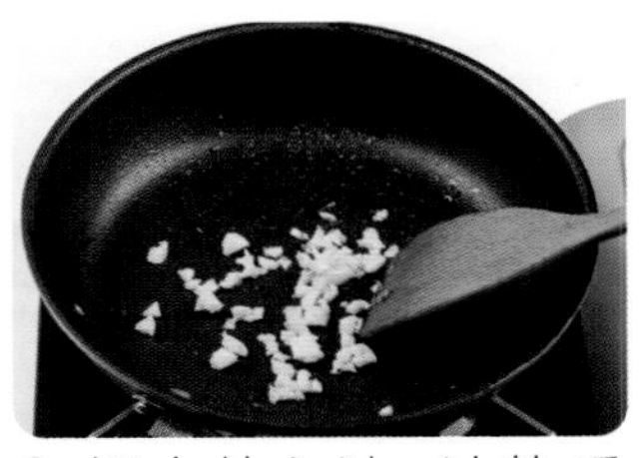

3. 锅中放入油，油热后放入蒜末爆香。

4. 再放入捣碎的鸡蛋，小火翻炒。

控油关键步骤

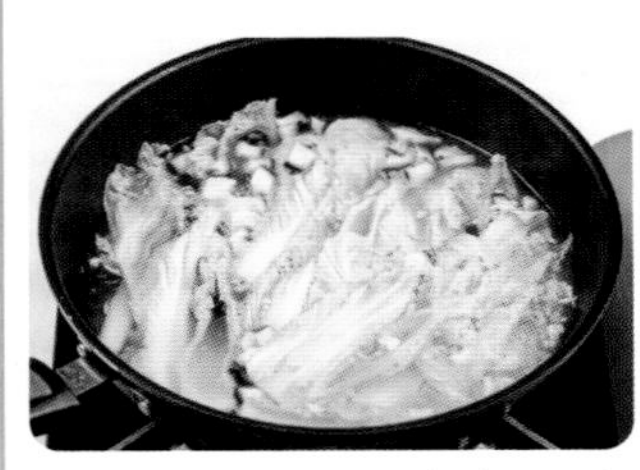

5. 锅中倒入 2 碗水。水开后，放入香菇丁和娃娃菜焖煮 8 分钟。

只需少量的油炒香鸡蛋即可。放入清水煮娃娃菜，娃娃菜可以吸收鸡蛋的香气，同时还减少了油脂的摄入。

少盐小窍门

清甜爽脆的口感本就不需要过多的调味料，以免遮盖了食材本身具有的香气，只需一点点盐调味即可。

食物交换份
苦瓜 150 克 = 0.3 交换份
鸡蛋 100 克 = 2 个交换份

适合便当

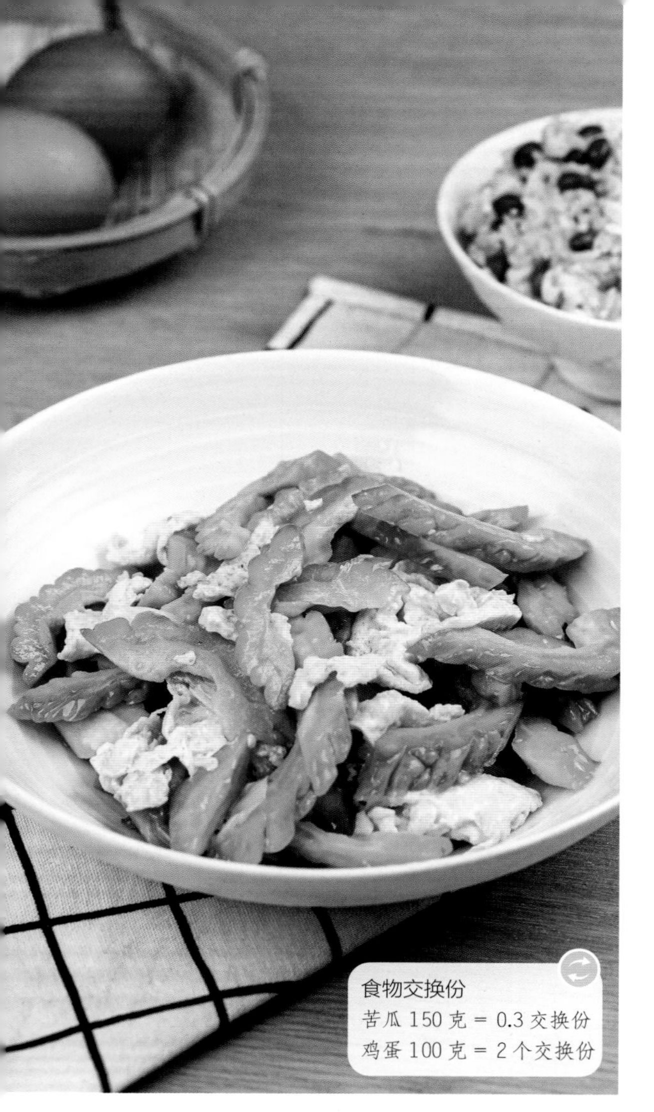

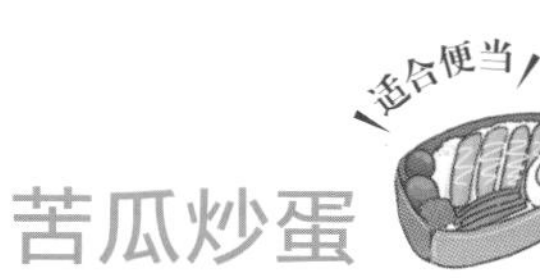

苦瓜炒蛋

食材热量

苦瓜 150 克 • 27 千卡

鸡蛋 100 克 • 180 千卡

升糖指数

苦瓜 24 低

鸡蛋 30 低

少盐小窍门

将鸡蛋液打散时放盐并搅拌均匀，这样不仅鸡蛋更具有咸鲜风味，而且炒苦瓜时就可以不放盐了，就能很好地减少盐的使用量，还能品尝到苦瓜的清香。

原料：

苦瓜 150 克，鸡蛋 100 克（约等于 2 个），油、盐、葱花各适量。

做法：

1. 苦瓜洗净，去子，去白瓤，切成薄片；鸡蛋打散。
2. 锅中放油，油热后倒入鸡蛋液，炒成块状。
3. 放入苦瓜片，大火翻炒至苦瓜变软。
4. 加入适量的盐，同鸡蛋一起翻炒均匀。

苦瓜不苦的秘密

苦瓜里的白瓤要刮干净。如果还是觉得苦，就在炒苦瓜之前，将苦瓜在沸水中焯一下，捞出，过凉水，再沥干水分，这样炒出来的苦瓜就不会那么苦了。

手撕杏鲍菇

适合便当

食材热量

杏鲍菇 300 克 • 54 千卡

升糖指数

杏鲍菇 30 低

少盐小窍门

孜然和辣椒丰富了这道菜的口感，即使低盐也不会影响味道，肉质紧实的杏鲍菇还可以提升吃饭的满足感。需要注意的是，杏鲍菇比较吸油，烹饪的时候要注意油的用量。

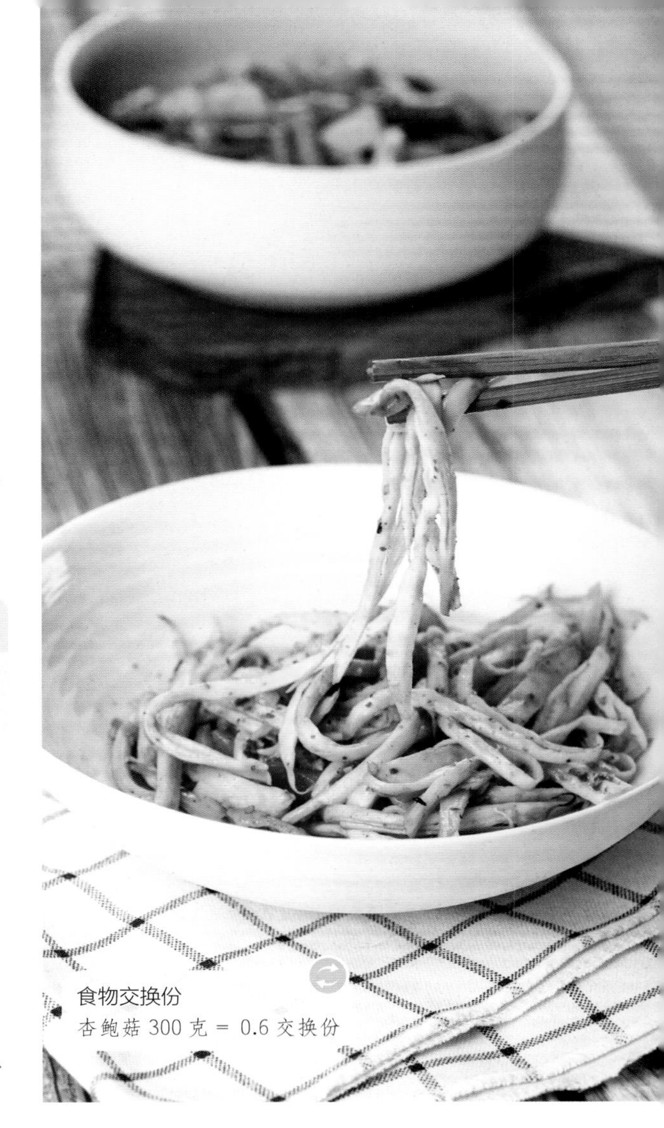

食物交换份
杏鲍菇 300 克 = 0.6 交换份

原料：

杏鲍菇 300 克，油、盐、孜然粉、辣椒粉、芝麻、蒜末各适量。

做法：

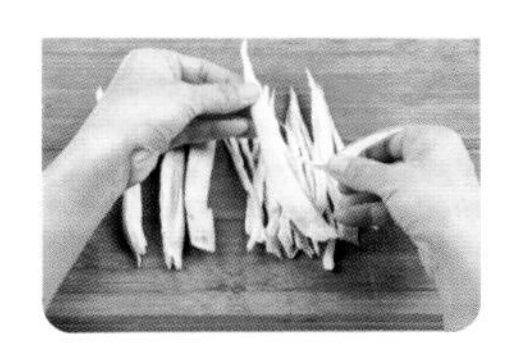

1. 将杏鲍菇洗净，撕成条状。

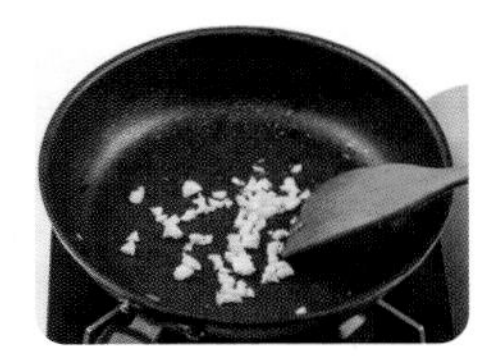

2. 锅中放油，油热后，放入蒜末爆香。

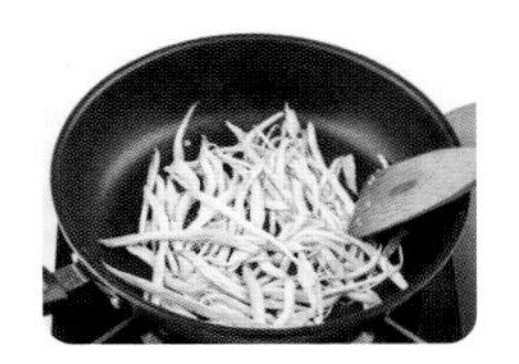

3. 倒入杏鲍菇，翻炒至杏鲍菇出水分。这时放盐，继续翻炒，直至水分炒干。

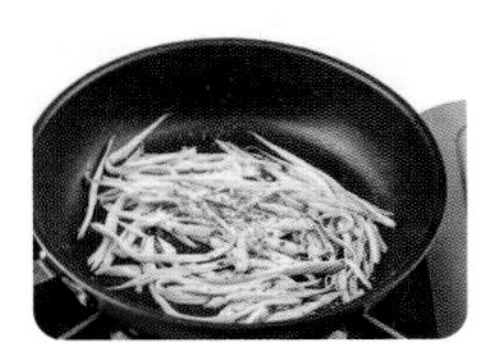

4. 将孜然粉、辣椒粉、芝麻根据个人口味适量添加，翻炒均匀，即可出锅。

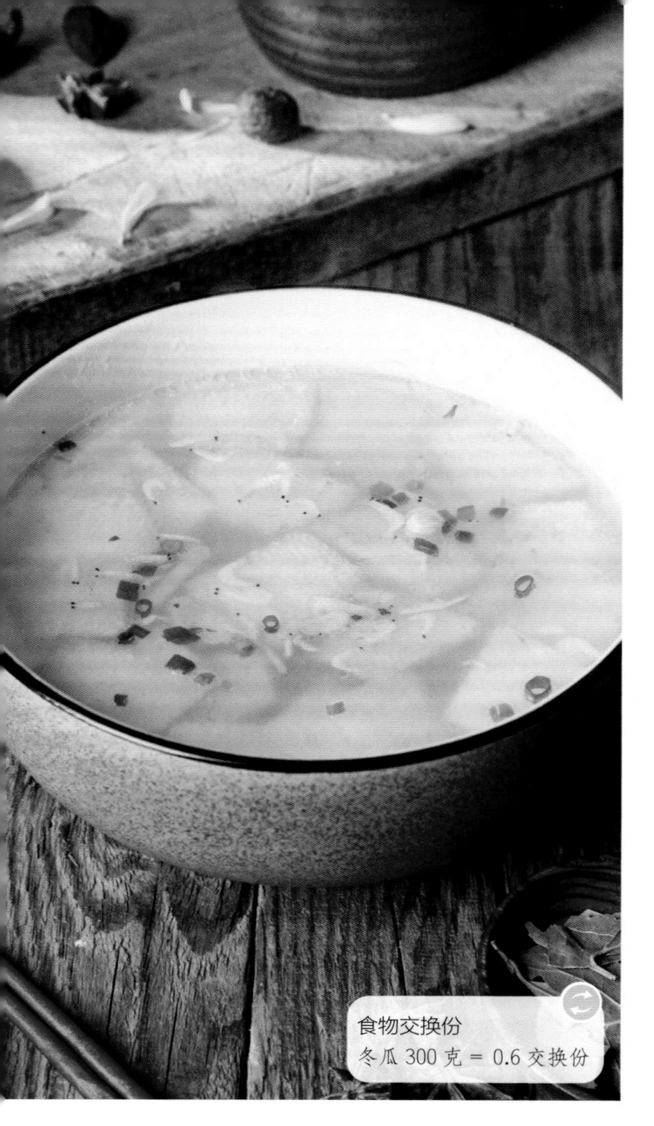

海味冬瓜汤

食材热量

冬瓜 300 克 • 54 千卡

升糖指数

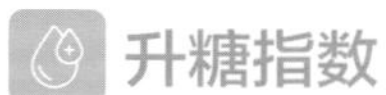

冬瓜 23 低

少盐小窍门

虾皮不仅可以增加汤的鲜味，还可以使汤的味道变得鲜美，因为虾皮中含有盐分，所以不用再放盐，以免盐分摄入过多。

原料：

冬瓜 300 克，虾皮、油、盐、蒜末、姜末、葱花、胡椒粉各适量。

做法：

1. 冬瓜洗净，去皮，切小块；虾皮用清水冲洗一下。

2. 锅中放油，油热后放入蒜末、姜末爆香。放入冬瓜进行翻炒。

3. 锅中加水，水没过冬瓜即可。大火焖煮 5 分钟。

4. 加入虾皮和胡椒粉调味，出锅前撒上葱花即可。

冬瓜的作用与功效

冬瓜是糖尿病患者极佳的蔬菜选择，冬瓜不仅不含脂肪，而且热量低，升糖指数低。冬瓜含有非常丰富的维生素、氨基酸及矿物质，属于高钾低钠型食物，对于需要低钠饮食的糖尿病患者来说大有益处。

青椒土豆丝

适合便当

食材热量

土豆 200 克 •180 千卡

青椒 100 克 •22 千卡

升糖指数

土豆 62 中

青椒 15 低

低卡小窍门

尽量将土豆丝切得细一点，而且用清水浸泡后冲洗 2 次，可以使土豆中的部分淀粉析出，口感更爽脆。

食物交换份
土豆 200 克 = 2 交换份
青椒 30 克 = 0.075 交换份

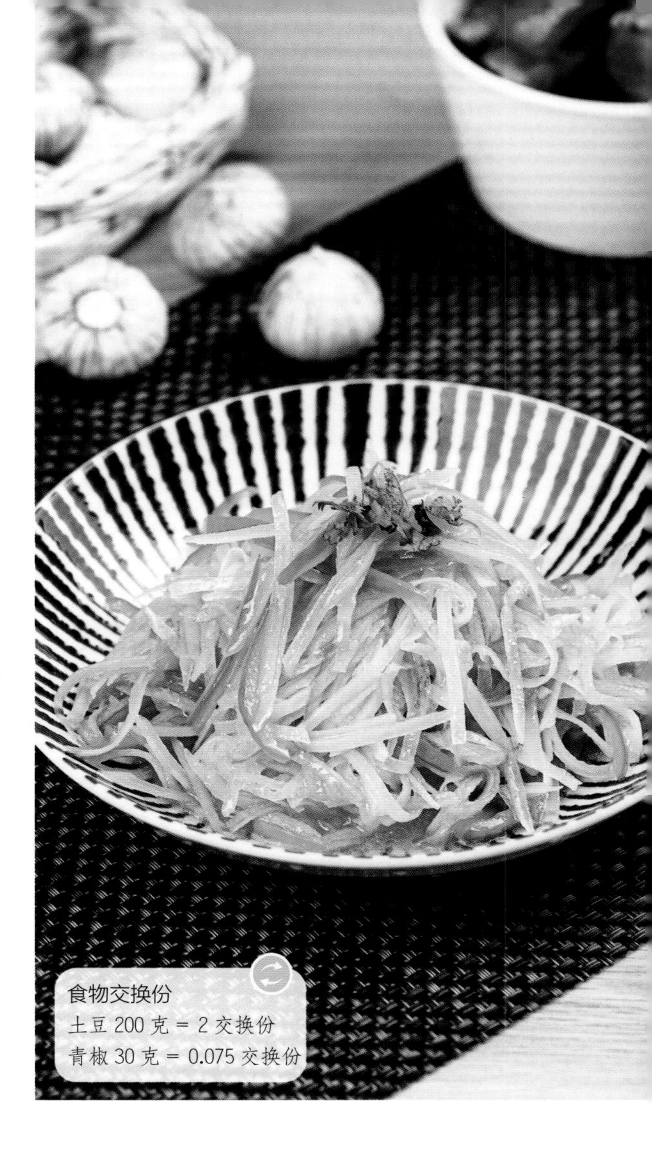

原料：

土豆 200 克，青椒 100 克，油、酱油、蒜末、香菜末各适量。

做法：

1. 土豆去皮，切丝后清洗 2 遍，再用凉水浸泡，防止氧化变黑。
2. 青椒洗净，去子，切丝。
3. 将土豆丝放入沸水中焯烫，稍变软后捞出，过凉水，控干水分。
4. 锅中放油，油热后放入蒜末爆香。放入青椒丝，大火翻炒。
5. 加入土豆丝，淋入酱油翻炒均匀，撒上香菜末即可。

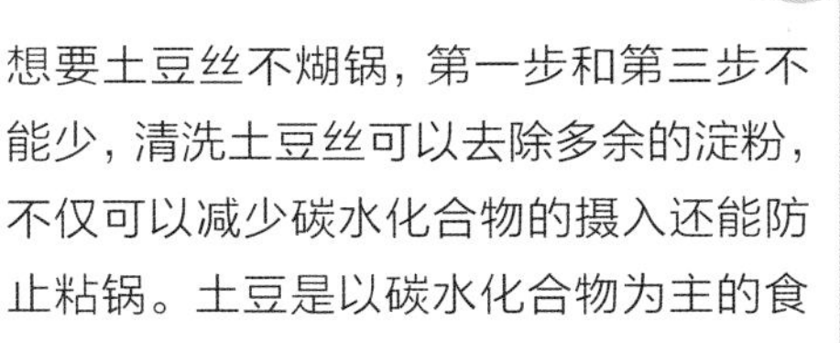

土豆丝不煳锅小窍门

想要土豆丝不煳锅，第一步和第三步不能少，清洗土豆丝可以去除多余的淀粉，不仅可以减少碳水化合物的摄入还能防止粘锅。土豆是以碳水化合物为主的食物，应相对地减少主食的摄入。

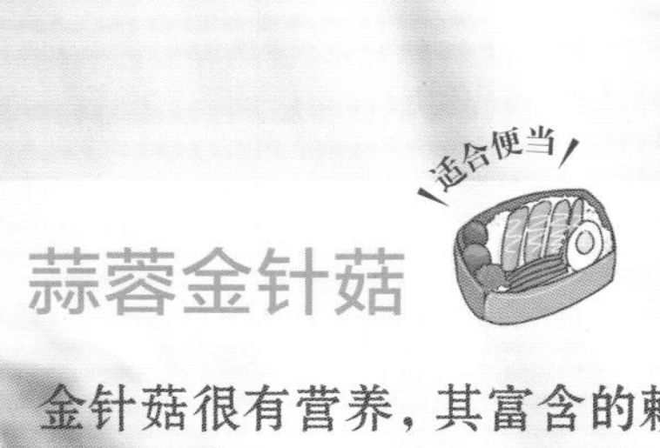

蒜蓉金针菇

金针菇很有营养，其富含的赖氨酸能有效增强机体活性，促进新陈代谢。金针菇含有丰富的锌，可有效降低胆固醇，预防糖尿病并发高血压、高脂血症，其丰富的膳食纤维可以有效延缓血糖上升的速度。

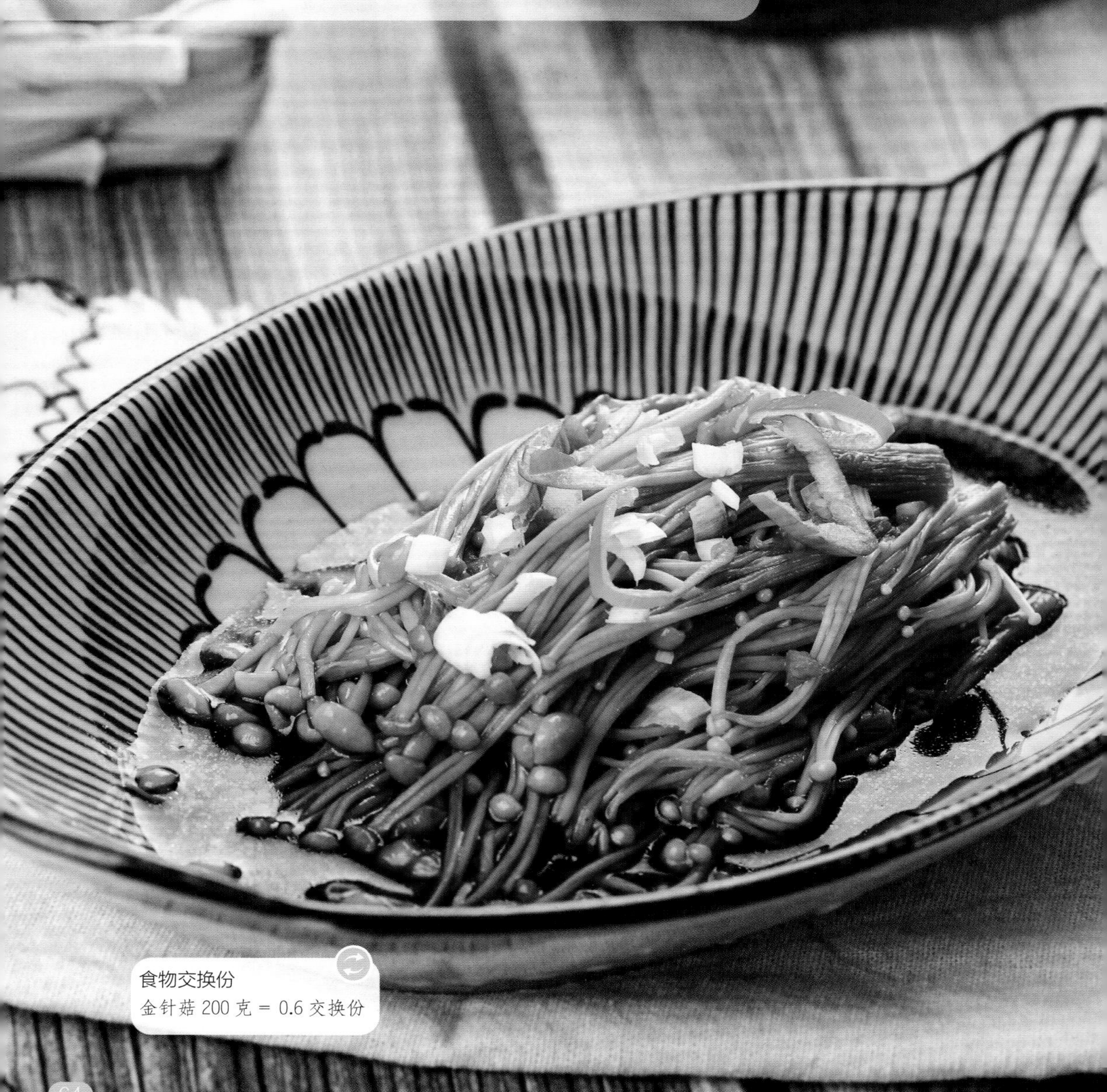

食物交换份
金针菇 200 克 = 0.6 交换份

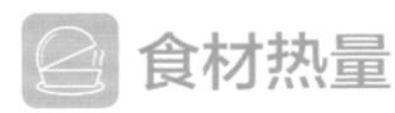

食材热量

金针菇 200 克 • 64 千卡

升糖指数

金针菇 29

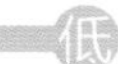

原料：

金针菇 200 克，蒜、油、海鲜酱油、葱花各适量。

做法：

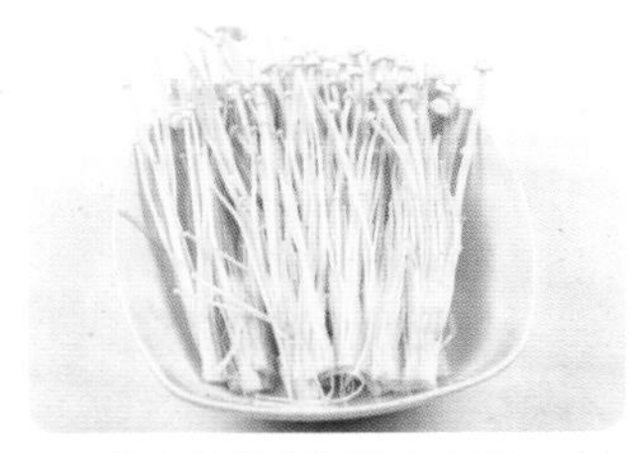

1. 金针菇清洗干净，控干水分后，摆盘备用。

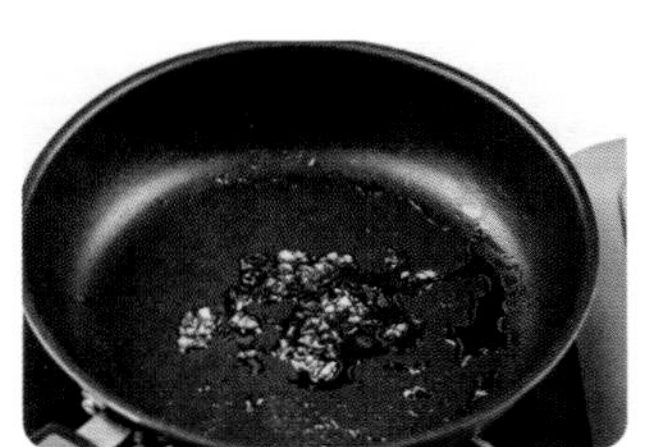

2. 锅中放油，油热后放入蒜末，小火翻炒出香味，再放入海鲜酱油。

低盐关键步骤

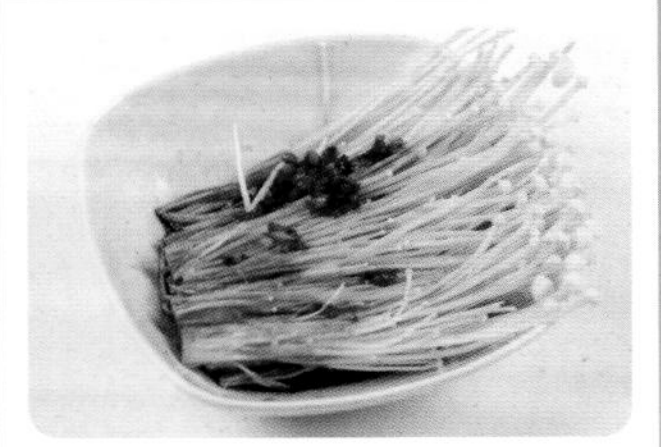

3. 将做好的蒜末酱汁均匀地倒在摆好的金针菇上。

海鲜酱油可增加金针菇的鲜味，同时还提供了咸味，这样就减少了盐的使用，但还需控制海鲜酱油的用量。

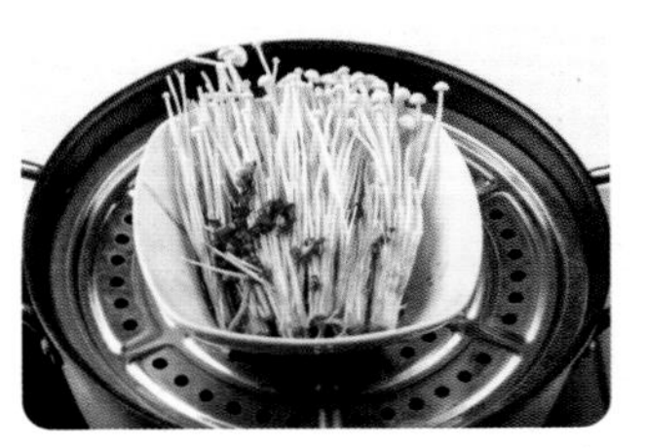

4. 蒸锅烧水，隔水蒸金针菇，上汽后蒸 10 分钟。

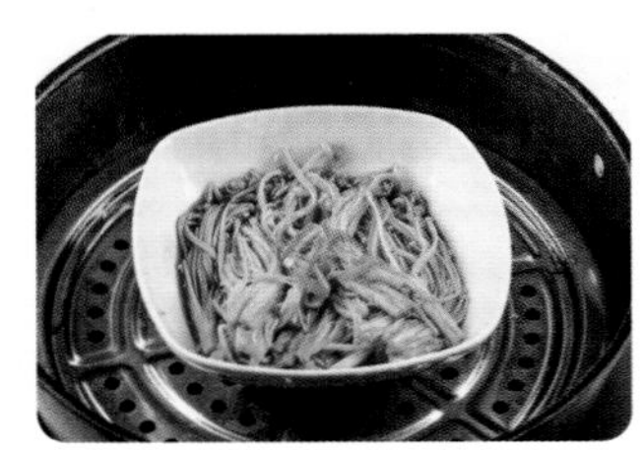

5. 撒上葱花，即可出锅。

降糖小窍门

金针菇含有多种微量元素、矿物质和维生素，其中赖氨酸的含量较高，能有效地增强机体的活性，促进新陈代谢。金针菇中的膳食纤维不被人体消化、吸收，可以有效地延缓血糖上升的速度。

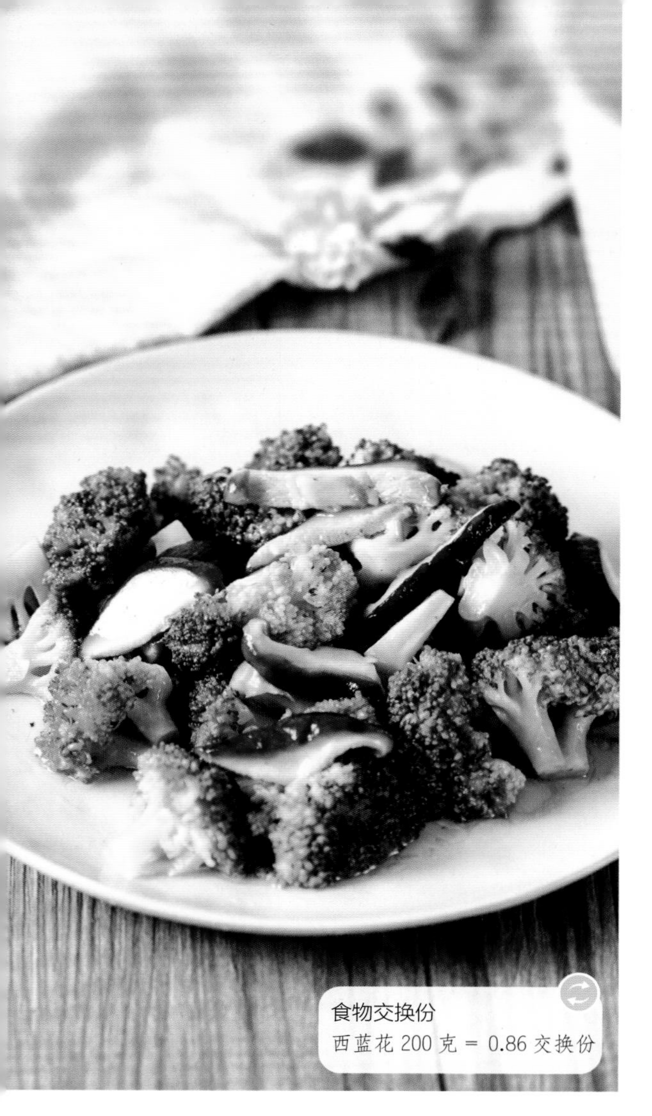

蒜蓉西蓝花

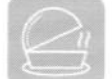

食材热量

西蓝花 200 克 • 78 千卡

升糖指数

西蓝花 15 低

少盐小窍门

西蓝花很难入味，盐放少了就会没有滋味。通过沸水焯烫，不仅能保证西蓝花爽脆的口感，还可以使西蓝花更容易入味，这样就能减少盐的用量。

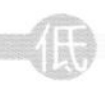

原料：

西蓝花 200 克，香菇 2 个，蒜末、油、盐各适量。

做法：

1. 西蓝花洗净后切成小朵，沸水焯烫，过凉水，沥干水分，香菇切片。
2. 锅中放油，油热后放入蒜末爆香，加入香菇片翻炒。
3. 放入西蓝花大火翻炒，加入盐翻炒均匀即可。

清口爽脆的西蓝花

水中加入盐和小苏打，浸泡西蓝花 10 分钟后，用清水清洗 2 遍。为了保持西蓝花翠绿的颜色和爽脆的口感，焯水时间不宜过长，以免破坏其丰富的营养物质，焯水后再过一遍凉水，口感更加爽脆。

烤蘑菇

食材热量

口蘑 200 克 • 36 千卡

升糖指数

口蘑 24 低

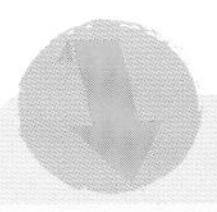

少盐小窍门

烤蘑菇的做法非常简单，但很美味。烤熟的蘑菇会溢出鲜美的汤汁，鲜美的汤汁配上蘑菇肉的鲜甜，只需撒上少许的盐，无须其他调料，就能品尝到蘑菇的鲜香味道。

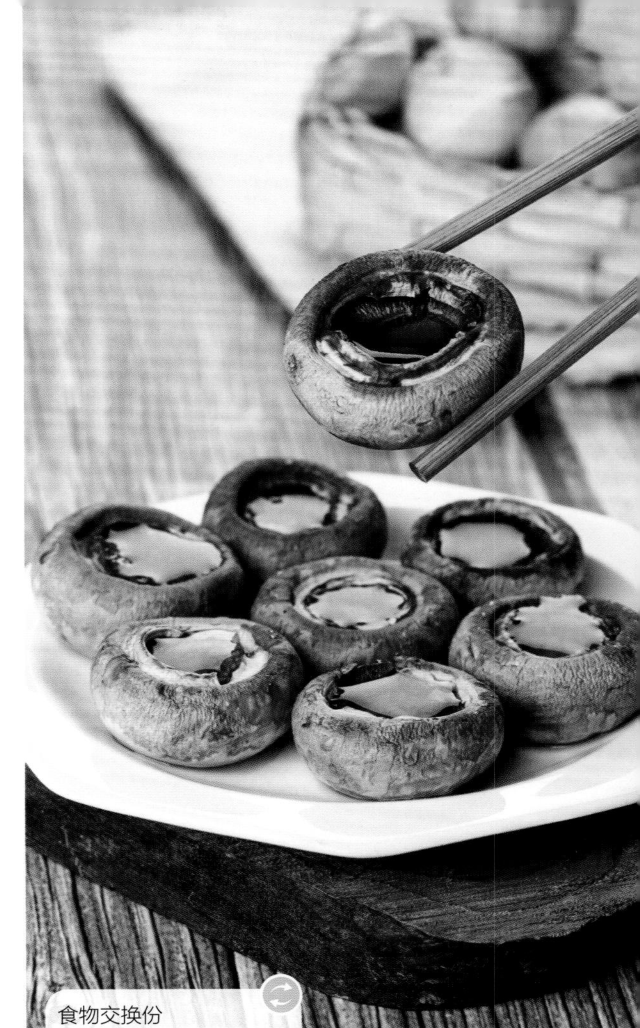

食物交换份

口蘑 200 克 = 0.4 交换份

原料：

口蘑 200 克，盐适量。

做法：

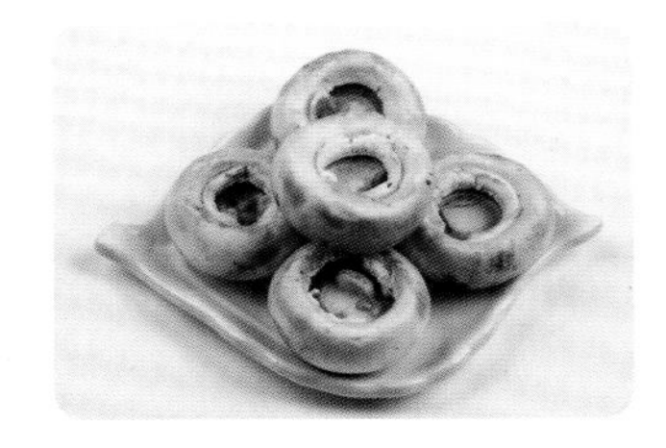

1. 口蘑洗净，去蒂。

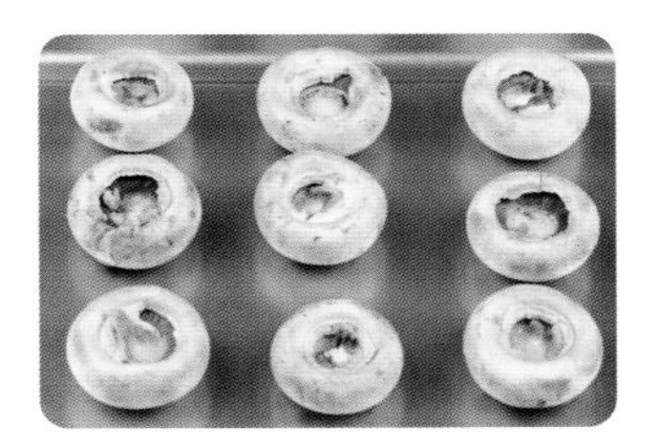

2. 口蘑盖朝下放在烤盘中，放入预热至 180~200 °C 的烤箱烤 15~20 分钟。

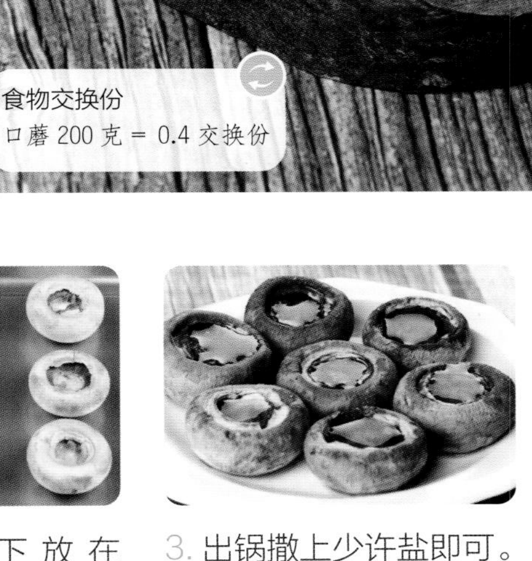

3. 出锅撒上少许盐即可。

食物交换份
丝瓜 200 克 = 0.4 交换份
鸡蛋 50 克 = 1 交换份

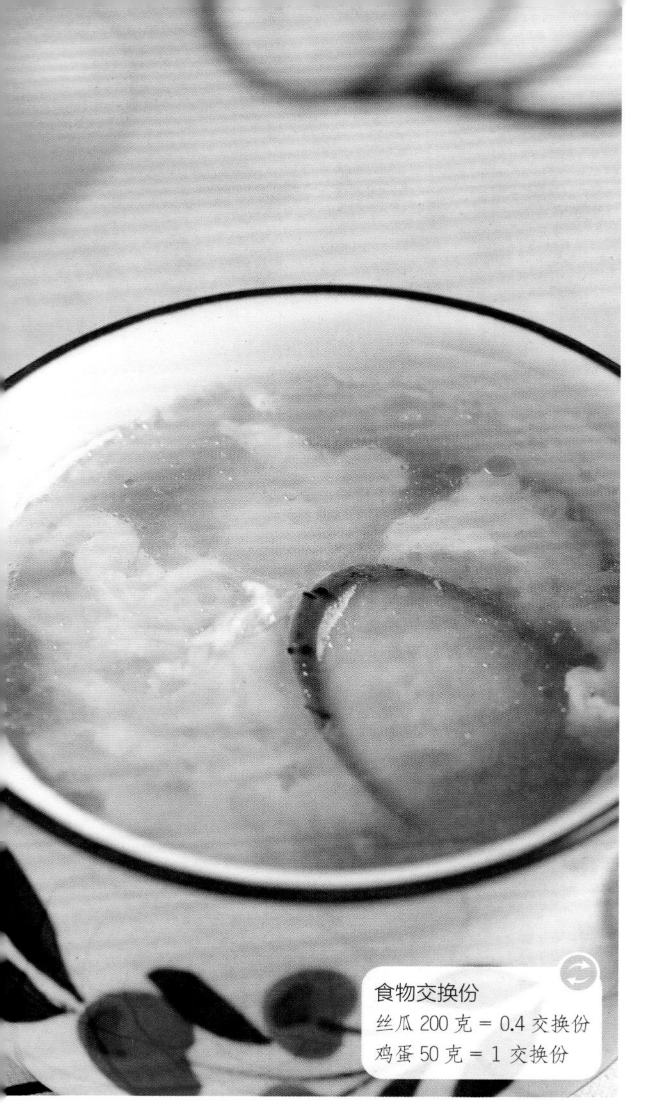

丝瓜鸡蛋汤

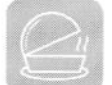

食材热量

丝瓜 200 克 • 36 千卡

鸡蛋 50 克 • 90 千卡

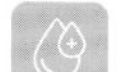

升糖指数

丝瓜 30 低

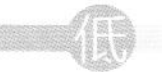

鸡蛋 30 低

少盐小窍门

鸡蛋打散成蛋液后，放一点点盐，搅拌均匀，这样做汤的时候，就不需要往汤里加盐了。

原料：

丝瓜200克，鸡蛋50克（约等于1个），油、盐、胡椒粉各适量。

做法：

1. 丝瓜洗净，切片，加盐，抓匀，静置5分钟后，用水冲焯一下。
2. 鸡蛋打散成蛋液，加一点点盐。
3. 锅中放水，水开后放入丝瓜片，煮至断生。
4. 将蛋液倒入锅中，煮成鸡蛋花，出锅前撒上胡椒粉即可。

如何挑选新鲜丝瓜

先看丝瓜尾，丝瓜尾巴上的把是青色的、饱含水分，不干枯，说明它是新鲜的。再看丝瓜皮，皮完好不破损，或者破损不多，水分足，就是新鲜的。用大拇指和食指，轻轻用力捏一捏，新鲜丝瓜里面饱满、不虚。

芹菜杏鲍菇

适合便当

食材热量

芹菜 50 克 • 9 千卡

杏鲍菇 200 克 • 36 千卡

升糖指数

芹菜 15 低

杏鲍菇 15 低

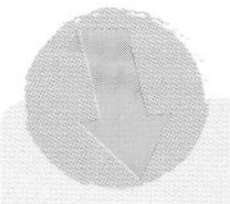

少盐小窍门

蚝油本身含有一定的盐分，因此这道菜无须再加盐，这样做不仅降低了盐的摄入，还可以增加杏鲍菇的鲜味。

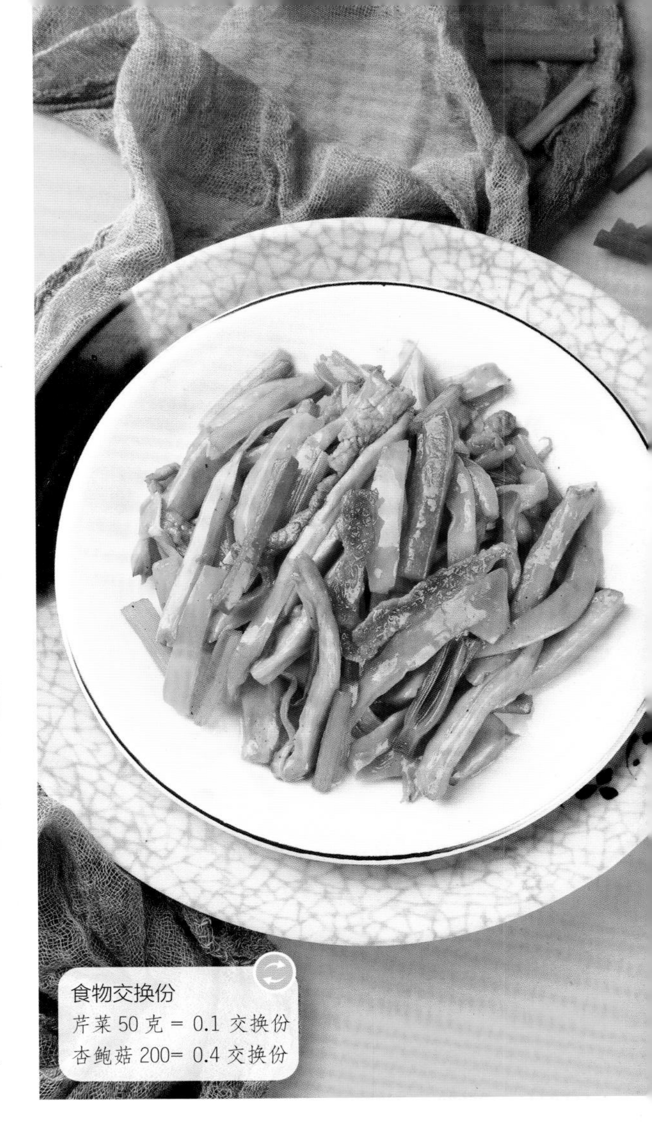

食物交换份

芹菜 50 克 = 0.1 交换份

杏鲍菇 200= 0.4 交换份

原料：

杏鲍菇 200 克，芹菜 50 克，彩椒、油、蚝油、蒜末、姜末、小米辣碎各适量。

做法：

1. 芹菜洗净、切段；杏鲍菇和彩椒洗净、切条。

2. 锅中放油，油热后，放入蒜末、姜末、小米辣碎爆香。

3. 放入杏鲍菇和彩椒，大火翻炒，杏鲍菇出水后放入芹菜和少许蚝油。

4. 待芹菜变软，即可出锅。

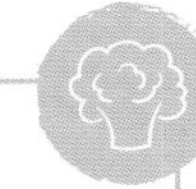

杏鲍菇的选购

好的杏鲍菇应该是菇体结实，菇形圆整，菌盖颜色为褐色，菌柄白色。含水量不大，没有异味的。由于杏鲍菇的菌柄食用价值更大，因此应该挑选白白胖胖的。

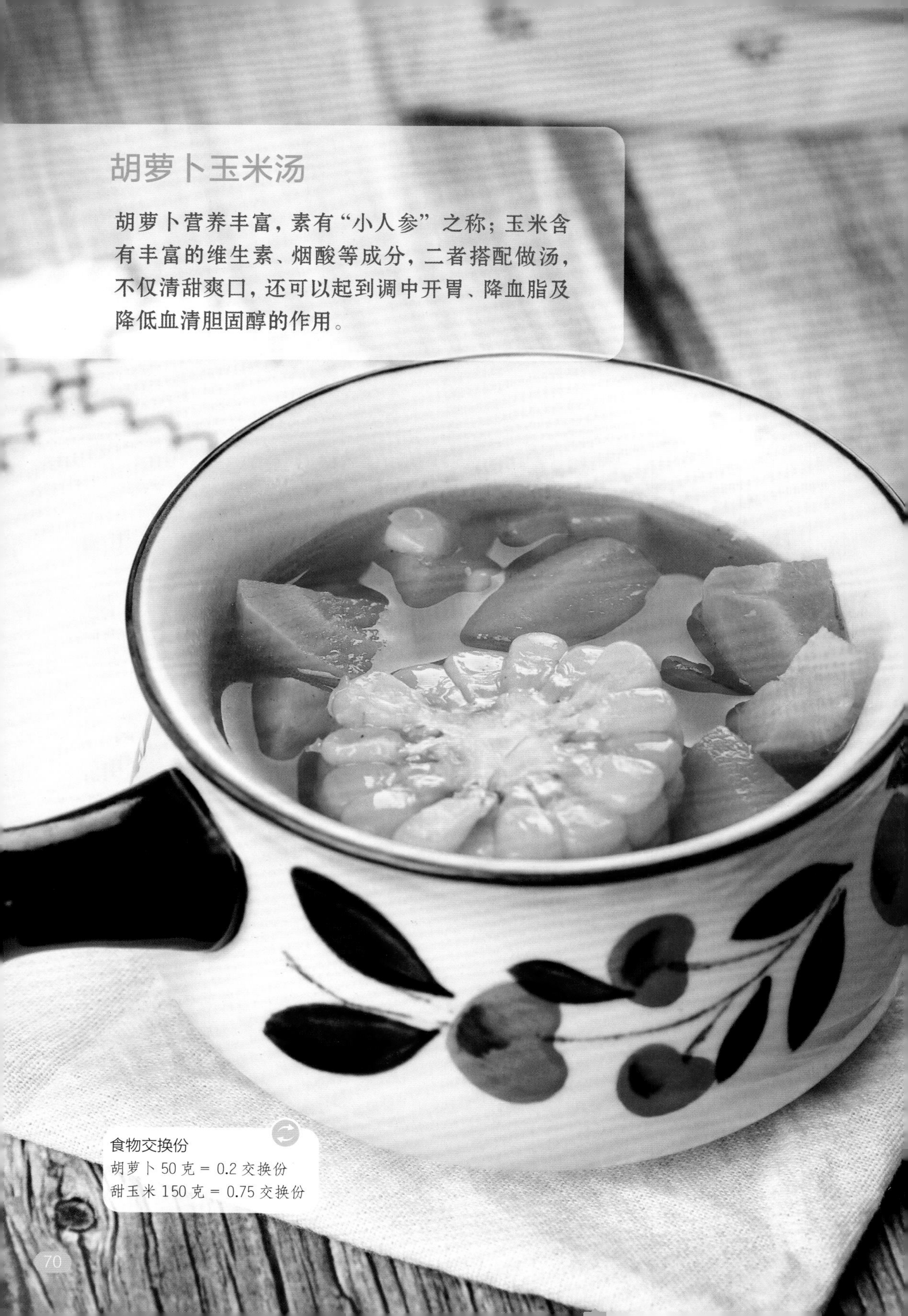

胡萝卜玉米汤

胡萝卜营养丰富，素有“小人参”之称；玉米含有丰富的维生素、烟酸等成分，二者搭配做汤，不仅清甜爽口，还可以起到调中开胃、降血脂及降低血清胆固醇的作用。

食物交换份
胡萝卜 50 克 = 0.2 交换份
甜玉米 150 克 = 0.75 交换份

食材热量

胡萝卜 50 克 ●37 千卡

甜玉米 150 克 ●68 千卡

升糖指数

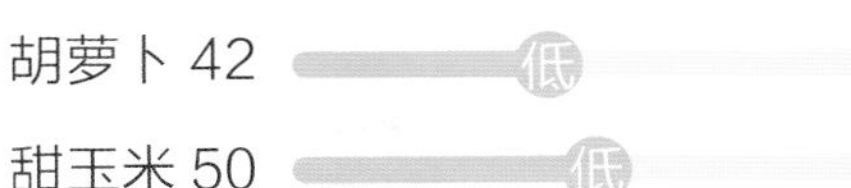

胡萝卜 42

甜玉米 50

原料：

胡萝卜 50 克，玉米 150 克，油、盐各适量。

做法：

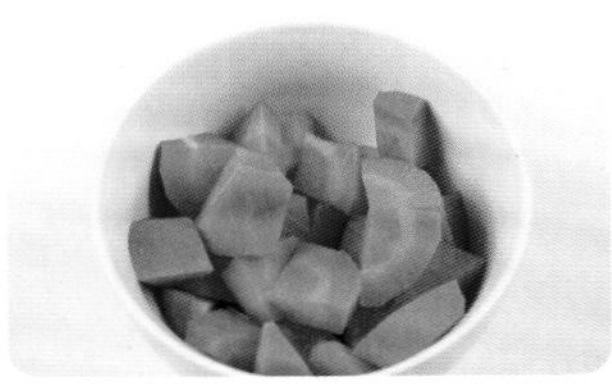

1. 胡萝卜洗净、切块。

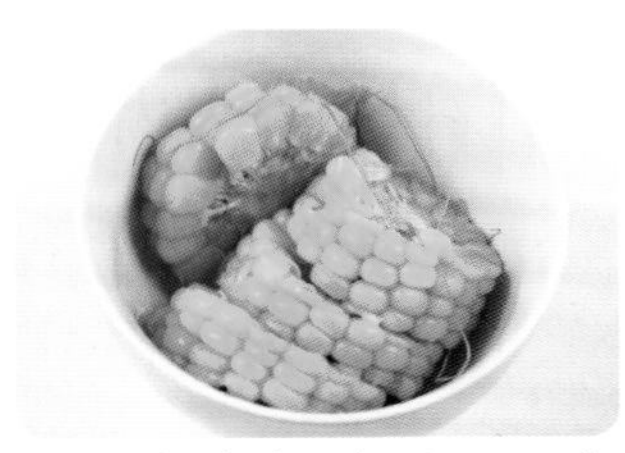

2. 玉米洗净，切段，玉米须保留。

降糖关键步骤

玉米须味甘，性平。有利尿消肿、清肝利胆、降血压的功效。玉米须不要浪费，煮汤的时候，放入玉米须，还可以让汤品更加香甜。需要注意的是应相应减少主食的摄入。

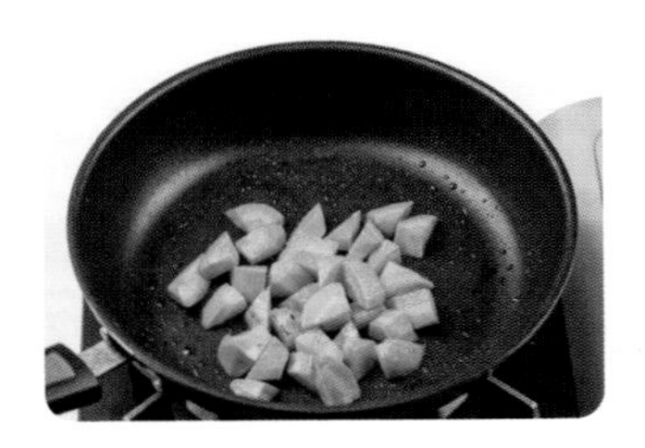

3. 锅中放油，油热后，放入胡萝卜，小火翻炒 2 分钟。

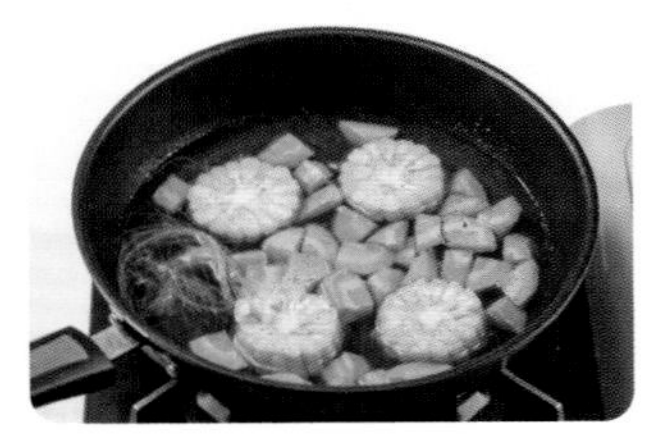

4. 倒入 2 碗水，水开后放入玉米段，煮 10 分钟。

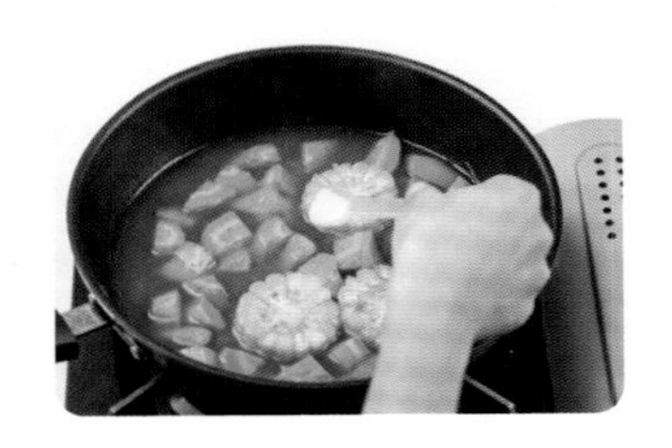

5. 出锅前加适量的盐调味即可。

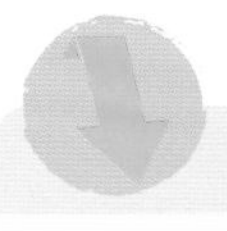

少盐小窍门

本道汤品兼具胡萝卜的甜和玉米的香，不需要加入其他的调味料，便能品尝一碗香甜又有营养的胡萝卜玉米汤。

食物交换份
山药 150 克 = 1 交换份
木耳 30 克 = 0.09 交换份

适合便当

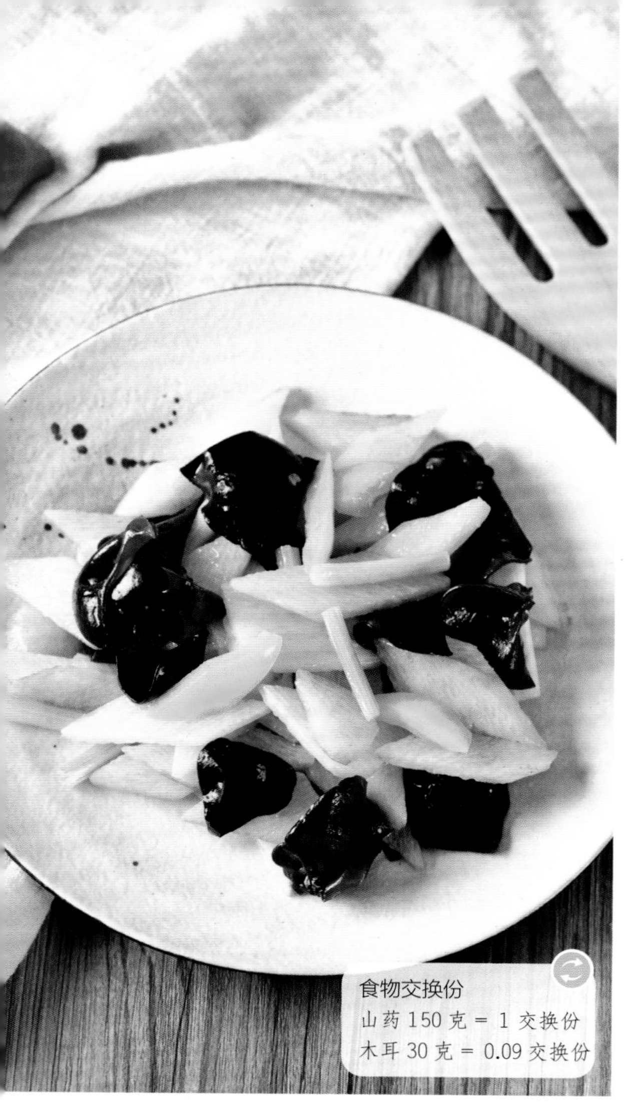

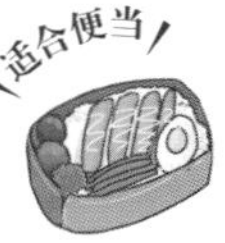

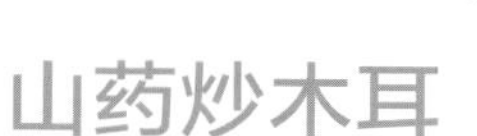

山药炒木耳

食材热量

山药 150 克 • 90 千卡

泡发木耳 30 克 • 8.1 千卡

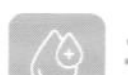

升糖指数

山药 51 低

木耳 26 低

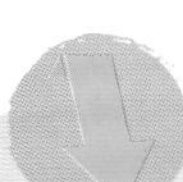

低卡小窍门

山药切片后放入沸水中焯烫一下，不仅可以去除部分淀粉，还可以防止山药变色。

原料：

山药 150 克，泡发木耳、芹菜、彩椒各 30 克，油、盐、蒜末各适量。

做法：

1. 山药去皮，切片后泡入水中；木耳提前泡发好，去根，撕成小朵；芹菜洗净，切片，彩椒洗净，切片。

2. 锅中放油，油热后，放入蒜末爆香。放入山药、木耳和芹菜，大火翻炒。

3. 炒熟后撒上少许盐，翻炒均匀后，即可出锅。

预防山药过敏和煳锅

山药含丰富的角皂素，人体接触的时候会引起皮肤的红肿瘙痒，为了避免这种情况，可以先在山药的一端插入一根筷子后，再用去皮器削皮。另外山药氧化变黑很快，为了美观可以一边切一边放入冷水中。炒山药的时候翻炒一定要快，或者炒之前用水焯一下，这样可以防止煳锅。

醋熘白菜

食材热量

大白菜 200 克 • 36 千卡

升糖指数

大白菜 15 低

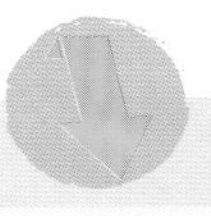

少盐小窍门

尽量多选择白菜帮部分炒制，这样可减少油脂和盐的使用。

原料：

大白菜 200 克，油、盐、醋、海鲜酱油、葱花、蒜末、姜末各适量。

做法：

1. 白菜洗净，斜刀切成薄片。
2. 锅中放油，油热后，放入葱花、姜末、蒜末爆香。
3. 放入切好的白菜，翻炒至白菜变软。
4. 淋上适量的海鲜酱油、盐和醋，翻炒均匀，即可出锅。

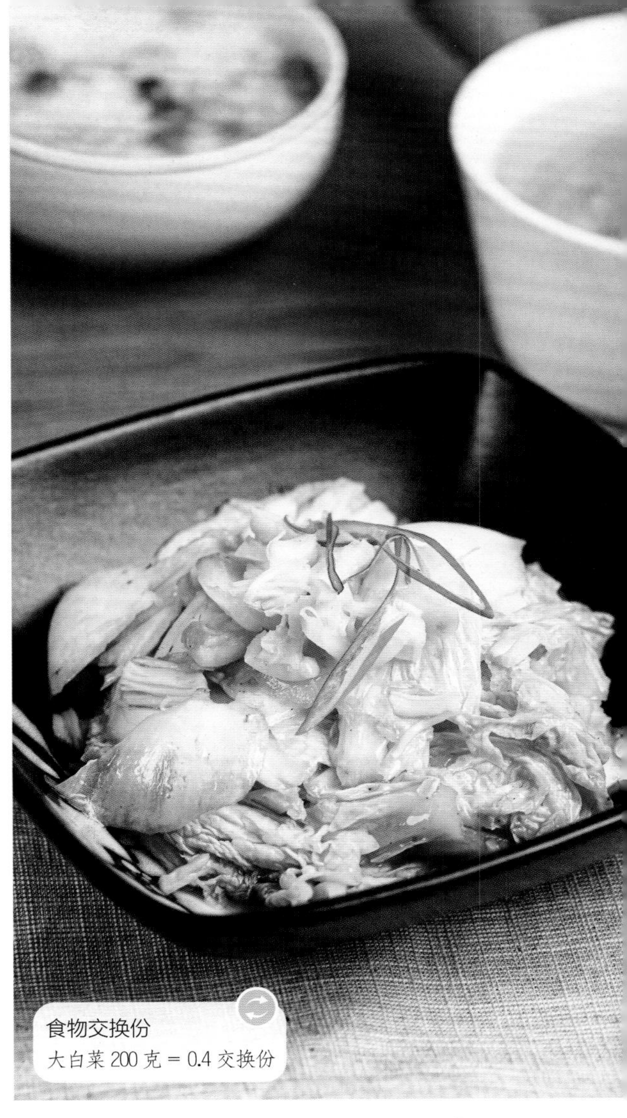

食物交换份
大白菜 200 克 = 0.4 交换份

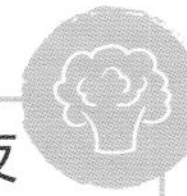

吃剩下的白菜不要放置过夜

由于部分蔬菜中含有较多的硝酸盐类，炒熟后放置的时间过久，在细菌的作用下，硝酸盐被还原成亚硝酸盐，亚硝酸盐在胃中与胺类结合形成亚硝胺。亚硝胺有致癌作用。白菜属于含硝酸盐较多的蔬菜，吃剩下的白菜中有较多细菌，放置时间较长就容易产生亚硝酸盐。所以，炒白菜如果吃不完，一定先盛出来单独放冰箱中贮存并尽快吃掉。

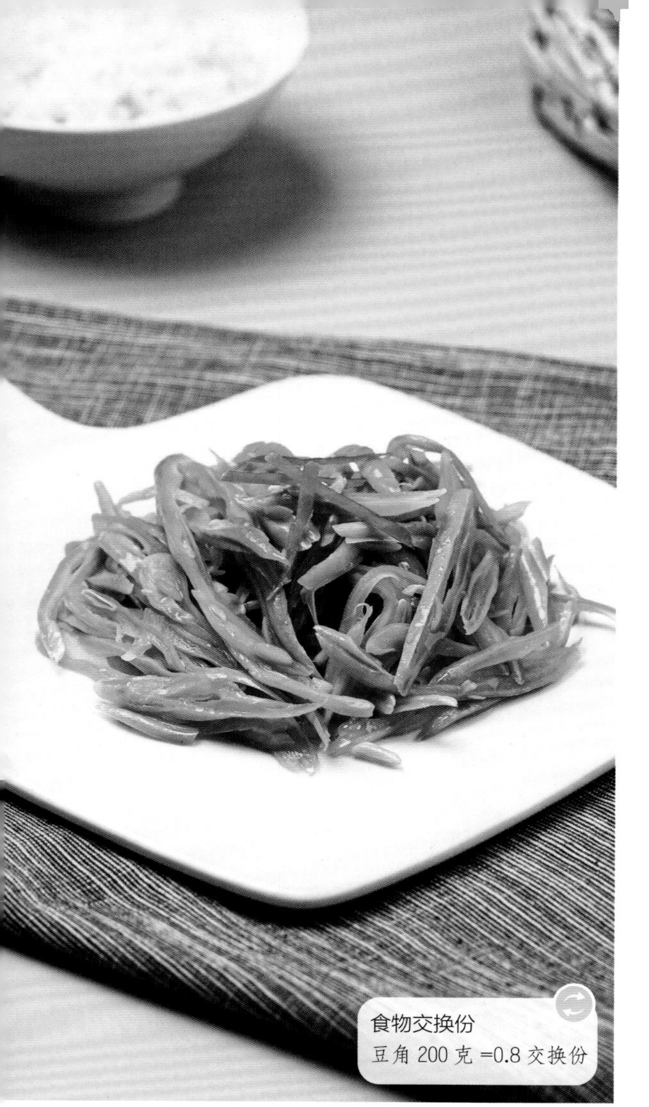

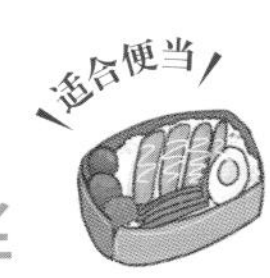

清炒豆角丝

食材热量

豆角 200 克 • 72 千卡

升糖指数

豆角 30 低

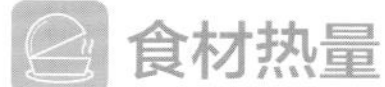

少油小窍门

豆角不易熟烂，所以在炒制过程中加入一点水，将豆角焖熟，而不是完全用油将其爆炒至熟。

原料：

豆角 200 克，花椒、葱花、蒜末、盐、酱油各适量。

做法：

1. 豆角洗净，去老筋，切丝，开水焯烫，沥干水分。
2. 锅中放油，油热后放入花椒、葱花、蒜末爆香。
3. 放入豆角炒至变软后，加入适量清水，煮至熟，放入适量的盐，翻炒均匀，即可出锅。

豆角的安全吃法

生豆角中含有一种有毒的蛋白质，需要在高温下才能被分解，建议在食用前先用沸水焯烫，消除其毒性。

香辣魔芋

适合便当

食材热量

魔芋块 300 克 • 108 千卡

升糖指数

魔芋块 17 低

少盐小窍门

因为小米辣和麻椒的加入，魔芋吃起来麻辣鲜香，弹牙滑嫩，少盐也可以很美味。

原料：

魔芋块 300 克，小米辣 20 克，油、盐、花椒、蒜末、姜末各适量。

做法：

1. 魔芋块洗净后，切小条；小米辣切碎。
2. 锅中放水，水开后，放入切好的魔芋条，3 分钟后捞出。
3. 将焯好的魔芋条用清水清洗，过凉水，沥干。
4. 锅中放油，油热后，放入蒜末、葱末，爆香。
5. 再放入小米辣碎和花椒。
6. 翻炒出麻辣的香味后，放入魔芋，撒上少许盐，翻炒均匀，即可出锅。

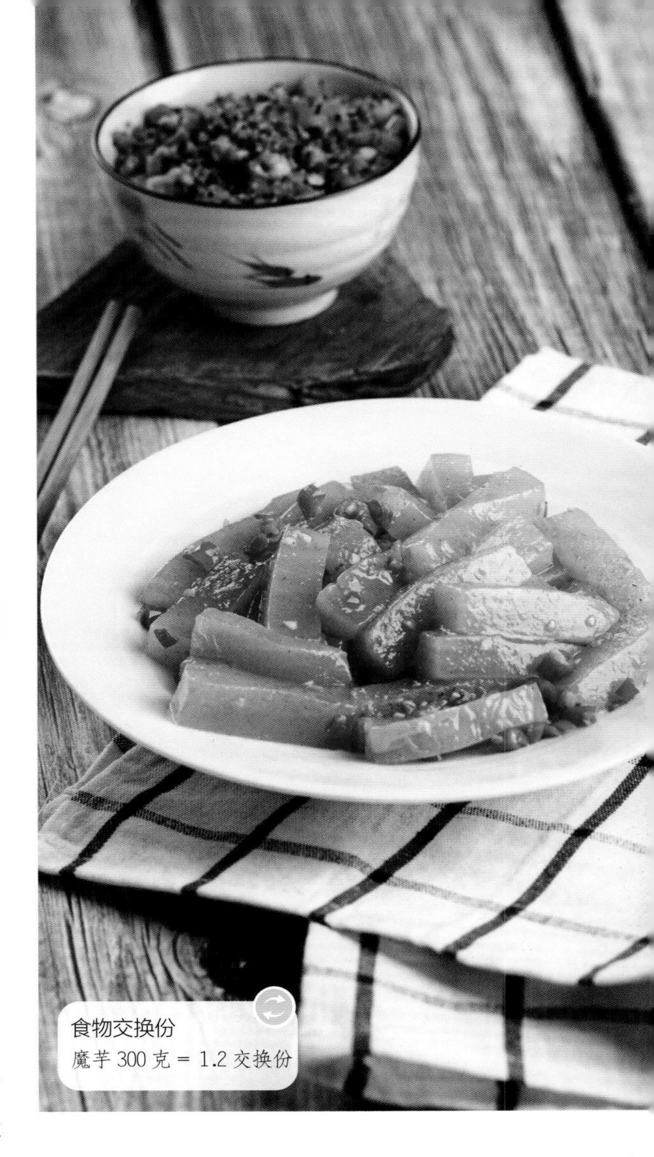

食物交换份
魔芋 300 克 = 1.2 交换份

生魔芋有毒

魔芋含有多种氨基酸和矿物质元素，其最大的特点是含丰富的膳食纤维，并且低热量、低脂、低糖，对减肥人群、糖尿病患者来说是一种既可饱腹又健康的食品。但生魔芋全株有毒，不可生吃，需加工后方可食用。所以制作这道菜时使用的魔芋块是指加工好的成品，各大超市均有售。

食物交换份
海带丝 100 克 = 0.2 交换份
豆腐丝 50 克 = 1 交换份

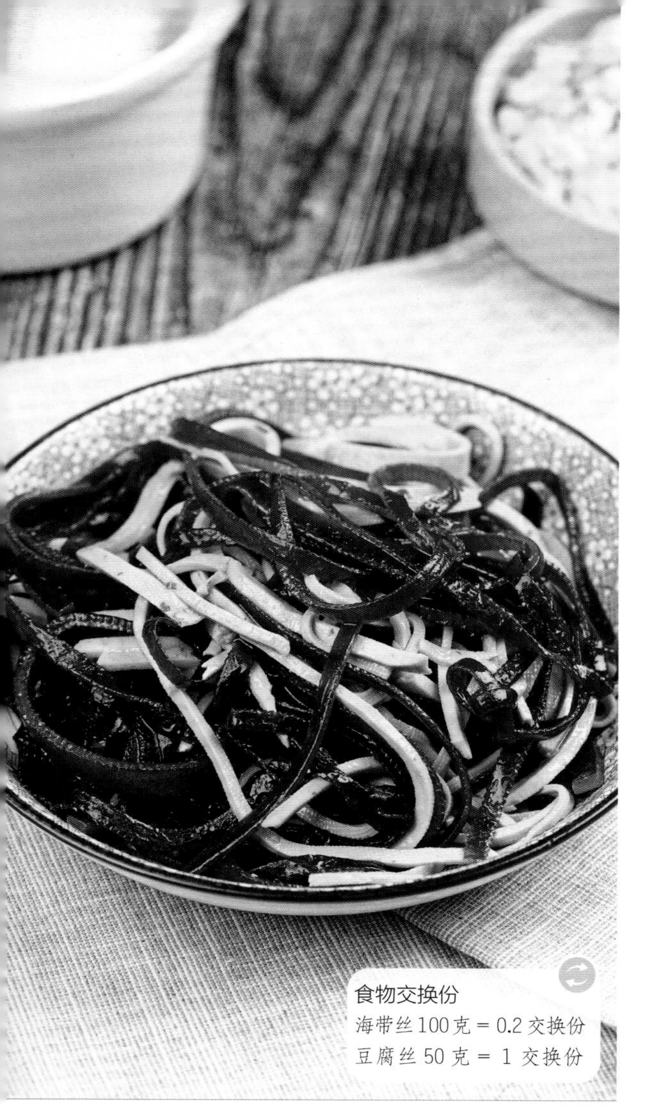

处理干海带的技巧

干海带表面有一层白霜，那是植物碱经过风化形成的一种叫作甘露醇的物质，非但无害，还有排毒退肿的作用。不要误认为那层白霜是盐分的析出，或是发霉变质的现象。海带表面有一层黏液，是营养物质，不需过分清洗。

适合便当

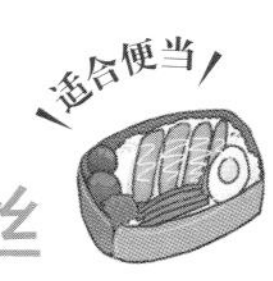

凉拌海带豆腐丝

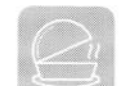

食材热量

海带 100 克 • 18 千卡

豆腐丝 50 克• 90 千卡

升糖指数

海带丝 32 低

豆腐丝 23.7 低

少盐小窍门

海带自带咸鲜的味道，食用时少放盐即可，加入醋味道会更加浓郁，蒜末和姜末的加入又使味道更加丰富。

原料：

海带丝 100 克，豆腐丝 50 克，盐、香油、醋、蒜末、姜末各适量。

做法：

1. 海带切丝后用清水泡发。
2. 锅中烧水，水开，放入海带丝和豆腐丝焯熟，捞出，过凉水，沥干。
3. 把海带丝和豆腐丝盛入碗中，滴入香油，再加入蒜末、姜末、醋、适量的盐，搅拌均匀即可。

莴笋炒肉

适合便当

食材热量

莴笋 100 克 • 18 千卡

鸡胸肉 50 克 • 90 千卡

升糖指数

莴笋 15 低

鸡胸肉 45 低

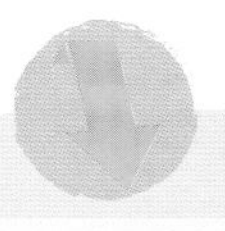

低卡小窍门

鸡胸肉中的脂肪和碳水化合物含量较低，糖尿病患者吃适量鸡胸肉，可以补充蛋白质。搭配清脆爽口的莴笋，非常开胃。

原料：

莴笋 100 克，鸡胸肉 50 克，盐、油各适量。

做法：

1. 莴笋去皮，切片；鸡胸肉切片。
2. 锅中倒油烧热，放入鸡肉片快速翻炒至变色，加入莴笋片翻炒片刻。
3. 出锅前加少许盐即可。

食物交换份
莴笋 100 克 = 0.2 交换份
鸡胸肉 50 克 = 1 交换份

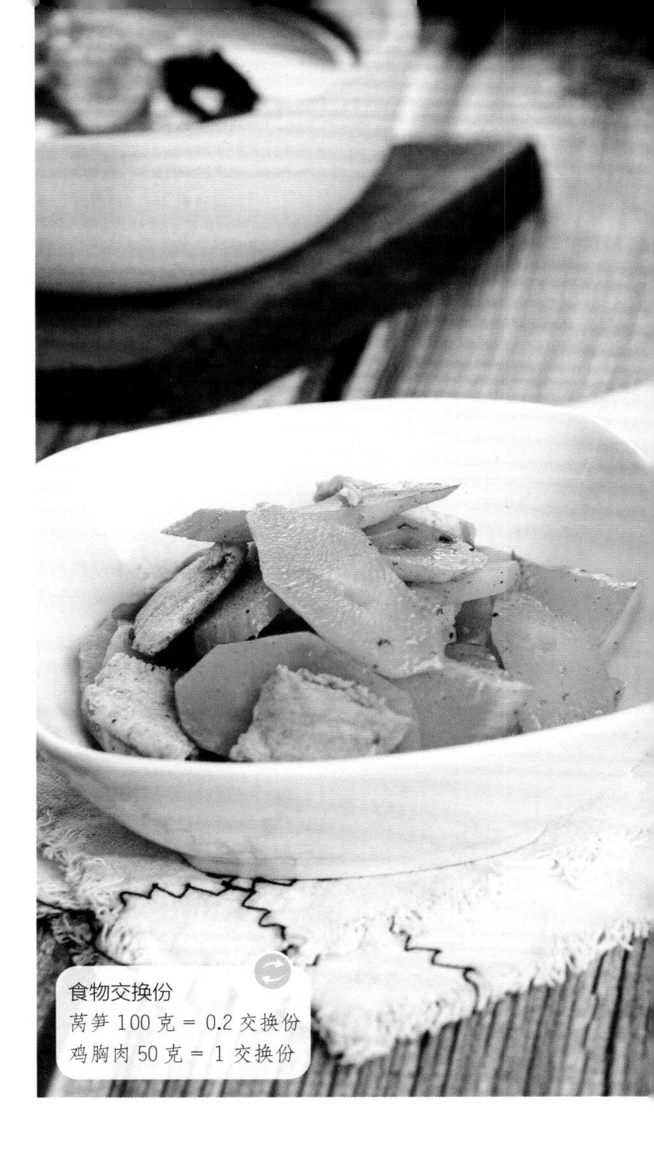

吃莴笋时不要把叶子丢掉

莴笋叶比茎的营养更丰富，莴笋叶中维生素的含量比茎的要高，叶子中胡萝卜素的含量更是比茎中的高数十倍，维生素 B_1 含量是茎的 2 倍，维生素 B_2 含量是茎的 5 倍。叶中的烟酸含量不仅比茎中的高，其抗氧化的作用也更好。

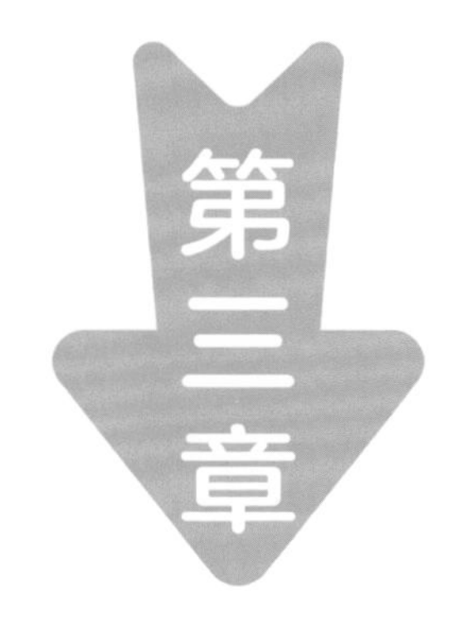

水果，补充营养素的好选择

水果含有维生素、矿物质、膳食纤维以及葡萄糖、果糖等，还有花青素、黄酮类物质等有益健康的植物成分，可以提供人体所需的很多营养素。但是，人体对水果中所含的碳水化合物消化和吸收都比较快，导致升糖的作用很明显。那么，糖尿病患者该如何吃水果呢？

解读水果含糖量高的误区

很多人都认为，得了糖尿病就不能吃水果，其实大可不必将所有水果拒之千里，只要适量摄入就可以很好地控制血糖，同时享受甘甜带来的愉快感。

误区一：水果含糖量都很高

大部分低 GI 的水果，如苹果、梨、桃、杏、李子、樱桃、柑、柚等，其含糖量都不高（10% 左右），糖尿病患者每天可食用 200 克左右；高 GI 的水果中的菠萝、西瓜、芒果和猕猴桃的含糖量也比较低（5.8%~10.3%），同时血糖负荷指数也比较低，糖尿病患者每天可以食用 100 克左右；高 GI 且含糖量很高的大枣、香蕉、芭蕉、榴莲等糖尿病患者最好不要食用。

误区二：甜的含糖量高，酸的含糖量低

水果中的甜味不仅仅取决于含糖量，还与所含糖的种类有关。果糖、蔗糖、葡萄糖是水果中的主要糖类，它们的甜度相差很大。果糖更甜，但 GI 反而更低，果糖含量高的水果有苹果、梨、草莓、樱桃等；葡萄糖比例高的水果更酸，但 GI 反而高一些，如猕猴桃、葡萄、香蕉、荔枝等。因此，不能认为水果越甜则含糖量越高或 GI 越高。但如果是同一种水果，只是品种不同，则是口感越甜的，含糖量越高。

误区三：吃水果会导致升糖快

水果的糖分中果糖占了很大比例，虽然果糖的甜度超过了蔗糖和葡萄糖，但是摄入的果糖需要在肝脏中转化为葡萄糖，才能被人体利用，在体内的代谢不需要胰岛素，对血液中葡萄糖的影响也较小。因而，含果糖高的水果升糖指数较低，可以适量食用。

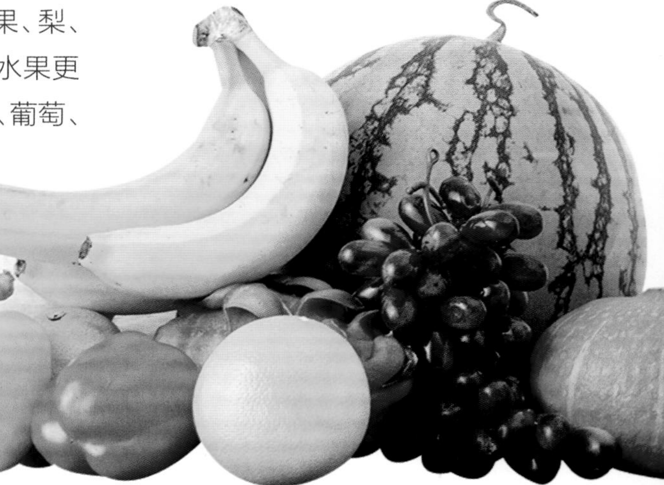

糖尿病患者可以吃水果，但是需要注意选择和食用量。

糖尿病患者吃水果的讲究

当血糖得到平稳的控制时是可以吃水果的，但要在合适的时间有选择地吃。水果中含有5%~23%的糖，主要是葡萄糖、果糖和蔗糖，一些水果中还含有少量的淀粉，这些都易于吸收，如果选择不当，会使血糖升高。

什么情况可以吃水果

如果糖尿病患者的血糖已经得到了良好的控制，可适当吃些水果。糖尿病患者空腹血糖控制在7.0毫摩/升以下，餐后2小时血糖控制在10毫摩/升以下，并且血糖保持平稳，就可以在两餐之间适当地吃一些水果。但要选择低糖水果。

吃水果的正确时间

水果不宜在饭前或饭后立刻吃，饭前吃会影响正餐的摄入；饭后立刻吃水果，会因为水果与正餐中的碳水化合物相叠加，导致餐后血糖失控。水果应在两餐之间作为加餐食用，也就是饭前1小时或饭后2小时左右吃比较合适。

选择低GI和低热量的水果

水果的种类很多，可根据各种水果的GI值和热量的高低进行选择。

水果	升糖指数(GI)	热量(千卡/100克)	水果	升糖指数(GI)	热量(千卡/100克)
樱桃	22	46	柠檬	34	37
李子	24	38	油桃	42	44
柚子	25	45	橙子	43	48
桃子	28	45	橘子	43	45
杏	31	38	红提子	43	54
苹果	36	45	芒果	51	35
梨	36	45	猕猴桃	52	45
草莓	32	30	蓝莓	53	57

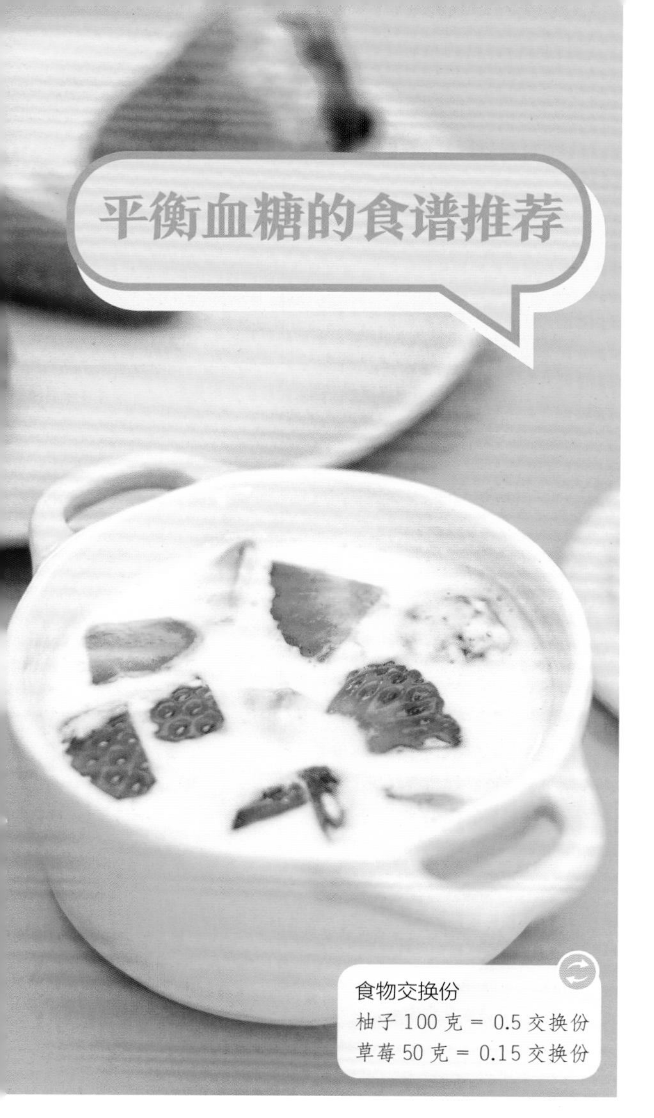

食物交换份
柚子 100 克 = 0.5 交换份
草莓 50 克 = 0.15 交换份

草莓柚子奶

食材热量

柚子 100 克 • 45 千卡

草莓 50 克 • 15 千卡

升糖指数

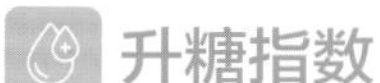

柚子 25 低

草莓 40 低

低卡小窍门

柚子皮中含有的某些物质能够加快脂肪在身体中的分解，有降低胆固醇的作用。

原料：

柚子 100 克，草莓 50 克，无糖酸奶 150 克。

做法：

1. 草莓去蒂，洗净，切块；柚子可以保留一些果皮，切块。
2. 柚子和部分草莓块放入料理机中打成酱。
3. 将草莓柚子酱与无糖酸奶搅拌均匀。
4. 放入剩余的草莓块点缀即可。

降糖关键点

在水果中加入酸奶或牛奶，可以降低水果的 GI 值，比单独吃水果对血糖的影响小。这些水果制品建议作为加餐食用。

樱桃蓝莓酱

食材热量

樱桃 50 克 ● 23 千卡

蓝莓 50 克 ● 30 千卡

升糖指数

樱桃 22 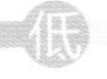

蓝莓 53 低

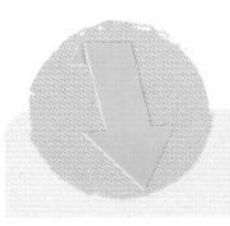

低卡小窍门

喝粥时，放两勺樱桃蓝莓酱来代替糖，不仅可以增加食欲，还可以补铁，增强免疫力，低卡无负担。

原料：

樱桃、蓝莓各 50 克。

做法：

1. 蓝莓洗净，切小块；樱桃洗净，去蒂，去核，切小块。
2. 将蓝莓和樱桃倒入锅中，小火翻炒。出汁后，继续翻炒，至汤汁收干即可。

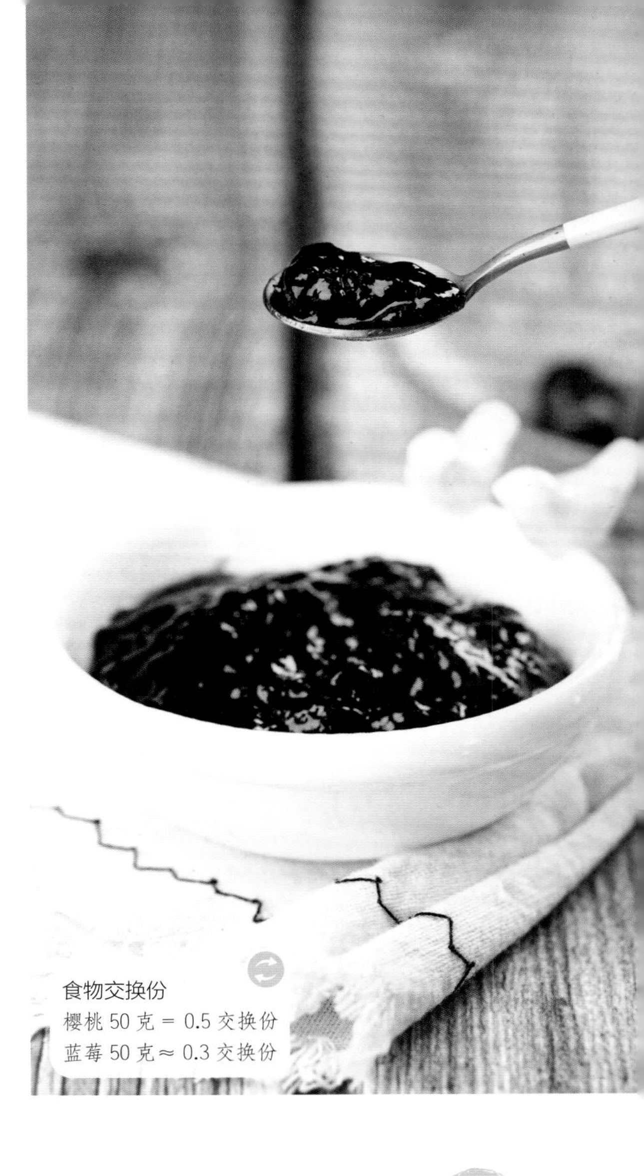

食物交换份

樱桃 50 克 = 0.5 交换份

蓝莓 50 克 ≈ 0.3 交换份

降糖关键点

樱桃和蓝莓都含有较多的花青素，有良好的抗氧化作用。但应注意，这种熬制的果酱去除水分后，糖分含量升高，一定不要吃太多。

食物交换份
苹果 100 克 = 0.5 交换份
胡萝卜 30 克 = 0.15 交换份

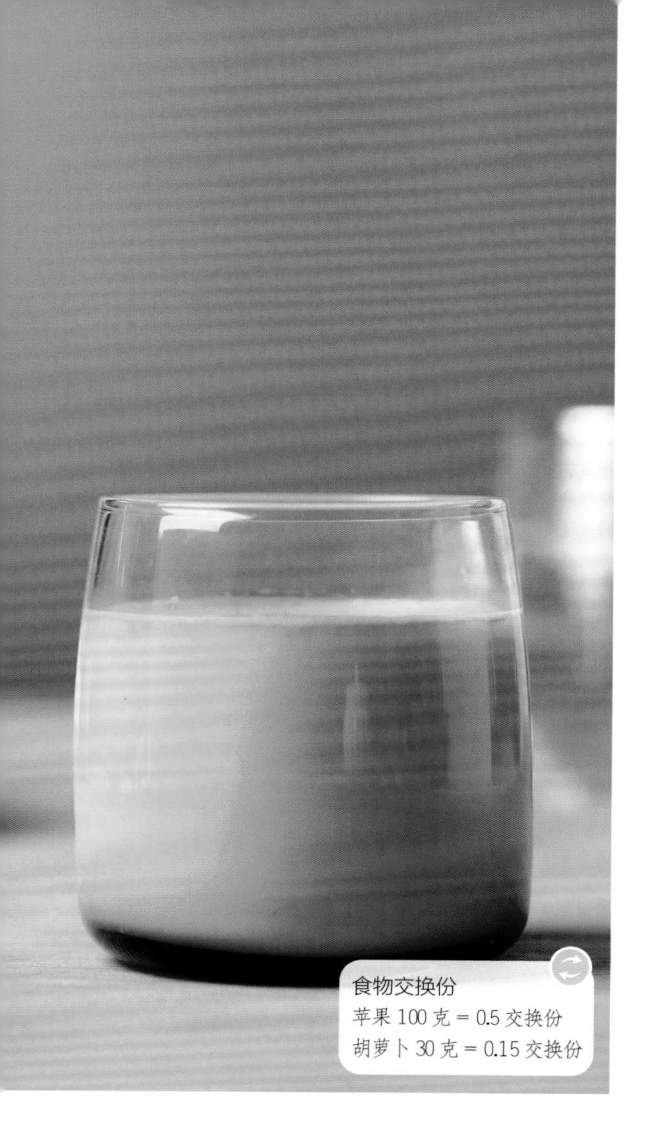

降糖关键点

苹果中的铬能提高糖尿病患者对胰岛素的敏感性；果酸可以稳定血糖。

苹果胡萝卜汁

食材热量

苹果 100 克 • 45 千卡

胡萝卜 30 克 • 13.5 千卡

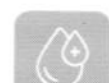

升糖指数

苹果 36 低

胡萝卜 42 低

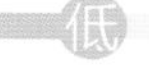

低卡小窍门

市面上大多数的酸奶添加了大量的糖，对糖尿病患者不利。但现在无糖酸奶的售卖也越来越多，建议糖尿病患者尽量选择无糖酸奶，降低糖的摄入，有助于控制血糖。

原料：

苹果 100 克，胡萝卜 30 克，无糖酸奶 50 克。

做法：

1. 苹果洗净，去蒂，除核，切块；胡萝卜洗净，切块。

2. 用料理机将苹果、胡萝卜搅打成果酱。

2. 将无糖酸奶加入水果酱里翻拌均匀即可。

橘子饮

食材热量

橘子 100 克 • 45 千卡

升糖指数

橘子 43 低

降糖小窍门

一个橘子就可以满足人体每天所需的维生素 C，还具有 170 余种植物化合物和 60 余种黄酮类化合物，其中大多数营养素是天然的抗氧化剂，具有降血脂的作用。橘子的升糖指数低，可减缓糖尿病患者血糖上升的速度。也可以作为加餐直接食用。

食物交换份
橘子 100 克 = 0.5 交换份

原料：

橘子 100 克，陈皮 5 克，罗汉果 3 克。

做法：

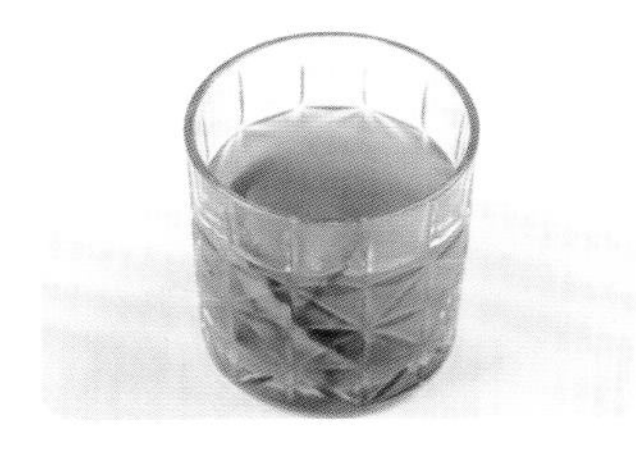

1. 橘子剥皮，取一半果肉放入杯中。

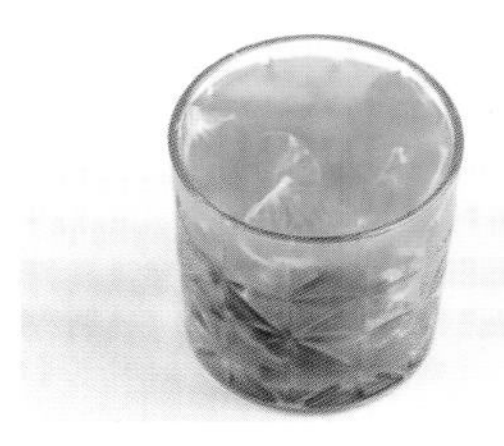

2. 将煮好的陈皮、罗汉果水倒入杯中。

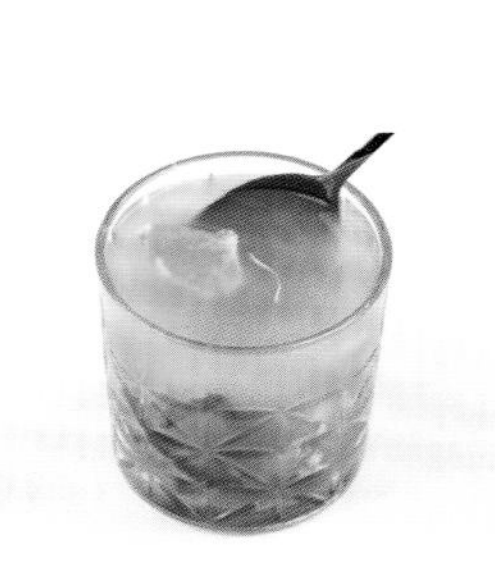

3. 用勺子将橘子捣散即可。

食物交换份
橙子 200 克 = 1 交换份
鸡蛋 50 克 = 1 交换份

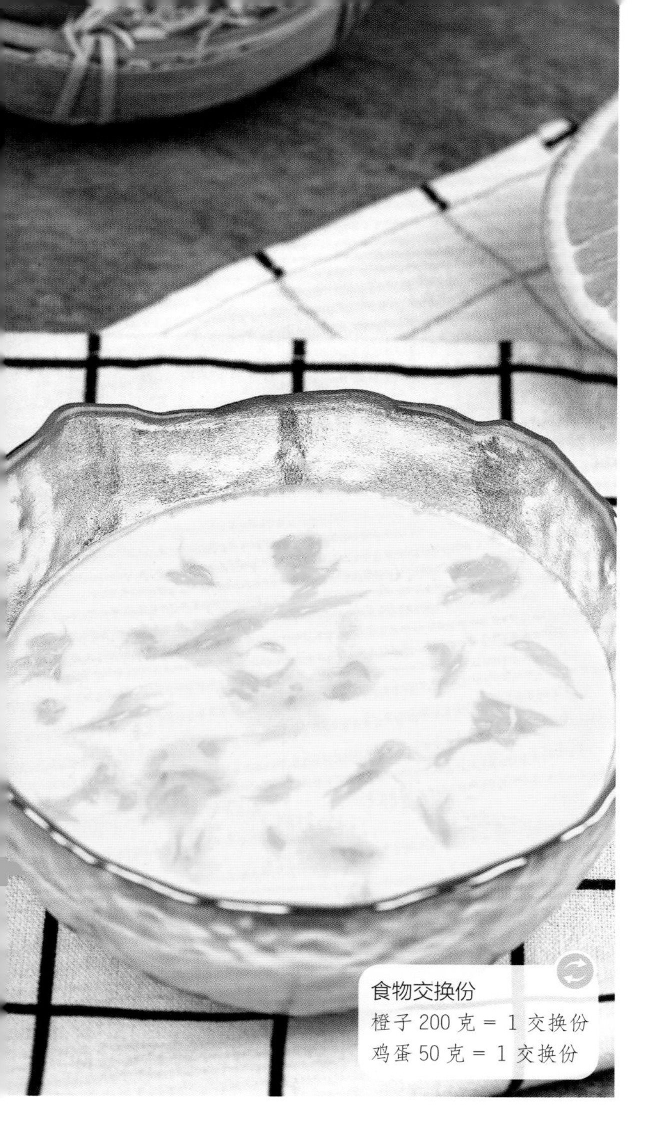

橙子蒸蛋

食材热量

橙子 200 克 • 96 千卡

鸡蛋 50 克 • 90 千卡

升糖指数

橙子 45 低

鸡蛋 30 低

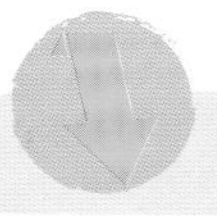

低糖小窍门

在做蒸蛋前，把橙子榨成汁，把橙汁当成甜味剂，就可以不用额外加糖，这样就可以减少糖的摄入。

原料：

橙子 200 克，鸡蛋 50 克（约等于 1 个）。

做法：

1. 橙子洗净，切成两半；鸡蛋打成细腻的鸡蛋液。
2. 用勺子取出橙肉，用榨汁机榨成汁。
3. 将橙汁稍微加热后，倒入蛋液里，搅拌均匀。
4. 将搅拌好的鸡蛋液倒入容器中，覆上保鲜膜，在保鲜膜上戳几个小洞，放入蒸锅蒸 10 分钟左右即可。

降糖关键点

橙子与鸡蛋组合可以降低橙子的 GI 值，同时增加蛋白质含量，提升其营养价值，适合糖尿病患者选用。可以作为加餐食用，如果作为正餐的菜品，应适当减少主食摄入。

猕猴桃酸奶

食材热量

猕猴桃 100 克 ● 45 千卡

无糖酸奶 200 克 ● 140 千卡

升糖指数

猕猴桃 52 低

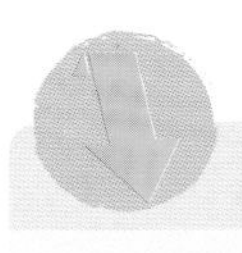

低卡小窍门

酸奶要选用无糖酸奶。自己在家制作酸奶更可以保证无糖：用纯牛奶和酸奶发酵剂，放在酸奶机或者食物料理机里制作即可。

原料：

猕猴桃 100 克，无糖酸奶 200 克。

做法：

1. 猕猴桃洗净，对切成两半，用小勺挖出果肉，切成块。
2. 将酸奶倒入杯中。
3. 将切好的猕猴桃块放入酸奶中即可。

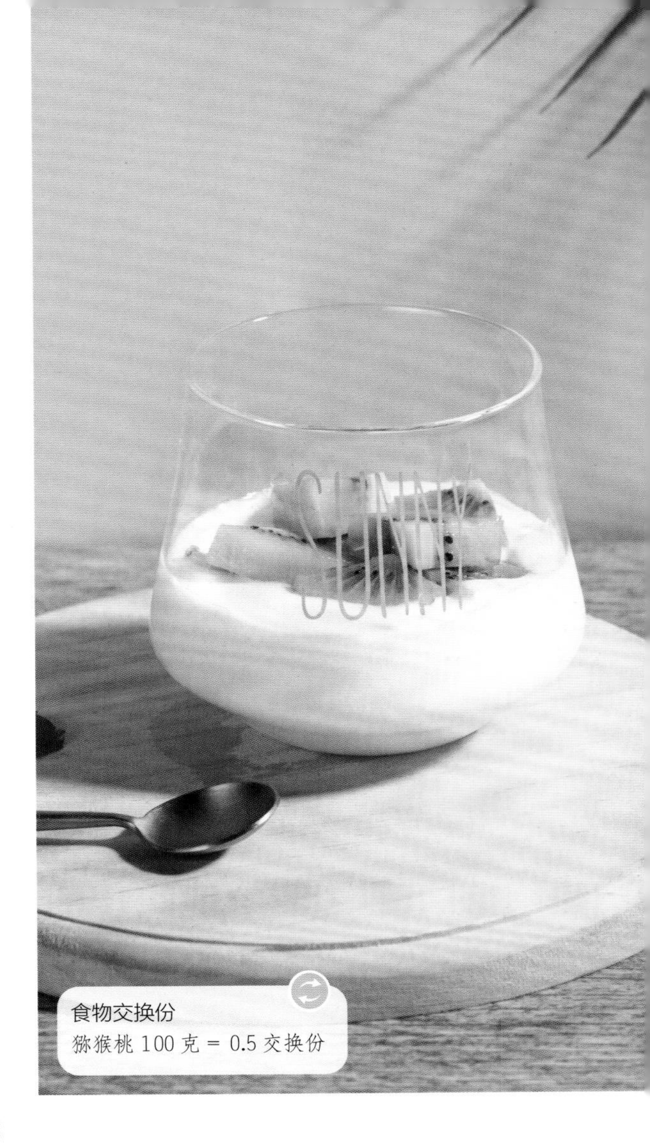

食物交换份

猕猴桃 100 克 = 0.5 交换份

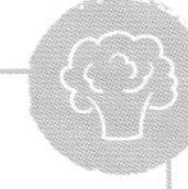

降糖关键点

猕猴桃虽然口感酸甜，但含糖量并不高，这道甜品巧妙地利用猕猴桃来增添无糖酸奶的风味。食用猕猴桃还可以有效改善口腔溃疡、食欲不振等不适症状。

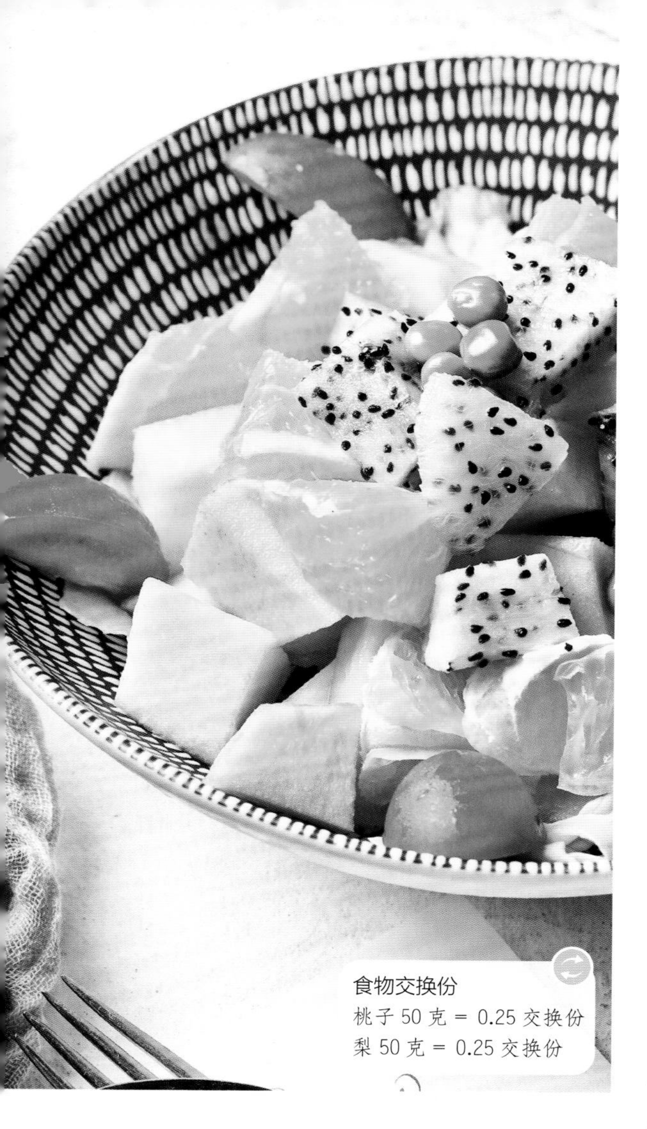

食物交换份
桃子 50 克 = 0.25 交换份
梨 50 克 = 0.25 交换份

水果沙拉

食材热量

桃子 50 克 • 22.5 千卡

梨 50 克 • 22.5 千卡

升糖指数

桃子 28 低

梨 36 低

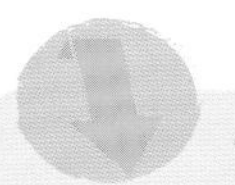

低卡小窍门

水果沙拉中可以选择一些能生吃的蔬菜，这样既可以减少糖分的摄入，也能降低整个菜品的热量。对于控制血糖和控制体重都有益处。

原料：

梨、桃子各 50 克，苹果、柚子、圣女果、火龙果、无糖酸奶各 30 克。

做法：

1. 苹果、梨、桃子洗净后，去核，切成小块。
2. 柚子去皮，剥出柚子肉，掰成小块。
3. 将准备好的水果放入碗中，再淋上无糖酸奶，搅拌均匀即可。

降糖关键点

可以更换不同的水果做成沙拉，但要注意水果的选择，尽量选择低卡低 GI，同时注意不要超过建议摄入量。另外苹果和梨不要去皮，以保留更多的膳食纤维和营养素。

柚子番茄酱

食材热量

柚子 100 克 ●45 千卡

番茄 100 克 ●18 千卡

升糖指数

柚子 15 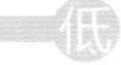

番茄 15 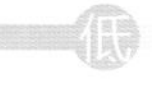

低卡小窍门

制作柚子番茄酱时没有额外添加糖，食材自带糖分，吃早餐时，在全麦面包上抹一勺酸酸甜甜的柚子番茄酱。不仅好吃且热量低，可有效地控制糖分的摄入，减轻身体的负担。柚子和番茄中维生素 C 的含量较高，更适合直接食用。

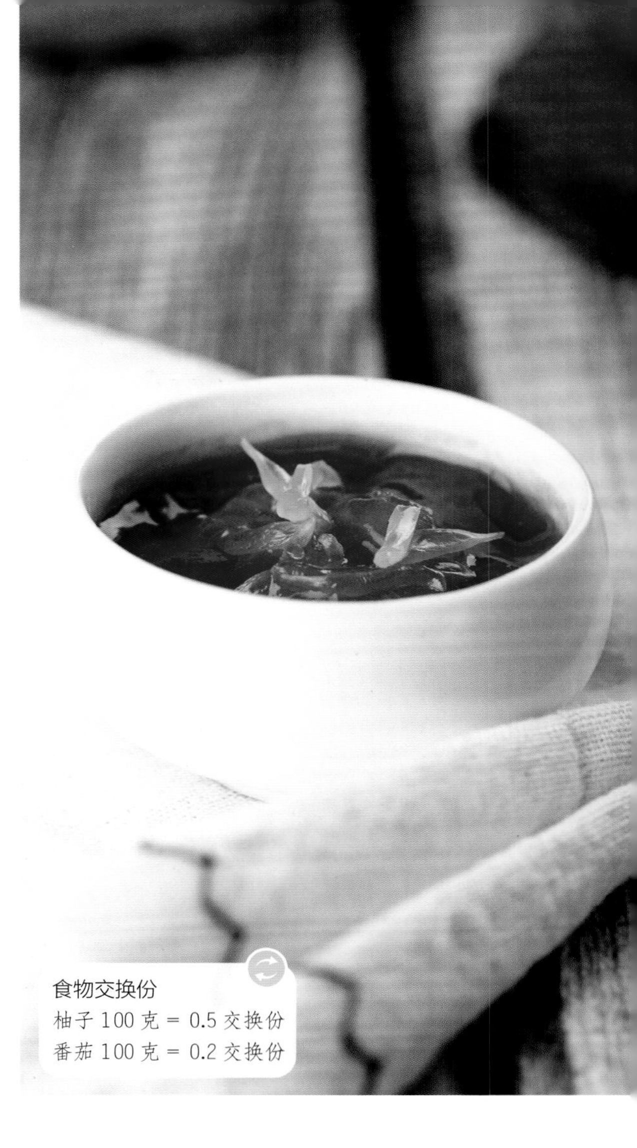

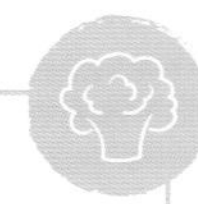

食物交换份

柚子 100 克 = 0.5 交换份

番茄 100 克 = 0.2 交换份

原料：

柚子、番茄各 100 克。

做法：

1. 柚子去皮，剥出柚子肉，将柚子肉用勺子捣散。
2. 番茄洗净，去皮，去蒂，切小丁。
3. 锅中放入切好的番茄，小火翻炒，番茄炒出汁水，放入柚子，翻拌均匀，炒干水分即可。

柚子皮营养功效大

柚子皮是可以食用的，它不但营养丰富，而且还具有暖胃、化痰等食疗作用。柚子皮洗净后晒干，切成条状，再彻底晾晒后，直接包装好，平时可以用来泡茶喝。

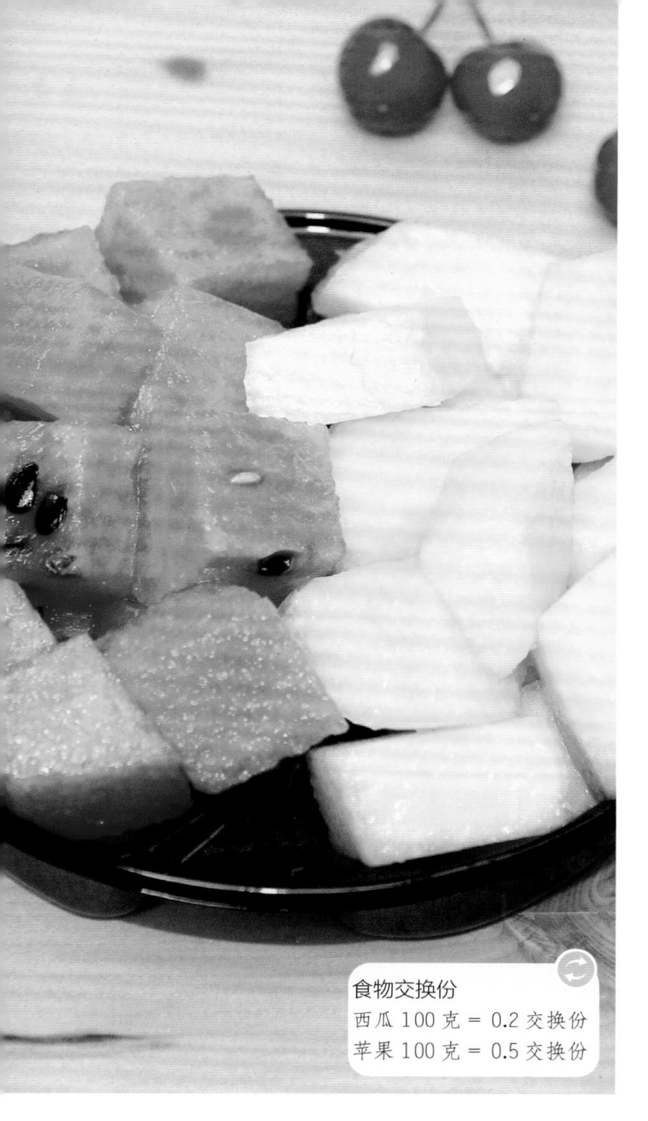

食物交换份
西瓜 100 克 = 0.2 交换份
苹果 100 克 = 0.5 交换份

降糖关键点

西瓜的血糖生成指数（GI）很高，但升糖负荷（GL）很低（为4），热量也很低。因为西瓜中含量较多的是果糖，而不是葡萄糖，果糖在早期的代谢过程中不需要胰岛素的参与，所以糖尿病患者可以少量地吃些西瓜。

西瓜拌苹果

食材热量

西瓜 100 克 • 18 千卡

苹果 100 克 • 45 千卡

升糖指数

西瓜 71 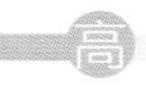

苹果 36 低

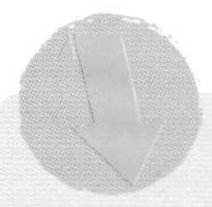

低卡小窍门

中医认为，西瓜可除烦止渴、利尿降压，能治“消渴”。但也需要注意控制西瓜的摄入量，每天不超过200克为宜，或者与主食等量交换，比如可以把200克西瓜与15克大米或白面进行交换。

原料：

西瓜、苹果各100克。

做法：

1. 西瓜取瓤，切块；苹果洗净，去核，切块。

2. 二者一起装盘即可。

雪梨银耳汤

食材热量

梨 100 克 • 45 千卡

银耳（干）100 克 • 261 千卡

升糖指数

梨 36 低

低卡小窍门

普通的银耳汤会加入冰糖等甜味剂，糖尿病患者可以把冰糖换成梨，增加清甜口感，也不会摄入过多热量，不会给身体造成负担。

原料：

梨 100 克，银耳、莲子、枸杞子、百合各适量。

做法：

1. 梨洗净，去皮，切块；银耳泡发，洗净，去根，撕成小朵，百合、莲子洗净后，清水泡 2 小时；枸杞子洗净。
2. 锅中倒水，烧开后，放银耳炖煮 10 分钟。
3. 再放入梨、莲子、百合炖煮 10 分钟后，转小火再煮 1 小时。
4. 出锅前撒上枸杞子，再煮 5 分钟，即可出锅。

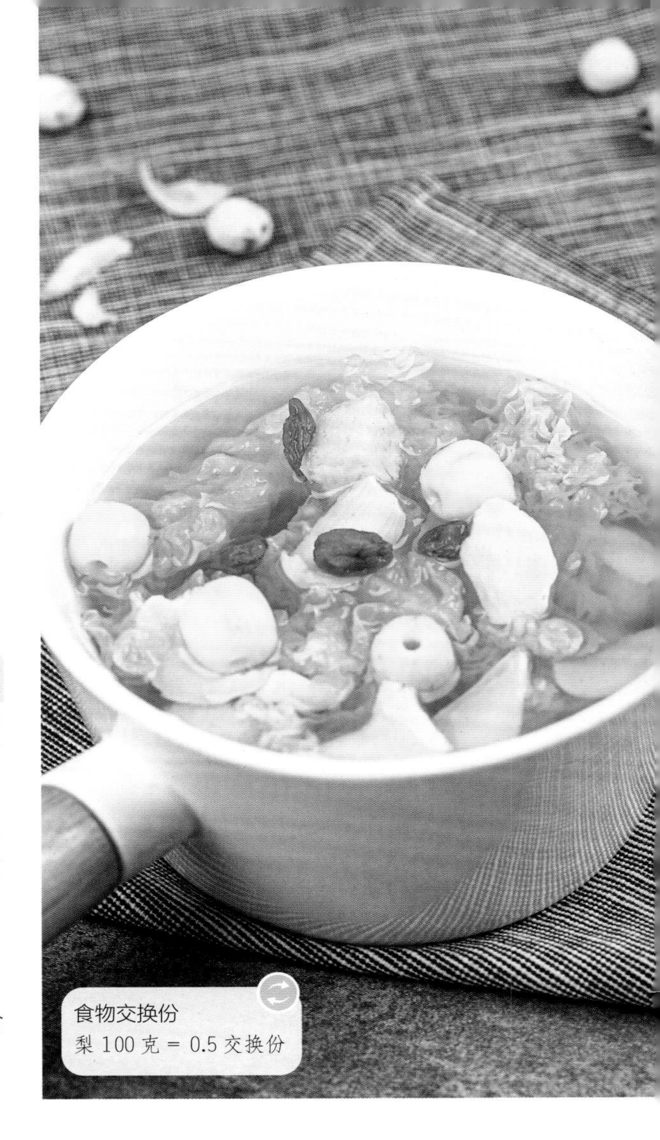

食物交换份
梨 100 克 = 0.5 交换份

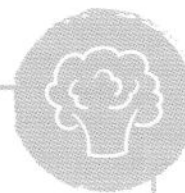

降糖关键点

煮梨水喝，不仅低卡，还可以解决梨性寒凉的问题，脾胃寒凉的糖尿病患者也可以品尝鲜甜的梨汤，梨汤可搭配各种食材，是一年四季补充营养和水分的好选择。

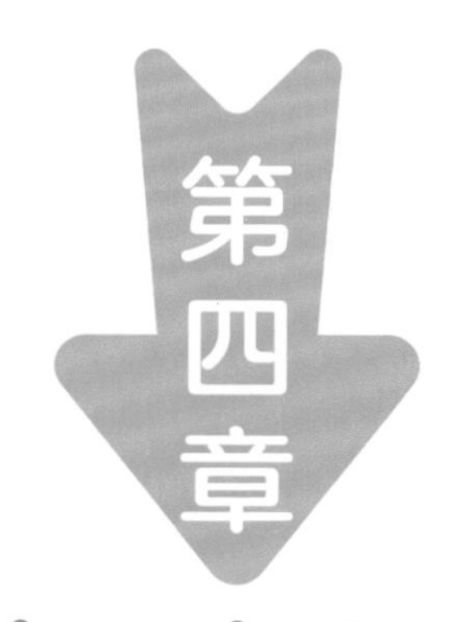

吃对主食
就能控制好一半血糖

对于糖尿病患者来说，既需要控制血糖又需要控制体重。不敢吃饭，成为糖尿病患者的一大心理障碍，但主食摄入不够，会导致总热量无法满足机体的代谢，各方面营养不足还会造成“饥饿性酮症”。另外，糖尿病患者主食摄入过少，也可能会间接增加肉蛋类、油脂类、糖类的摄入，最终反而使摄入的总热量超出范围。那么糖尿病患者该怎么吃主食呢？

看看你应该吃多少主食合适

主食含有丰富的碳水化合物，是人体活动所需热量的主要来源。主食吃得多了或少了都会影响血糖的控制，糖尿病患者每天主食占总能量的比例可以略低于普通人，占总能量的50%~55%即可。糖尿病患者可以根据个人每天所需总能量，以及主食占总能量的比例来确定主食的摄入量。

搞清主食的生熟比例

我们在确定每天所需主食量的时候，使用的都是主食的生重。但平时吃饭时，我们比较方便使用熟重来衡量，比如，1碗米饭、1两馒头、2两面条等。这就需要我们熟悉主食生熟的转换。因为主食需要加水才能制成各种食物，一般来说，50克大米可以蒸出130克米饭；50克面粉大约出75克的馒头；50克面粉大约出60克切面。而粥等食物，由于水分差异较大，应视具体情况而定。但要切记的是，我们在建议摄入量时，给的都是食物的生重。

能量与主食对应表

每日所需热量	每日建议主食量
1200千卡	约为150克
1300千卡	约为175克
1400千卡	约为200克
1500千卡	约为225克
1600千卡	约为250克
1700千卡	约为275克
1800千卡	约为300克
1900千卡	约为325克
2000千卡	约为350克
2100千卡	约为375克
2200千卡	约为400克

注：计算总热量的方法，详见第26~27页。

成年的糖尿病患者每天吃主食的总量应为50克左右，主食种类尽可能丰富。

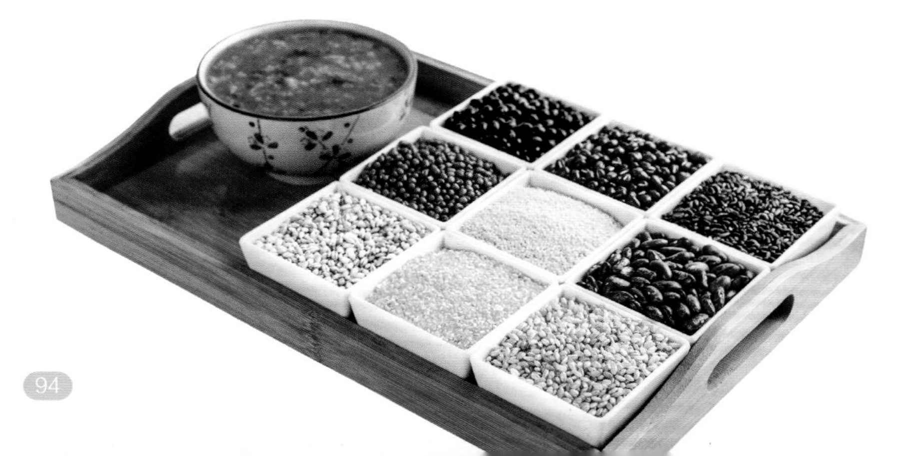

巧吃主食，血糖平稳不挨饿

自古以来大米和白面都是我国居民的主要粮食，然而过多的食用精米、白面对糖尿病患者控制血糖极为不利。

重新认识米饭

大米中含有抗性淀粉，抗性淀粉又称抗酶解淀粉，在人体内消化缓慢，吸收和进入血液都较缓慢，不容易引起餐后血糖的骤然升高。但只有当米饭遇到低温的时候，米饭中的淀粉才会变成抗性淀粉。

米饭怎么吃

刚焖出来的米饭放凉后，取出125克（125克的饭团刚好是2个交换份），团成一个球状的饭团，用保鲜膜包好，放进冰箱的冷冻室。吃的时候从冷冻室拿出来后，用微波炉高火加热一两分钟即可。这样不仅可以准确地控制主食的摄入，而且还非常方便。另外，将大米和其他谷类和豆类一同做成米饭也是不错的选择。

重新认识面食

米饭呈颗粒状，而面食是由谷物磨成粉末后加工而成，比米饭更容易消化，饱腹感不强，营养单一，含有大量的碳水化合物。由于面食精细，不需要大量的咀嚼就可以吞咽，加快了进食的速度，不知不觉就会吃过量，这样会导致饭后血糖值急剧上升，一点不利于糖尿病的治疗。

面食怎么吃

我国部分地区的居民主食是以面食为主的，在控制摄入量的同时，可以把白面换成全麦面、荞麦面、杂粮面等。在不改变饮食习惯的同时，建议尽量选择粗粮，控制细粮的摄入。

越精致、软烂的主食，对血糖影响越大

除了减少主食和选对主食之外，主食的制作方法也很重要。一般来说，食物加工越精细、软烂，对血糖的影响越大。所以建议糖尿病患者少吃粥类、软烂的面条及泥糊状食物。

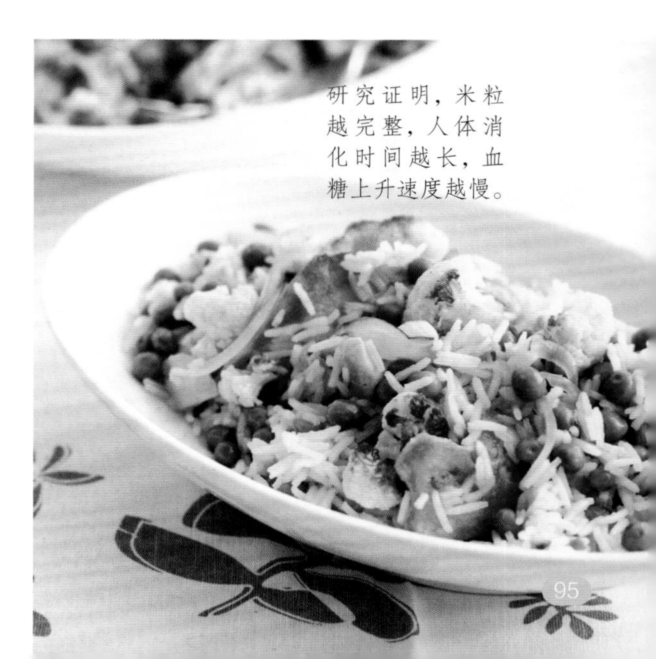

研究证明，米粒越完整，人体消化时间越长，血糖上升速度越慢。

主食制作搭配很关键

预防血糖升高，除了要控制主食的摄入量，主食种类的选择也十分重要。一般来说，加工精度越高的主食，进入体内吸收越快，血糖升高的速度就越快。所以要想控制好血糖，一定要少吃精米精面，多选粗粮杂粮。

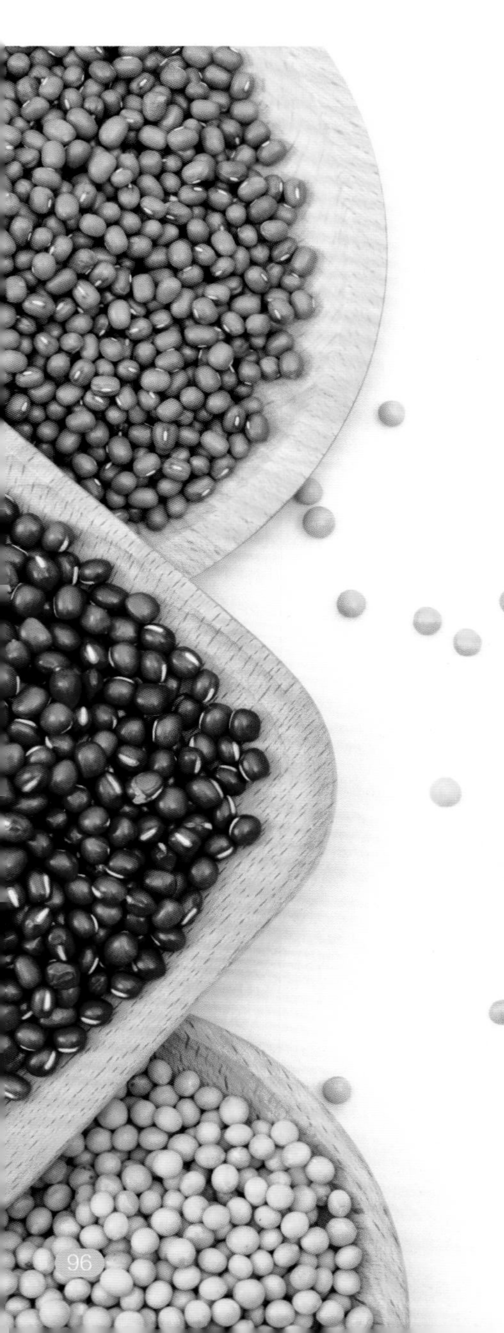

全谷类、杂豆类应占主食量的 1/3

主食包括各种谷类（除精米、精面外，还包括糙米、全麦、小米、黑米、玉米、燕麦、荞麦、藜麦、高粱等杂粮）、各种薯类（红薯、土豆、芋头等）、各种杂豆（红小豆、绿豆、扁豆、芸豆、蚕豆等）。中国营养学会在 2017 年发布的《中国糖尿病膳食指南》中建议，糖尿病患者主食中全谷类和杂豆类应占全部主食量 1/3。

部分主食升糖指数（GI）和热量参考表

食物	升糖指数（GI）	热量（千卡 /100 克）
鲜玉米	55	112
燕麦粥	55	68
红薯	77	86
小米粥	71	46
土豆	62	81
米饭	90	116
全麦面包	69	254
油条	75	388
紫薯	77	133
馒头	85	223
红小豆	69	66
绿豆	69	48
山药	51	57
芋头	48	56
黑米	42.3	341
糙米	87	348

混合主食，控制血糖

糖尿病患者在煮饭的时候，可以在大米中掺入一些糙米、大麦、燕麦、小米、玉米粒等粗粮，还可以在精米白面中加入豆类杂粮做成豆饭、荞麦饭、杂粮面点等，口感会比较好。最好先把粗粮在水里浸泡一夜，以便煮的时候与米同熟。

另外，煮饭时在精米、白面中加入各种各样的谷类或豆类，颜色缤纷又营养丰富，还能提供维生素和抗氧化物质，还能预防糖尿病并发症。

每天吃三种全谷类食物

《中国居民膳食指南》建议：要注意粗细搭配，经常吃一些粗粮、杂粮和全谷类食物，每天最好能吃 50~100 克。每天选择三种不同的全谷类食物，只有当食物种类够多，才能使营养均衡。

可以代替主食的食物

土豆、白薯、红薯、紫薯、南瓜、芋头、山药、莲藕等富含碳水化合物和膳食纤维，可以和主食交换着吃。比如吃了薯类，就要相应减少主食的摄入量。比如，吃土豆 100 克，就要减少主食 25 克。

粗粮虽好，但也不能把细粮完全换成粗粮

增加粗粮的摄入可以增加饱腹感，促进胃肠蠕动，好处多多。但过多的摄入膳食纤维，会影响人体对蛋白质以及其他营养物质的消化与吸收，还会引起肠胃不适等。

每天吃够 3 种谷物方案

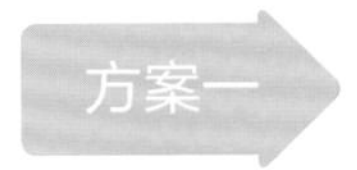

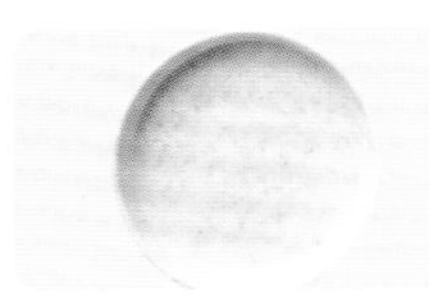
燕麦牛奶粥

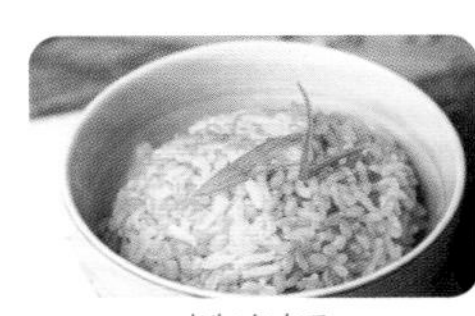
糙米饭

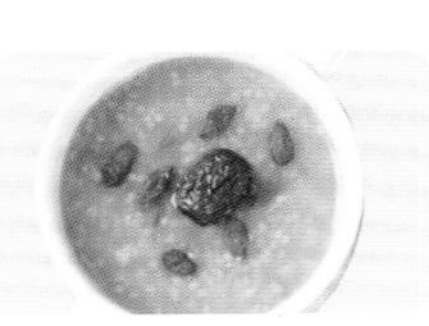
小米杂粮粥

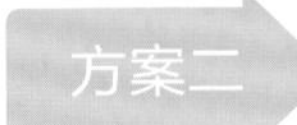

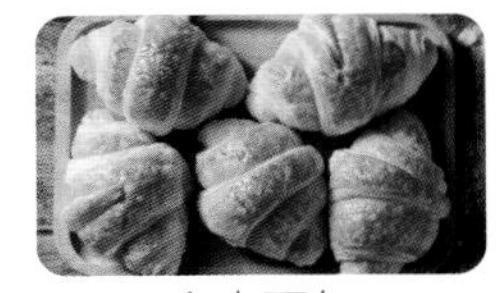
全麦面包

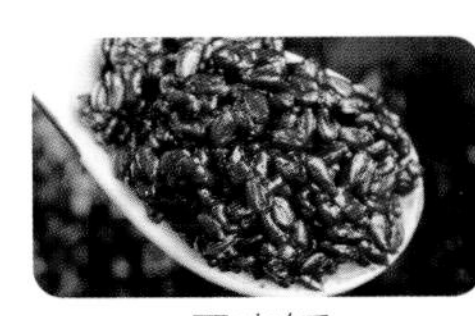
黑米饭

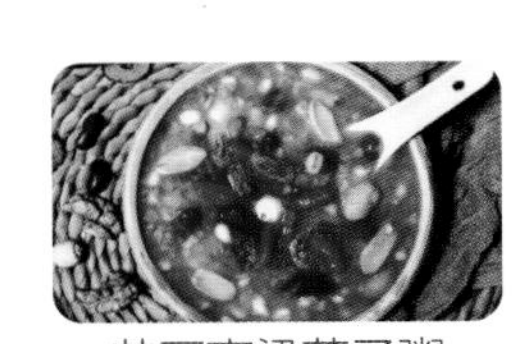
芸豆高粱莲子粥

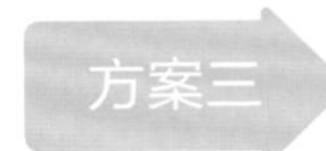

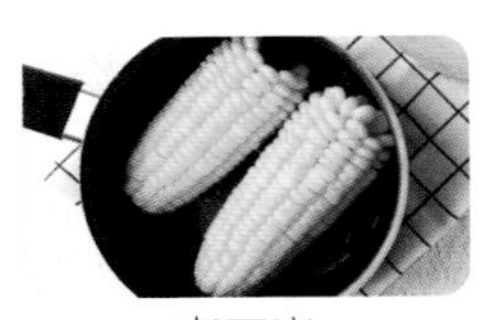
煮玉米

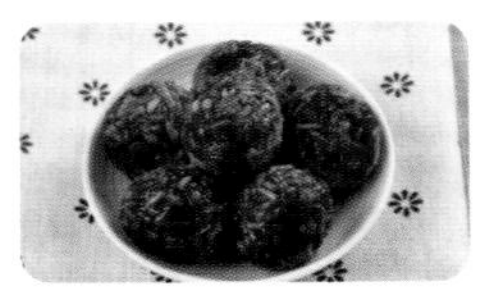
紫米饭团

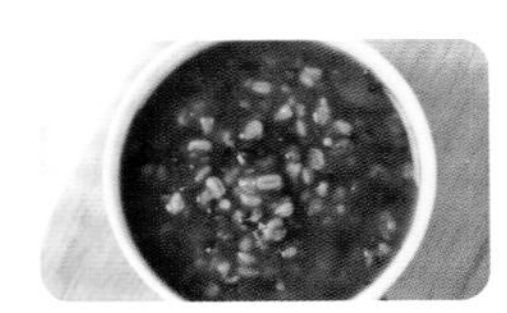
薏米红豆粥

平衡血糖的食谱推荐
食物交换份
玉米 30 克 = 0.15 交换份
青豆 25 克≈ 1.3 交换份

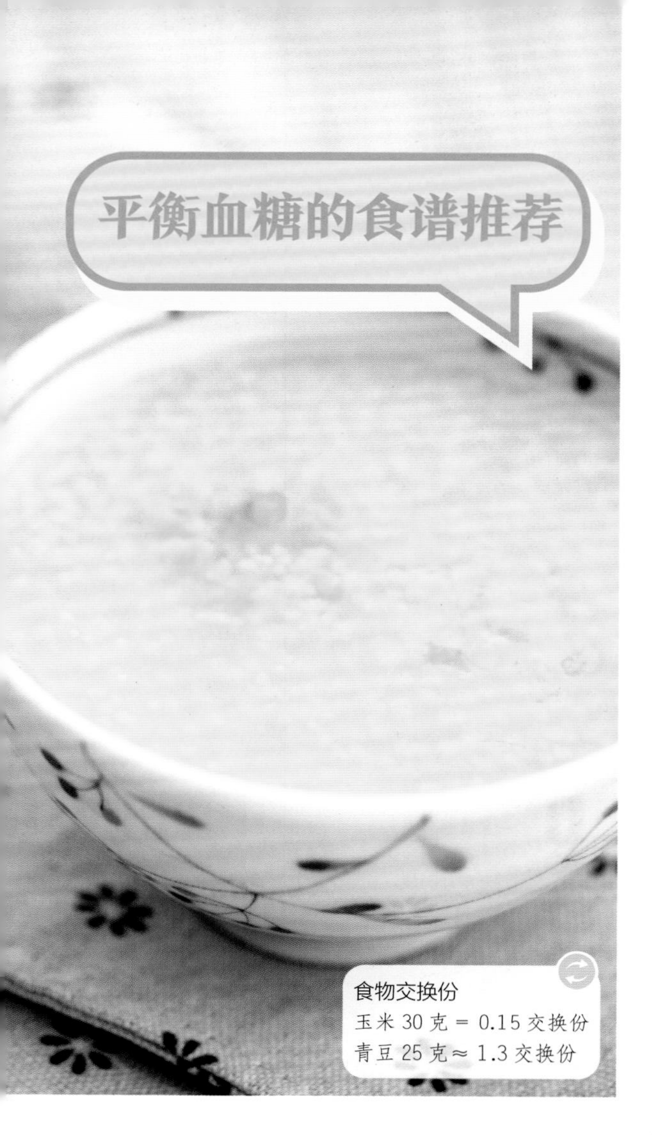

降糖关键点

玉米中含有丰富的玉米胚芽油、膳食纤维和 B 族维生素，可以增加饱腹感，减少其他主食的摄入。玉米中的硒还能改善胰腺功能，防止胰岛细胞被破坏。

玉米青豆粥

食材热量

玉米 30 克 • 15 千卡

青豆 25 克 • 119 千卡

升糖指数

玉米 55 中

青豆 15 低

降糖小窍门

玉米可以直接煮着吃，也可以将玉米粒和其他蔬菜一起炒制，或者取干玉米研磨成粉，制成窝窝头、粗粮馒头等，都有助于降低餐后血糖水平。另外建议选择甜玉米，而不是糯玉米，因为糯玉米的含糖量比甜玉米高，且热量也更高。

原料：

玉米 30 克，青豆 25 克，小米 50 克。

做法：

1. 新鲜玉米洗净，剥下玉米粒；青豆、小米分别淘洗干净。
2. 将所有食材放入电饭煲中，加入适量清水，选择煮粥模式熬熟即可。

小米南瓜饭

适合便当

食材热量

小米 50 克 • 180 千卡

南瓜 100 克 • 46 千卡

升糖指数

小米 71 高

南瓜 75 高

降糖小窍门

小米和肉类、蔬菜配合食用，不仅可以为人体提供更加全面的氨基酸种类，还可以延长血糖升高速度。

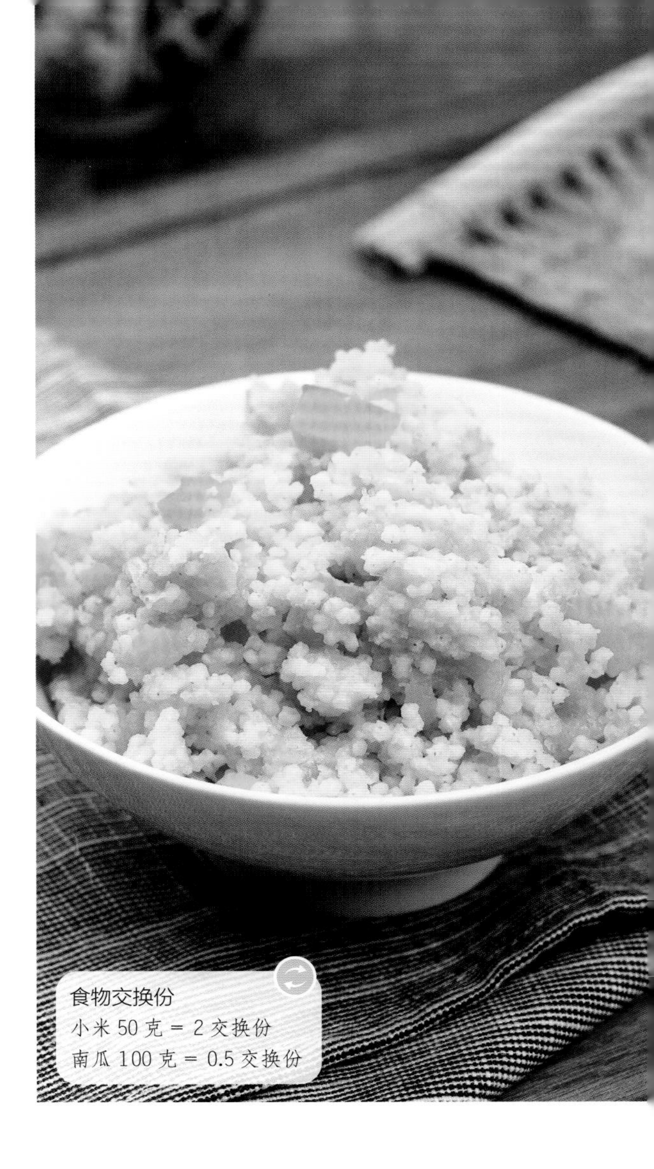

食物交换份

小米 50 克 = 2 交换份

南瓜 100 克 = 0.5 交换份

原料：

小米 50 克，南瓜 100 克。

做法：

1. 小米淘洗干净；南瓜洗净，去皮，切小块。
2. 将所有食材放入电饭煲中，加入适量的清水，选择煮饭模式蒸熟即可。

降糖关键点

小米中的维生素 B_1 可参与糖类代谢和脂肪代谢，能帮助葡萄糖转变成热量，控制血糖。

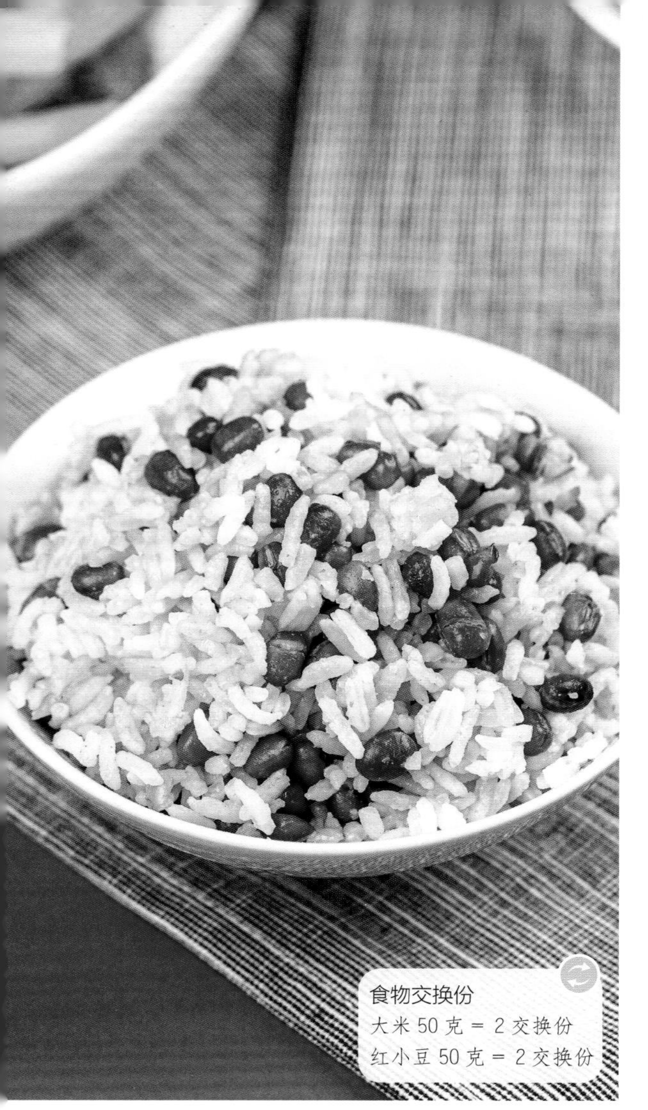

食物交换份

大米 50 克 = 2 交换份

红小豆 50 克 = 2 交换份

红小豆饭

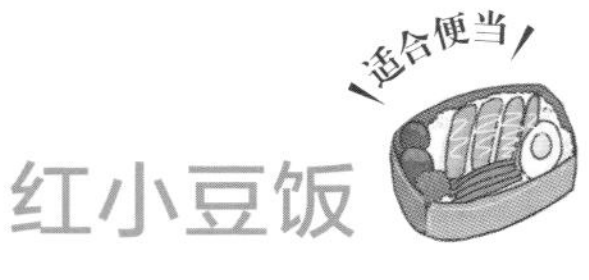

 食材热量

大米 50 克 • 180 千卡

红小豆 50 克 • 173 千卡

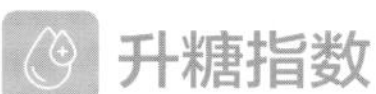 升糖指数

大米 87 高

红小豆 27.2 低

 降糖小窍门

红小豆含有较多的皂苷，可刺激肠道，并有良好的利尿作用，适合糖尿病合并高脂血症及肥胖者选用。红小豆还含有较多的膳食纤维，可以延缓餐后血糖上升的速度。

原料：

大米、红小豆各 50 克。

做法：

1. 大米、红小豆淘洗干净；用清水浸泡红小豆 8 小时。
2. 将所有食材放入电饭煲中，加入适量的清水，选择煮饭模式即可。

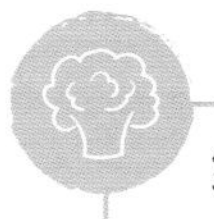

红小豆与相思子的区别

有一味中药与红小豆外形相似，叫做相思子，但误食相思子会引起中毒，因此在使用时不要把二者混淆。

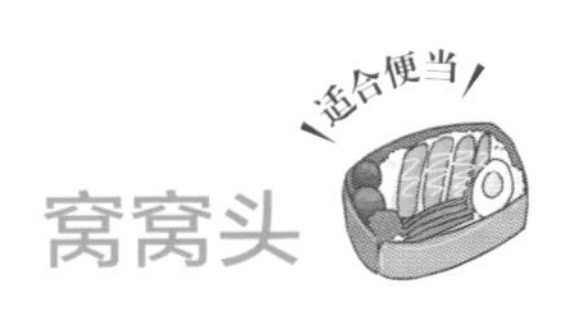

窝窝头

食材热量

玉米面(黄)150 克 • 540 千卡

黄豆面 100 克 • 360 千卡

升糖指数

玉米面 68 中

黄豆面 81 高

降糖小窍门

玉米属于谷类，含有较多的碳水化合物。玉米面虽然比白面的升糖指数低，但与黄豆面相比，还是相对要高。所以玉米面与低 GI 的黄豆面掺在一起，既可以提升蛋白质的质量，又可以降低其对血糖的影响，还能够使食物的味道更好。因而是一种非常好的搭配。

原料：

玉米面(黄)150 克，黄豆面 100 克，温水、泡打粉各适量。

做法：

1. 将所有食材混合，加入温水，边加边搅动，直至和成软硬适中的面团。

2. 取一小块面团，揉成球状，套在拇指指尖上，用另一只手配合着将面团顺着手指推开，揉成圆锥形后，轻轻取下即可。

3. 把窝窝头放入蒸锅中，大火烧开后继续蒸 10 分钟即可。

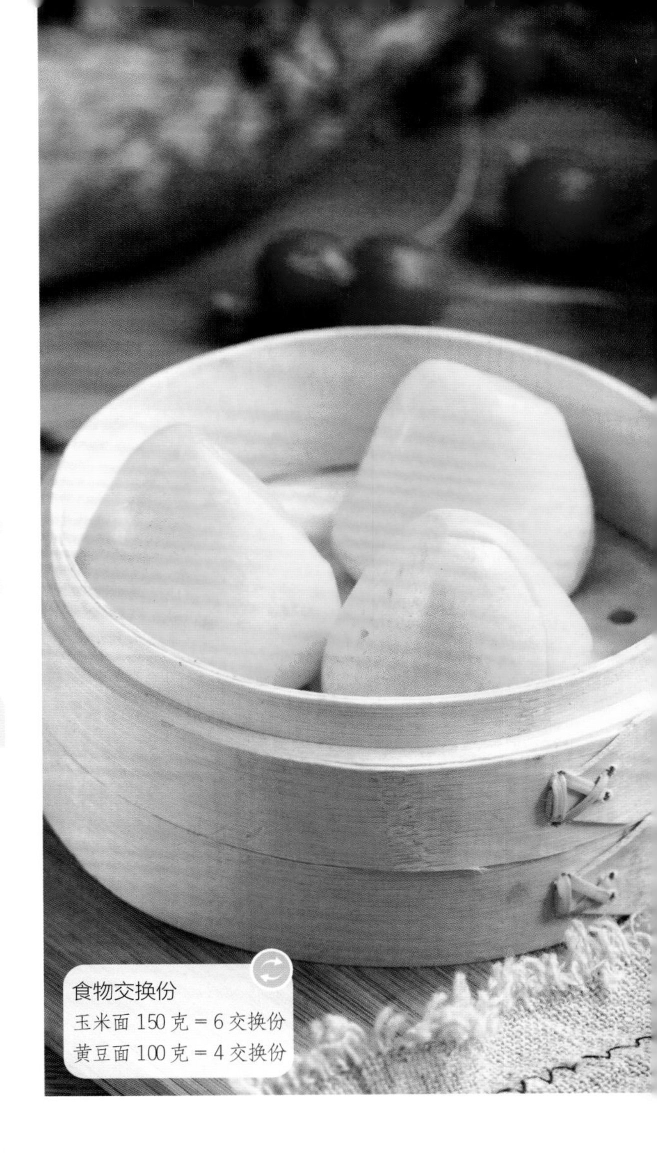

食物交换份
玉米面 150 克 = 6 交换份
黄豆面 100 克 = 4 交换份

黄豆面和黄豆粉的区别

生黄豆磨成的面粉，简称黄豆面，多用于制作各种面点。黄豆粉则是黄豆焙熟后磨成的可直接冲水食用的粉末。

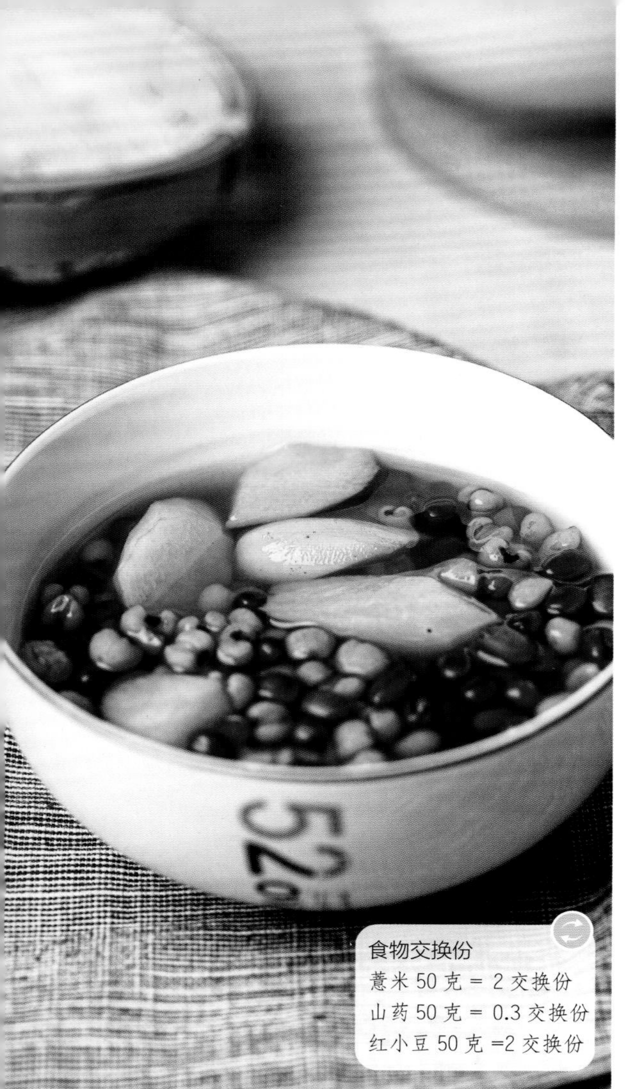

食物交换份
薏米 50 克 = 2 交换份
山药 50 克 = 0.3 交换份
红小豆 50 克 =2 交换份

红小豆薏米山药粥

食材热量

薏米 50 克 • 180 千卡

山药 50 克 • 18 千卡

红小豆 50 克 • 173 千卡

升糖指数

薏米 71 高

山药 51 低

降糖小窍门

山药健脾养胃，薏米有除湿效果，红小豆补心养胃，三者搭配煮成粥不仅口感丰富，而且膳食纤维含量较高，能有效延缓餐后血糖上升的速度。

原料：

薏米、红小豆、山药各 50 克。

做法：

1. 薏米、红小豆淘洗干净；用清水浸泡红小豆 8 小时，山药洗净、去皮、切滚刀片。

2. 将所有食材放入电饭煲中，加入适量的清水，选择煮粥模式，将食材煮熟即可。

薏米的饮食宜忌

薏米虽然具有一定的降低血脂和血糖的功效，但只可当成保健食物，不能把薏米当作药品。不可以只依靠食用薏米缓解不适，以免耽误病情或导致病情加重。

黄豆豆浆

食材热量

黄豆 30 克 • 108 千卡

升糖指数

黄豆 18 低

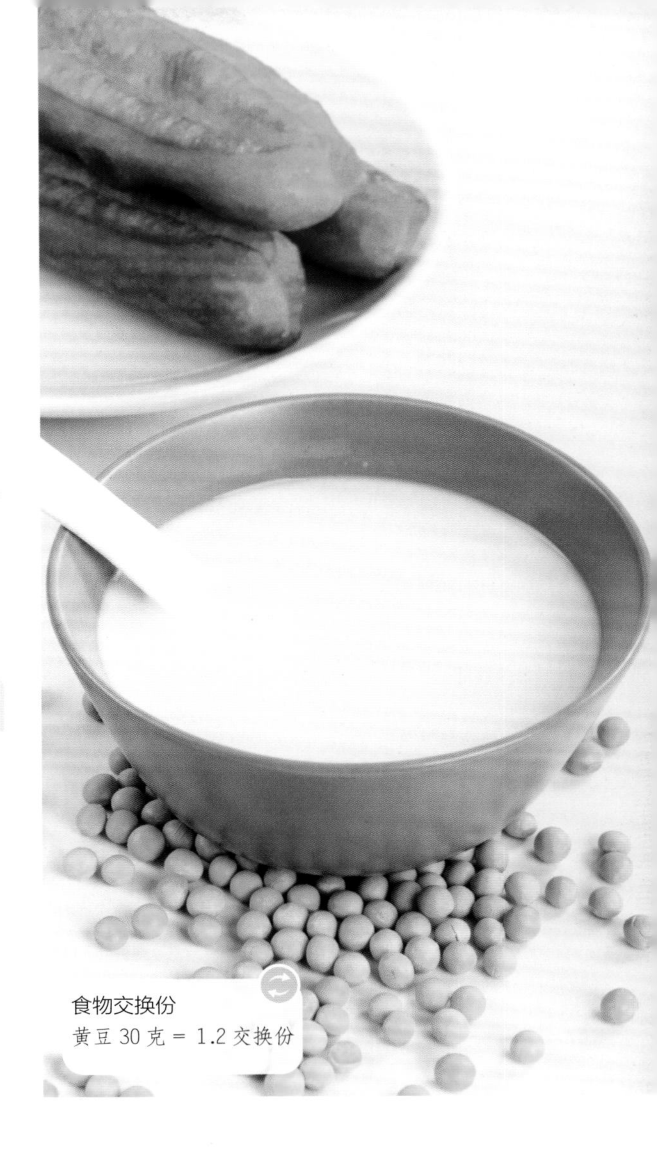

食物交换份

黄豆 30 克 = 1.2 交换份

降糖小窍门

黄豆的血糖生成指数较低，富含可溶性膳食纤维，有助于防止血糖升高。黄豆中含有可加速脂肪分解的肽类物质，有利于降低糖尿病的风险。黄豆中还含有较多的单不饱和脂肪酸，有利于降低低密度脂蛋白胆固醇。

原料：

黄豆 30 克。

做法：

1. 将黄豆清洗干净，用清水浸泡 8 小时。
2. 将黄豆放入豆浆机中，加入适量的水，制作成豆浆，煮熟后即可饮用。

降糖吃法

黄豆搭配玉米吃，氨基酸可互相补充，提高蛋白质的营养价值，并提高糖尿病患者的免疫力；黄豆搭配茼蒿一起食用，有利于预防糖尿病并发血脂异常。需要注意的是，黄豆不可生食，生黄豆具有毒性，所以在烹制过程中，一定要做熟。

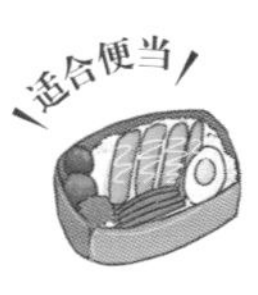

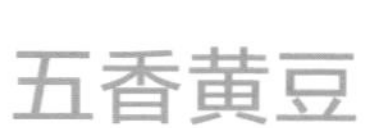

五香黄豆

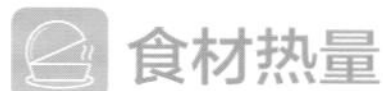

食材热量

黄豆 100 克 • 360 千卡

升糖指数

黄豆 18 低

少盐小窍门

先加水后加盐，在熬煮到收汁的过程中，盐分能很好地渗入到黄豆中，所以不需要添加很多的盐。另外，香料的加入也可以减少盐的用量。

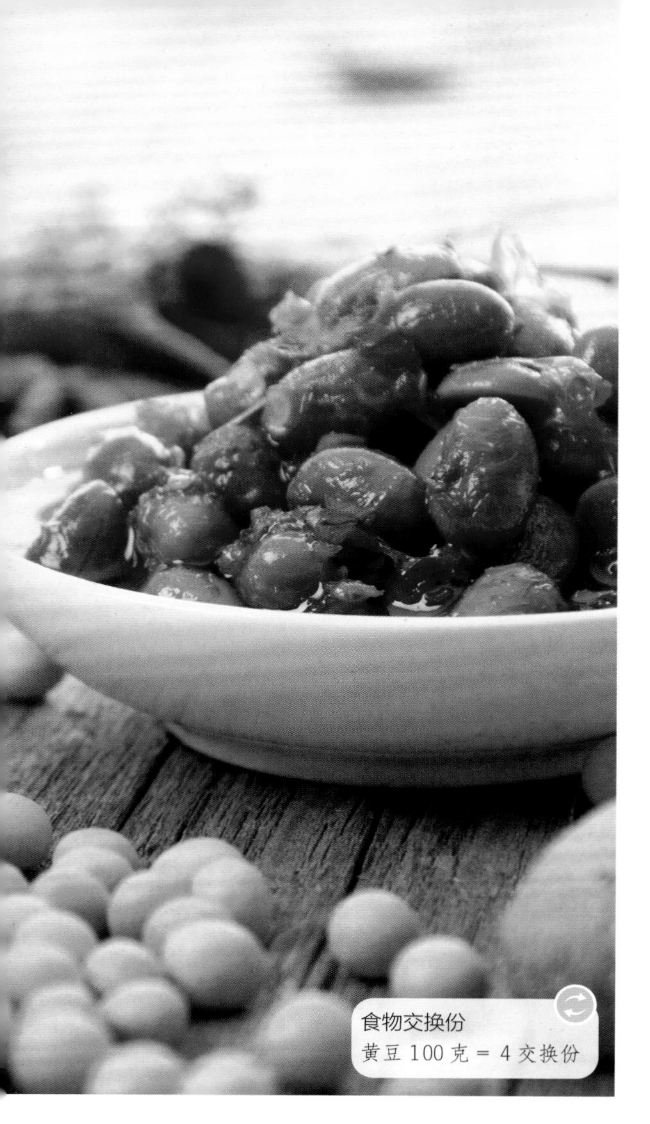

原料：

黄豆 100 克，花椒、桂皮、大料、香叶、干辣椒、孜然粉、姜片、葱花、盐、油各适量。

做法：

1. 将黄豆洗净，用清水浸泡 8 小时后，控干水分。
2. 锅中倒油，油热后，放入适量的花椒、桂皮、大料、香叶、干辣椒、姜片、葱花爆香。
3. 把黄豆倒入锅中，慢慢翻炒 2 分钟。
4. 锅中加入清水，没过黄豆，再加入少量的盐，大火烧开后，转小火煮 35 分钟。
5. 加入适量的孜然粉，转大火收汁，即可出锅。

降糖吃法

五香黄豆作为配菜食用时，可以代替一部分肉类。

黑豆菠菜

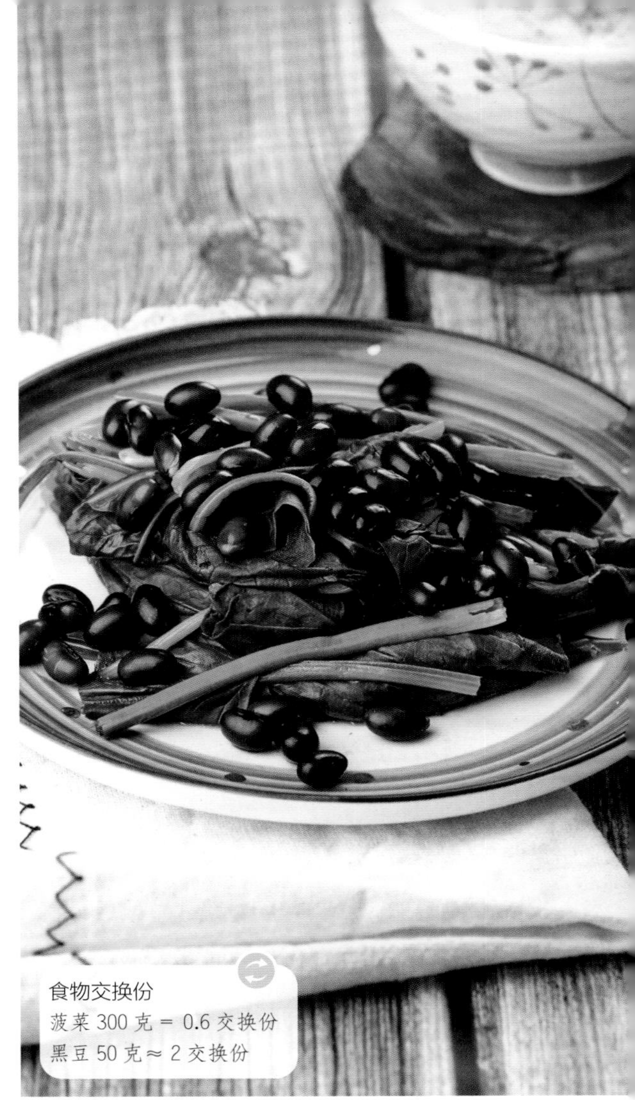

食材热量

菠菜 300 克 • 54 千卡

黑豆 50 克 • 200 千卡

升糖指数

菠菜 15 低

黑豆 30 低

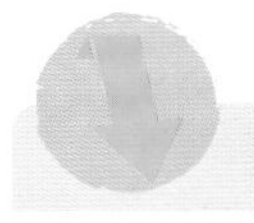

降糖小窍门

黑豆的升糖指数低，菠菜中含有的膳食纤维可以减缓糖分和脂类物质的吸收，两者搭配可减缓餐后血糖的升高，同时可补血。

食物交换份

菠菜 300 克 = 0.6 交换份

黑豆 50 克 ≈ 2 交换份

原料：

菠菜 300 克，黑豆 50 克，盐、香油各适量。

做法：

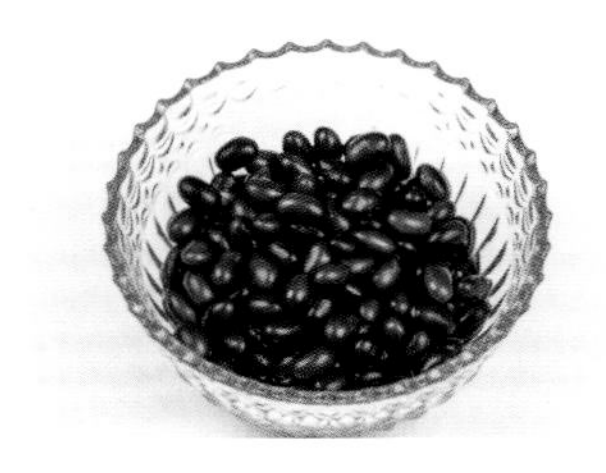

1. 黑豆洗净，用清水浸泡 8 小时后，直接用浸泡黑豆的水煮熟黑豆，控干水分。

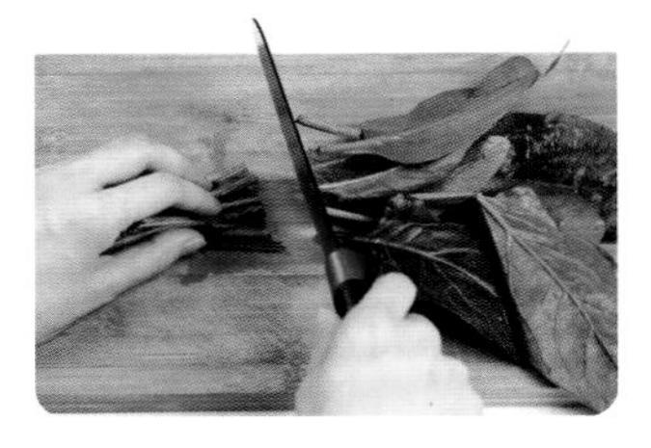

2. 菠菜洗净，切大段，用开水焯一遍，控干水分后与黑豆混合在一起。

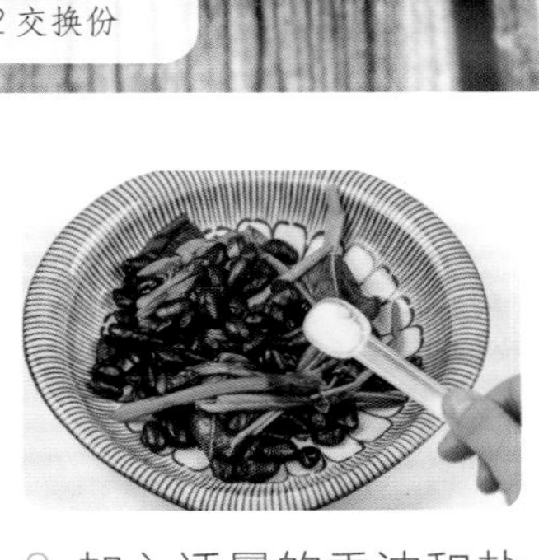

3. 加入适量的香油和盐调味即可。

食物交换份
黑豆 30 克 = 1.2 交换份
黑米 30 克 ≈ 1.1 交换份

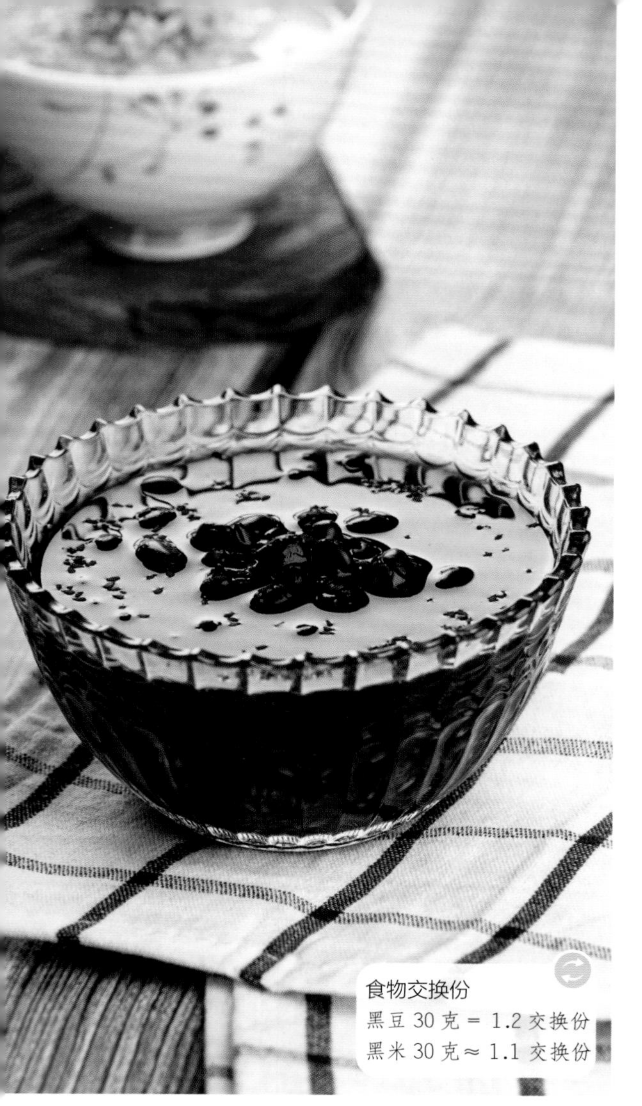

三黑粥

食材热量

黑豆 30 克 • 108 千卡

黑米 30 克 • 103 千卡

升糖指数

黑豆 30 低

黑米 42.3 低

降糖小窍门

黑豆含有丰富的膳食纤维，可以延缓血糖上升的速度，故有控制血糖的功效。此外黑豆中的铬元素较为丰富，铬能提高机体对胰岛素的敏感性，有助于平稳血糖。黑豆的升糖指数较低，非常适合糖尿病患者经常食用。

降糖吃法

黑豆与富含维生素 C 的食物，如甜椒、橙子、西柚等搭配在一起吃，可避免黑豆中的植酸影响身体对铁和锌等其他矿物质的吸收。

原料：

黑豆、黑米、黑芝麻各 30 克。

做法：

1. 将黑豆、黑米、黑芝麻淘洗干净后，用清水浸泡 8 小时。

2. 将所有食材放入电饭煲中，加入适量清水，选择煮粥模式将食材煮熟即可。

燕麦粥

食材热量

燕麦 50 克 • 169 千卡

升糖指数

燕麦 65 中

降糖小窍门

市售燕麦有很多种类，比如燕麦米、燕麦片、即食燕麦等。其实，燕麦颗粒越完整，越难消化，血糖升的就越慢。经过加工的即食燕麦含糖量较高，所以建议糖尿病患者选择生燕麦米或生燕麦片，尽量不去选择即食燕麦。

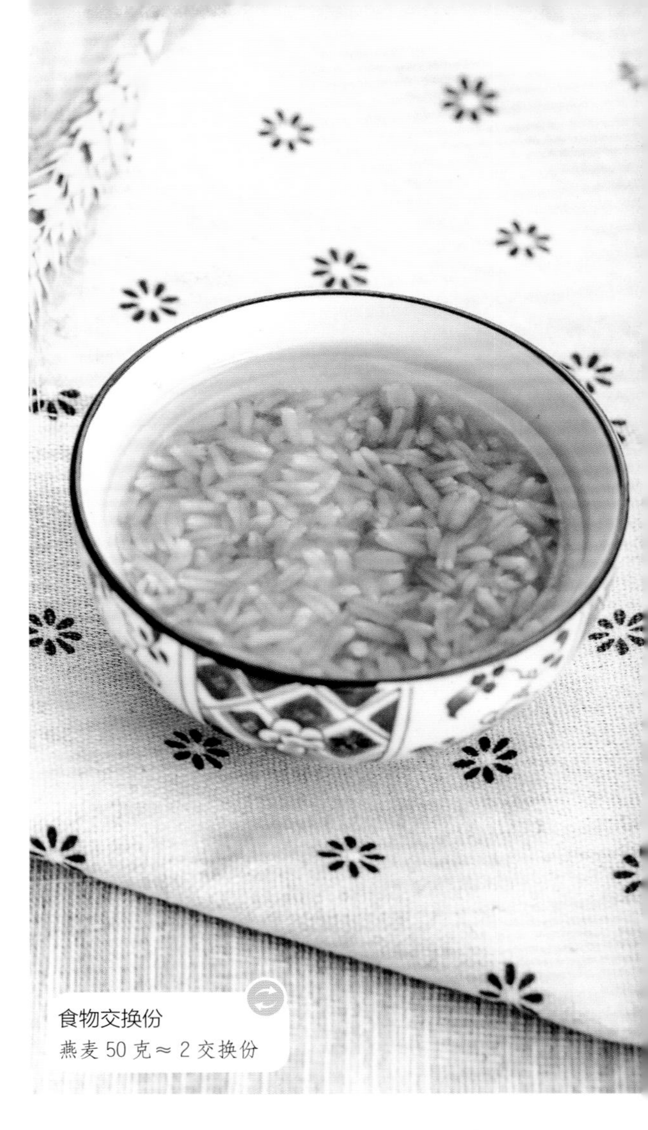

食物交换份
燕麦 50 克≈ 2 交换份

原料：

燕麦 50 克。

做法：

1. 燕麦洗净，清水浸泡 8 小时。

2. 将燕麦放入电饭煲中，加入适量的清水，选择煮粥模式将燕麦煮熟即可。

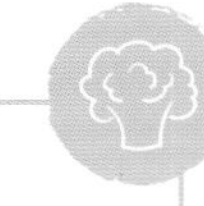

对糖尿病的好处

燕麦中的膳食纤维能改善胰岛素的敏感性，降低人体对胰岛素的需求，从而调节血糖水平。燕麦中的蛋白质和脂肪的含量都高于其他谷物，含有 8 种人体必需的氨基酸，而且燕麦脂肪中的油酸和亚油酸含量都很高，营养非常丰富。

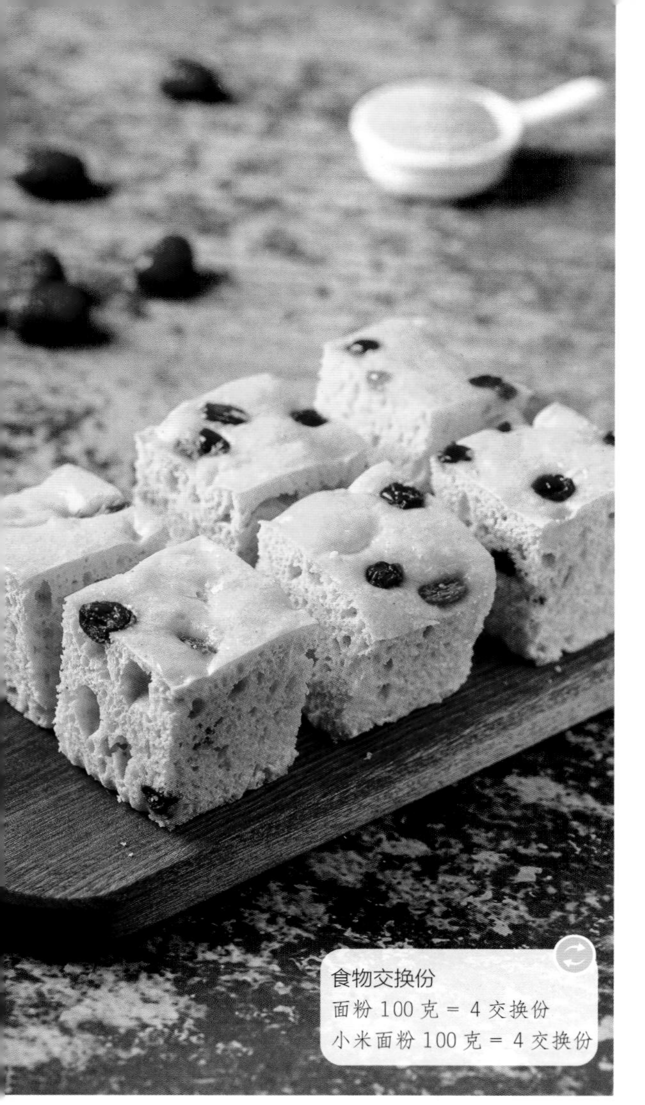

食物交换份
面粉 100 克 = 4 交换份
小米面粉 100 克 = 4 交换份

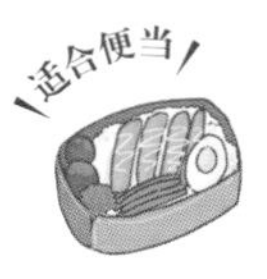

小米发糕

食材热量

面粉 100 克 • 360 千卡

小米面粉 100 克 • 360 千卡

升糖指数

面粉 81.6 高

小米面粉 71 高

低卡小窍门

小米和大枣、桂圆等食材一起搭配使用可健脾胃、补气血，但大枣和桂圆的热量和含糖量都太高，不适合糖尿病患者经常食用。把大枣换成坚果就可以解决热量高的问题，小米和坚果都含不饱和脂肪酸，可以降低人体血液中的胆固醇，预防糖尿病并发高脂血症。

原料：

面粉、小米面粉各 100 克，鸡蛋 1 个，干酵母、大枣各适量。

做法：

1. 干酵母用温水化开，静置 5 分钟，备用。
2. 把面粉、小米面粉、鸡蛋、酵母水和适量的水混合均匀成面糊状、均匀地摊入模具中。
3. 表面撒上大枣，上蒸锅蒸熟即可。

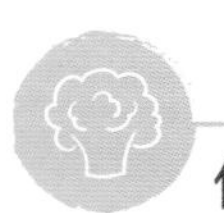

优质小米的选择

优质的小米应该是米粒大小、颜色均匀，不能有太多的杂色粒子，以呈金黄色为佳，或者是黄色和乳白色。在光亮的地方，品质优良且新的小米有明显的光泽，具有一定的反光性。抓起一把小米，不应有太多的碎米，也没有虫子或虫洞，否者就可能是陈年的或者贮藏不当的小米。

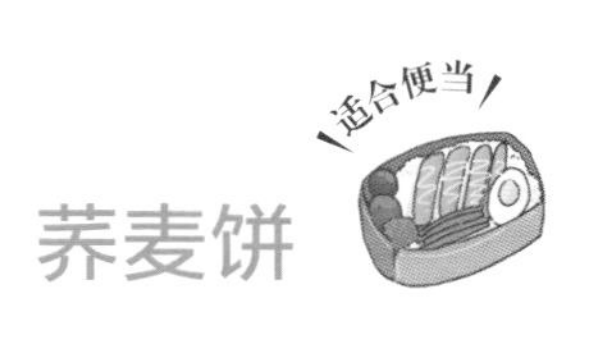

荞麦饼

食材热量

荞麦粉 100 克 • 360 千卡

鸡蛋 50 克• 90 千卡

升糖指数

荞麦粉 54 低

鸡蛋 30 低

低盐低卡小窍门

荞麦饼可以卷炒菜，所以不用放盐，因为炒菜里已经含有盐分，这样可以降低盐的摄入量。在选购荞麦粉时，看一下包装上的配料表，尽量选择配料表只有荞麦的商品，避免因为添加其他面粉而过多地摄入碳水化合物。

食物交换份

荞麦粉 100 克 = 4 交换份

鸡蛋 50 克 = 1 交换份

原料：

荞麦粉 100 克，鸡蛋 50 克(约等于 1 个)，油、白胡椒粉各适量。

做法：

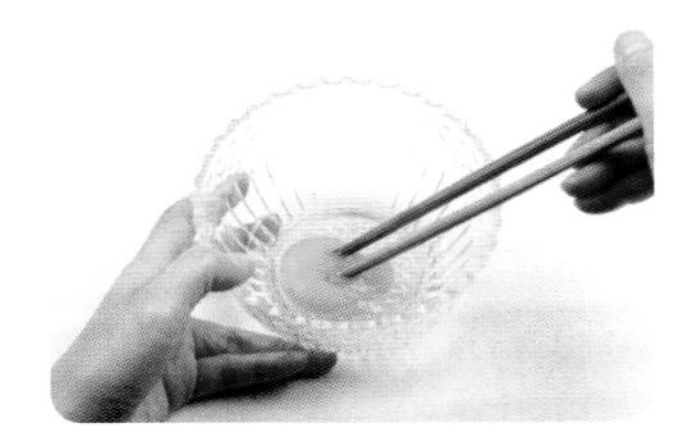

1. 鸡蛋打入碗内，打散。

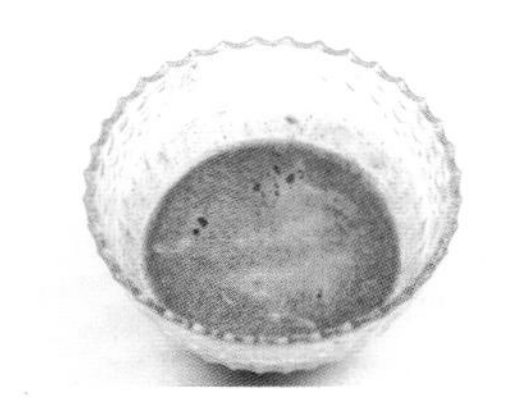

2. 荞麦面加入清水和鸡蛋液，撒适量白胡椒粉，搅拌均匀成面糊状。

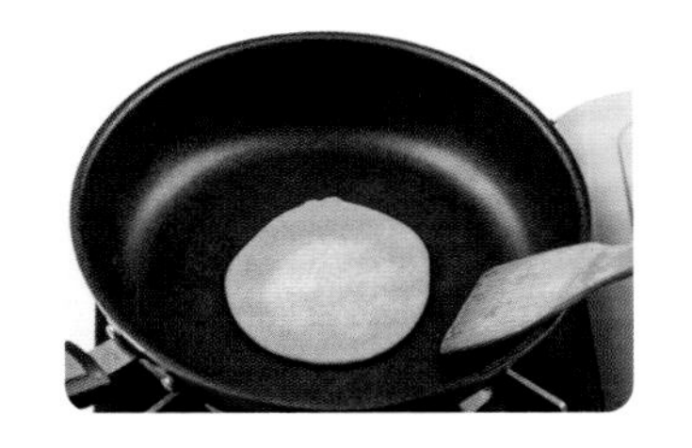

3. 平底锅刷油，倒入荞麦面糊，摊平，烙至两面熟透即可。

食物交换份
绿豆 50 克 = 0.4 交换份
小米 50 克 = 2 交换份

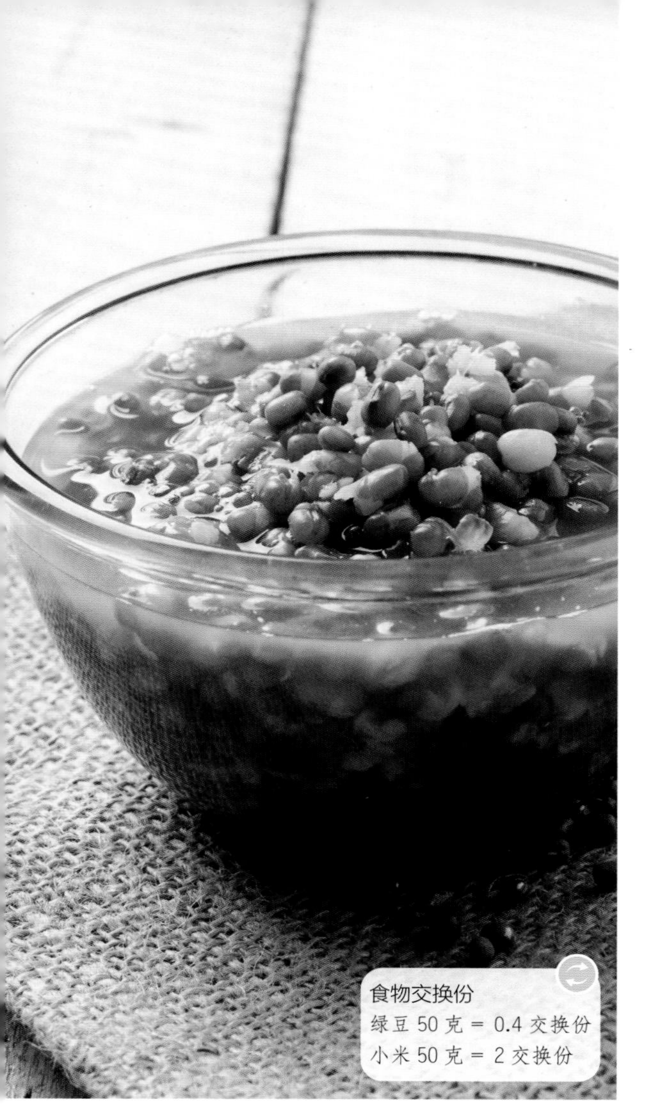

小米绿豆粥

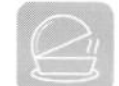

食材热量

绿豆 50 克 • 24 千卡

小米 50 克 • 180 千卡

升糖指数

绿豆 27 低

小米 71 高

低卡小窍门

煮粥的时候，可以多放一些水，让粥的黏稠度低一些，这样在食用的时候既可以有饱腹感，又可以减少碳水化合物的摄入。

原料：

绿豆、小米各 50 克。

做法：

1. 绿豆、小米洗净，清水浸泡 4 小时。
2. 将所有食材放入电饭煲中，加入适量的清水，选择煮粥模式将食材煮至熟烂即可。

降糖吃法

绿豆有止渴控糖、消除水肿、利尿的作用，对控制餐后血糖上升有着一定的作用。绿豆可与粳米、小米一起制作杂粮饭，也可磨成粉后制作糕点及小吃，既增加了营养，又不使血糖增长得过快。

适合便当

玉米绿豆饭

食材热量

绿豆 30 克 • 16 千卡

玉米 30 克 • 90 千卡

升糖指数

绿豆 27 低

玉米 55 中

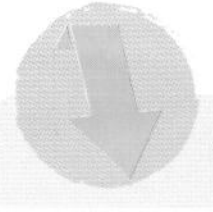

低卡小窍门

选择整根的鲜玉米，用剥下的玉米粒煮饭，而不是选择市售的已剥好的成品玉米，因为成品玉米添加了许多盐和糖，并不利于糖尿病患者平稳血糖。

原料：

绿豆、玉米、大米各 30 克。

做法：

1. 绿豆洗净，清水浸泡 4 小时；玉米洗净，剥下玉米粒；大米淘洗干净。

2. 将所有食材放入电饭煲中，加入适量的清水，选择煮饭模式将食材煮至熟烂。

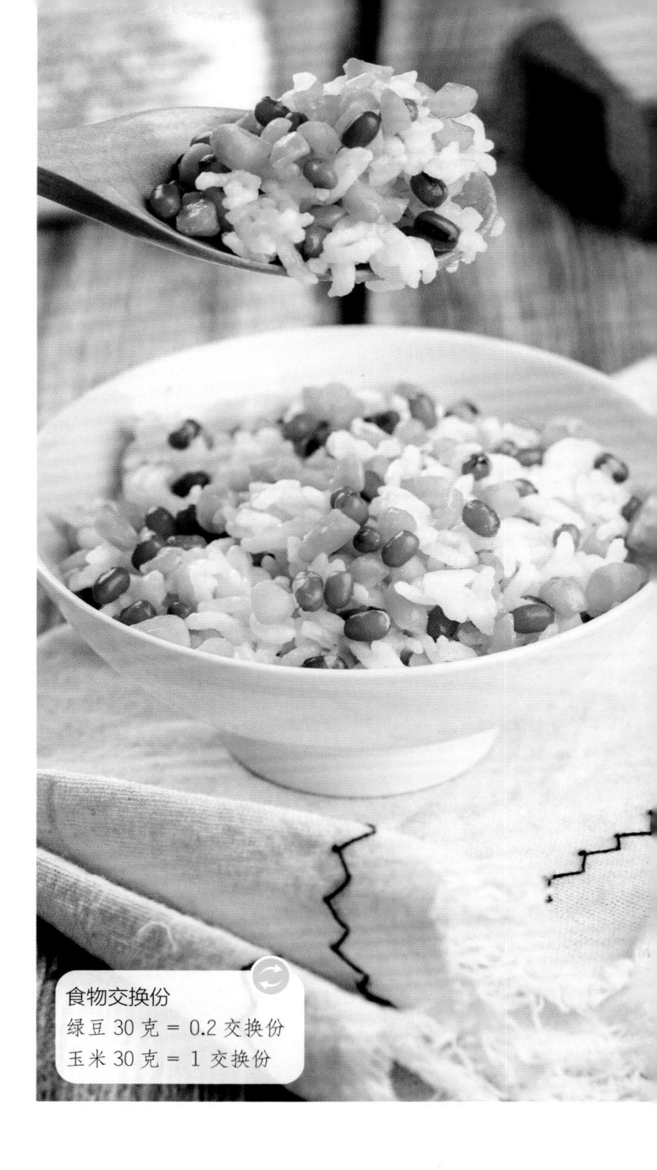

食物交换份
绿豆 30 克 = 0.2 交换份
玉米 30 克 = 1 交换份

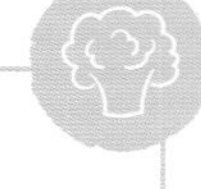

降糖吃法

绿豆中含有一种球蛋白和多糖，能促进胆固醇在肝脏中的分解，加速胆汁中胆盐分泌并降低小肠对胆固醇的吸收，血脂高的糖尿病患者可以选择适量食用。

食物交换份
荞麦 50 克 = 2 交换份
燕麦 30 克 ≈ 1.2 交换份

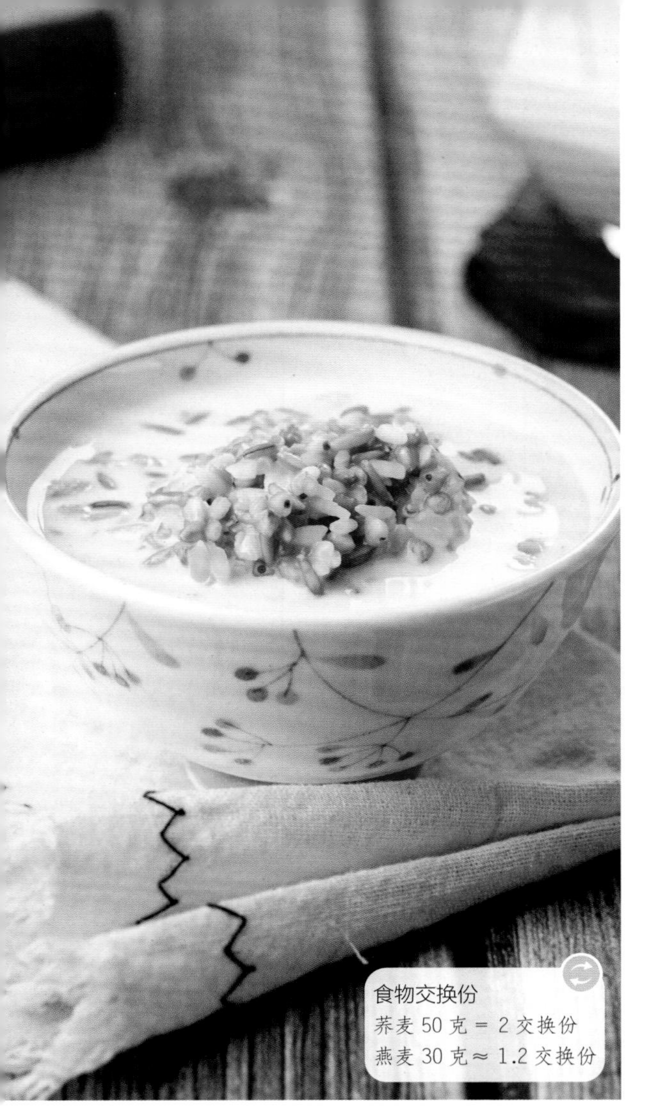

荞麦燕麦牛奶粥

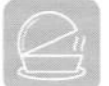

食材热量

荞麦 50 克 • 180 千卡

燕麦 30 克 • 101.4 千卡

升糖指数

荞麦 54 低

燕麦 65 中

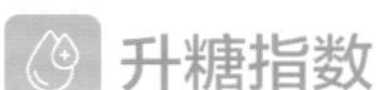

降糖小窍门

牛奶与荞麦搭配，既满足了人体对膳食纤维和蛋白质的需求，又能控制血糖升高，保证营养均衡。

原料：

荞麦 50 克，燕麦、大米各 30 克，牛奶适量。

做法：

1. 荞麦和燕麦洗净后，清水浸泡 4 小时；大米淘洗干净。
2. 把所有食材放入电饭煲中，加入适量的牛奶，选择煮粥模式将食材煮至熟烂即可。

降糖关键点

荞麦中的铬元素会与甘氨酸、半胱氨酸等形成配合物，成为葡萄糖耐量因子，它具有加强胰岛素的作用，是血糖的调节剂。荞麦中所含的芦丁还可以调节胰岛素的活性，平稳血糖。

紫薯饼

适合便当

食材热量

紫薯 200 克 ●266 千卡

升糖指数

紫薯 77 高

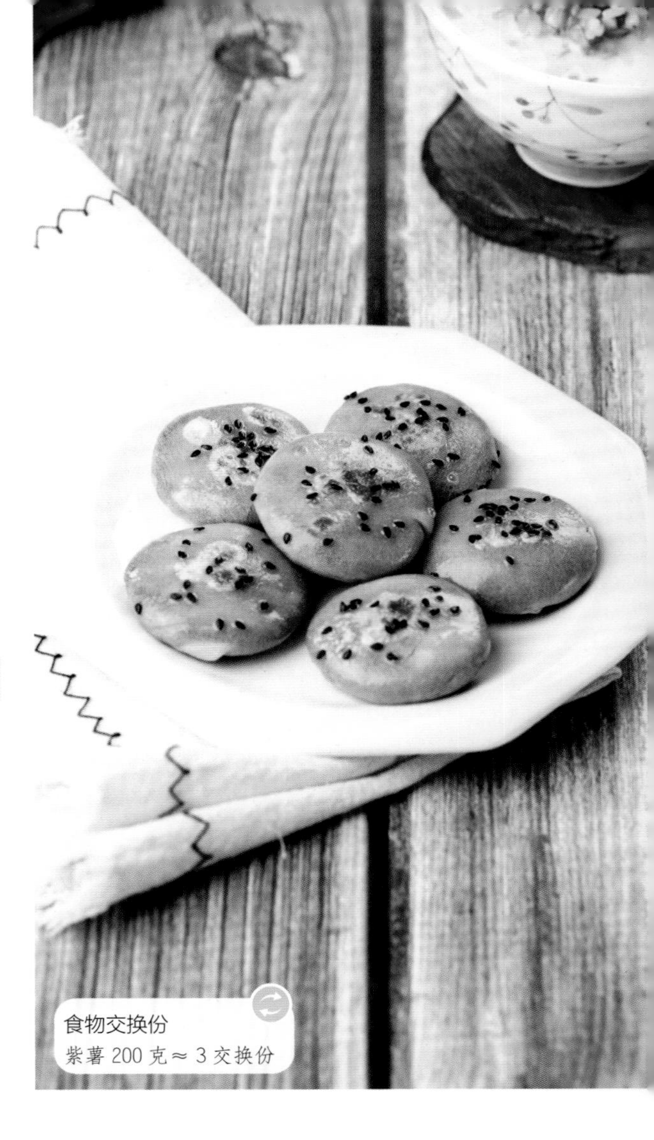

食物交换份

紫薯 200 克≈3 交换份

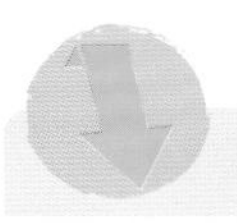

低卡小窍门

可以将饺子皮换成全麦面的饺子皮，降低热量，增加膳食纤维。选用平底不粘锅，也可减少油脂的摄入。

原料：

紫薯 200 克，牛奶、饺子皮、黑芝麻各适量。

做法：

1. 紫薯洗净，去皮，切块，蒸锅蒸熟。
2. 将紫薯压成泥状，加入适量的牛奶搅拌均匀。
3. 将紫薯揉成圆球，放入饺子皮中，用包包子的手法将紫薯包起来，封口后压扁成饼状。
4. 平底不粘锅，不用放油，小火将紫薯饼两面煎熟，撒上黑芝麻即可。

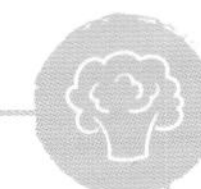

紫薯的挑选

紫薯含有丰富的晒元素和花青素，多吃紫薯可以提高身体免疫力。挑选紫薯时尽量不挑选圆圆的，最好挑选长条形的紫薯，因为这种长条形紫薯蒸熟了以后吃起来口感更加香甜，而圆形的紫薯味道就会淡一些。

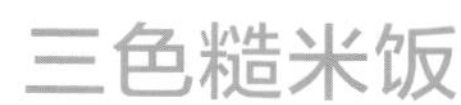

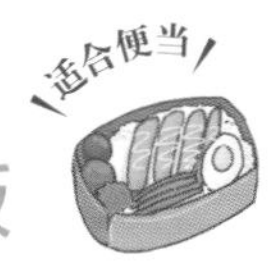

三色糙米饭

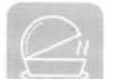

食材热量

糙米 50 克 • 174 千卡

红米 50 克 • 178 千卡

升糖指数

糙米 87 高

红米 87 高

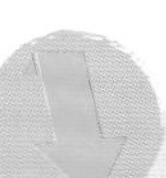

低卡小窍门

糙米浸泡时间越长，煮的时候就容易烂，更容易促进餐后血糖升高，所以糖尿病患者食用糙米，最好不要浸泡太久，这样做还能保留更多的营养成分。

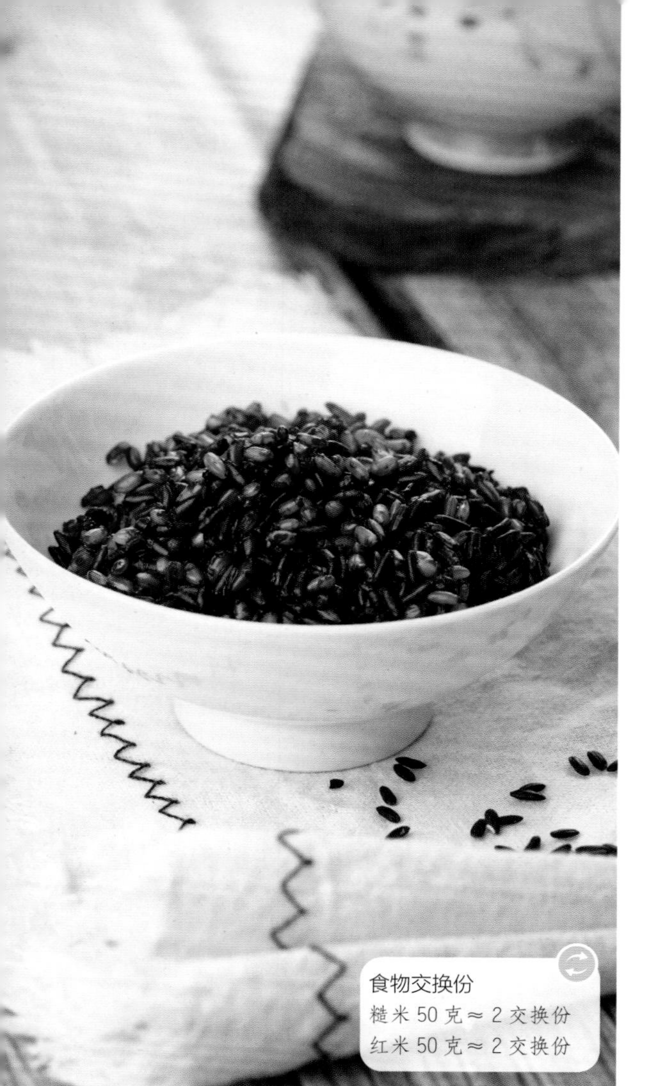

食物交换份
糙米 50 克 ≈ 2 交换份
红米 50 克 ≈ 2 交换份

原料：

糙米、红米、黑米各 50 克。

做法：

1. 将糙米、红米、黑米清洗干净。

2. 将所有食材放入高压锅中，加入适量的清水，选择煮饭模式，将食材煮至熟烂即可。

降糖关键点

糙米中的碳水化合物被粗纤维组织所包裹，人体消化吸收较慢，所以能很好地降低血糖上升的速度。另外，糙米中的锌、铬、锰等微量元素有利于提高胰岛素的敏感性，对糖耐量受损的人很有帮助。

南瓜羹

食材热量

南瓜 200 克 • 46 千卡

升糖指数

南瓜 75 高

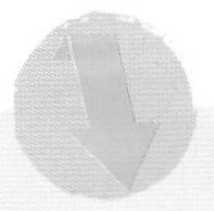

降糖小窍门

南瓜的升糖指数较高，但是南瓜的血糖负荷低，糖尿病患者可以适量食用。而且南瓜富含丰富的钾、胡萝卜素、维生素C、叶酸和铜，适量食用后不会导致血糖快速上升。

原料：

南瓜 200 克，牛奶、薄荷叶各适量（南瓜和牛奶的比例是 3:1）。

做法：

1. 南瓜洗净，切块，蒸锅蒸熟。
2. 将蒸熟的南瓜和牛奶放入料理机中，打成糊状即可。
3. 把薄荷叶放入点缀即可。

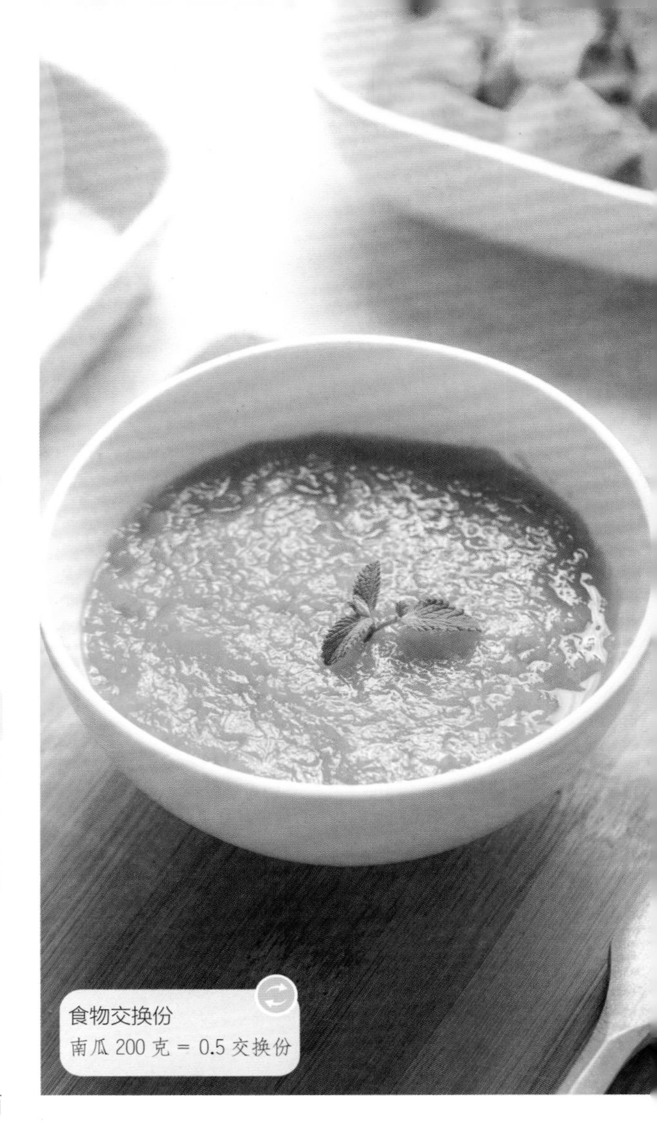

食物交换份
南瓜 200 克 = 0.5 交换份

冬南瓜和夏南瓜的区别

冬南瓜比夏南瓜含有更多的碳水化合物，热量也更高。冬南瓜是橙黄色的外皮，夏南瓜是绿色的。通常来说，冬南瓜常用来炖煮、蒸，夏南瓜常炒制食用。

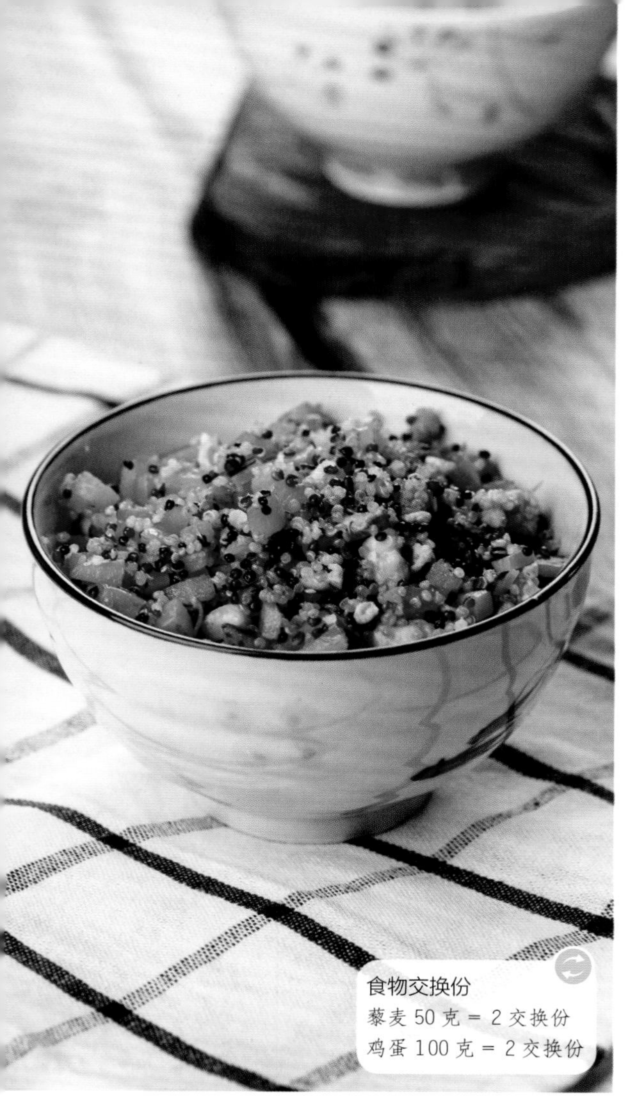

食物交换份
藜麦 50 克 = 2 交换份
鸡蛋 100 克 = 2 交换份

藜麦杂蔬蛋炒饭

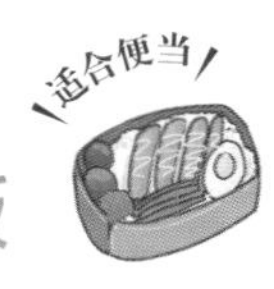

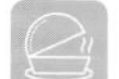

食材热量

藜麦 50 克 • 178.5 千卡

鸡蛋 100 克 • 180 千卡

升糖指数

藜麦 54 低

鸡蛋 30 低

低盐小窍门

将鸡蛋打散前放盐并搅拌均匀，这样做不仅鸡蛋炒熟时咸度均匀，而且炒其他食材时就可以不放盐了，可减少盐的使用量。用平底不粘锅炒菜，可以减少油的用量，降低油脂的摄入。

原料：

三色藜麦、番茄各 50 克，鸡蛋 100 克（约等于 2 个），甜椒、胡萝卜各 30 克，油、盐各适量。

做法：

1. 三色藜麦洗净；番茄、甜椒和胡萝卜洗净，切成小丁。
2. 鸡蛋液加少量盐，打散，煎熟，切碎。
3. 藜麦加入适量的清水，用电饭锅蒸熟，放凉。
4. 不粘锅中倒入适量的油，油热后，放入番茄、甜椒、胡萝卜、藜麦饭、鸡蛋碎翻炒，炒熟即可出锅。

降糖关键点

藜麦富含优质碳水化合物、膳食纤维，可以有效控制血糖上升的速度。不仅如此，藜麦的蛋白质氨基酸组成非常接近人体所需，属于优质蛋白。

芋泥奶茶

食材热量

芋头 100 克 • 56 千卡

牛奶 200 克 • 108 千卡

升糖指数

芋头 48　低

牛奶 27.6　低

低卡小窍门

不用加糖，芋头本身就有甜味，牛奶又可以增加芋头的香甜，这样就很好地控制糖类的摄入。

食物交换份
芋头 100 克≈ 0.6 交换份
牛奶 200 克 = 1.2 交换份

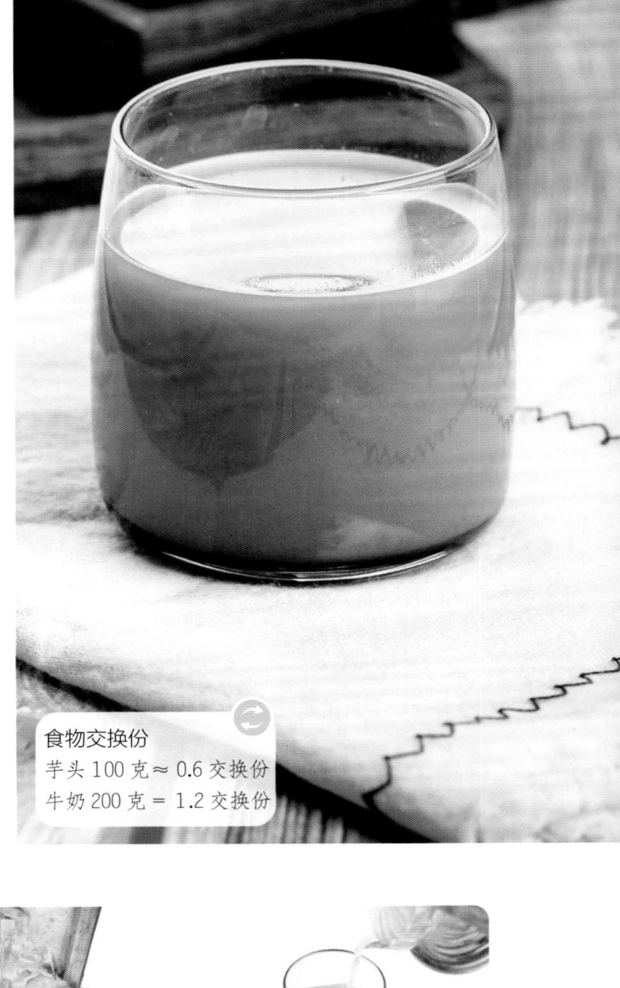

原料：

芋头 100 克，牛奶 200 克，红茶水适量。

做法：

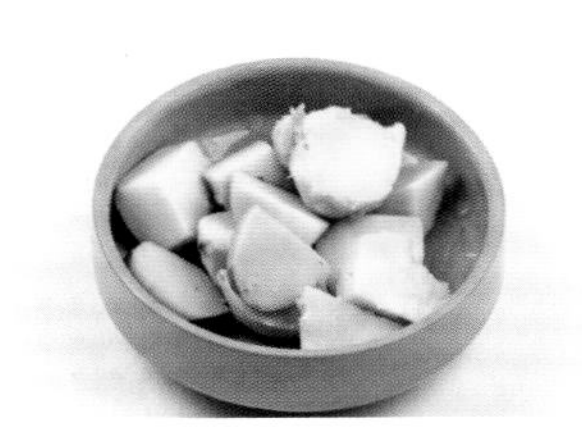

1. 芋头洗净，去皮，切块，放入蒸锅蒸熟。

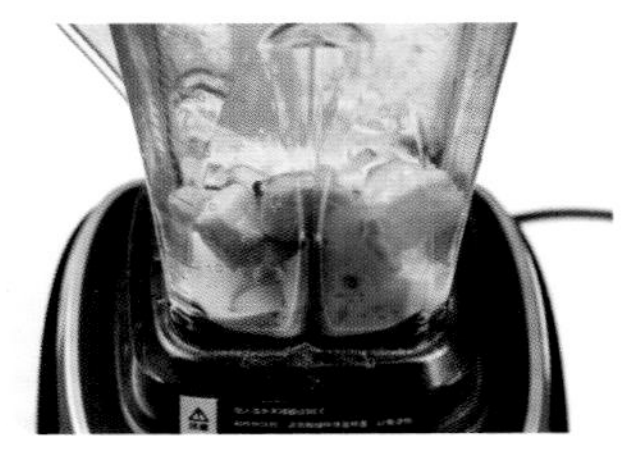

2. 将蒸好的芋头放入料理机中，加入牛奶，搅打至顺滑成芋泥。

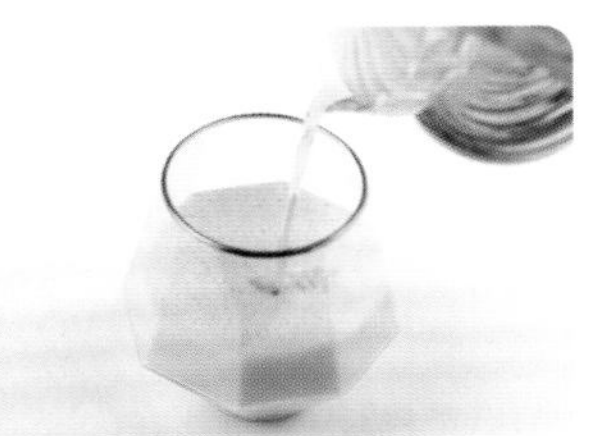

3. 杯中放入芋泥，将红茶水倒入杯中，搅拌均匀即可。

食物交换份
黑米面 150 克≈5.6 交换份
大豆粉 25 克 = 1 交换份

适合便当

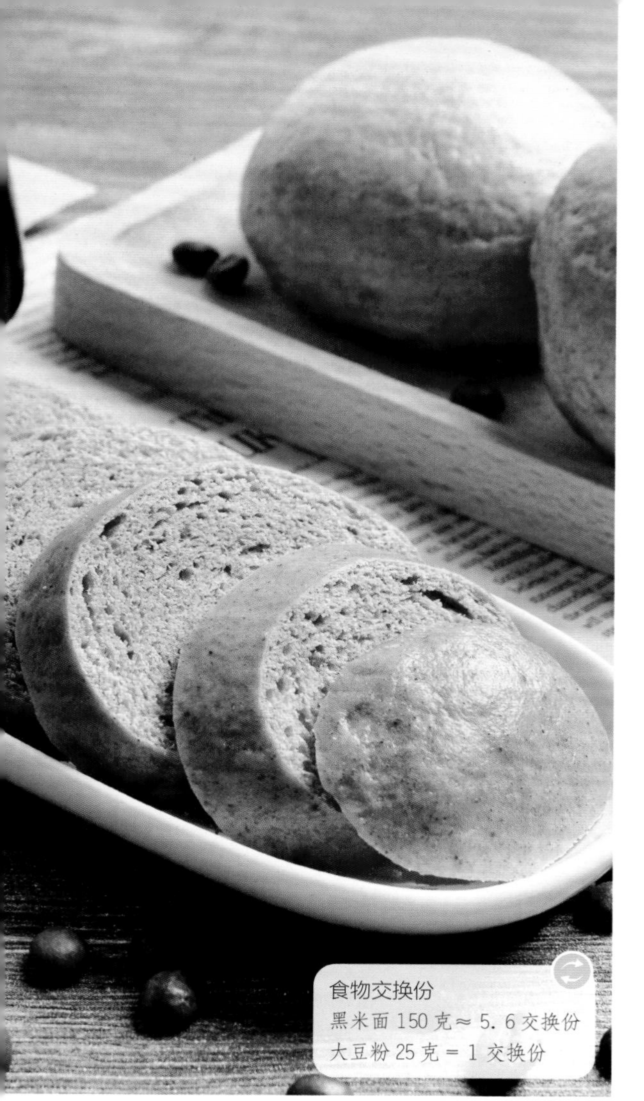

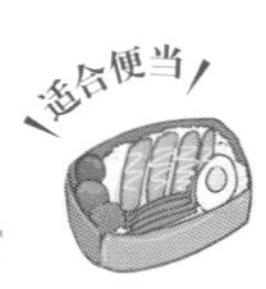

黑米杂粮小馒头

食材热量

黑米面 150 克 • 511.5 千卡

大豆粉 25 克 • 90 千卡

升糖指数

黑米面 42.3 低

降糖小窍门

用黑米面做馒头时，加入大豆粉、玉米面等，可以有饱腹感进而能够避免摄入其他过多的食物；还能够刺激肠道蠕动，预防便秘。

原料：

黑米面 150 克，大豆粉、玉米面各 25 克，温水、干酵母各适量。

做法：

1. 将黑米面、大豆粉、玉米面混合，加入酵母粉和适量的温水。
2. 和成面团后，发酵 40 分钟。
3. 把发好的面团分成若干个小面团。
4. 把小面团揉成圆形，再次发酵 20 分钟。
5. 放入蒸锅中，水开后，蒸 20 分钟即可。

降糖关键点

黑米中含有丰富的锌、锰等微量元素，可协助葡萄糖在细胞膜上转运，提高葡萄糖利用率，促使胰岛素合成。对糖尿病患者有一定的辅助食疗作用。

黑豆浆

食材热量

黑豆 30 克 ● 120.3 千卡

黑米 30 克 ● 102.3 千卡

升糖指数

黑豆 30 低

黑米 42.3 低

降糖小窍门

可以直接用浸泡黑豆、黑米的水制作豆浆，浸泡过黑豆和黑米的水中含有大量的花青素，花青素有着抗氧化的作用，能清除体内自由基。

原料：

黑豆、黑米各 30 克，燕麦 15 克，山药 50 克。

做法：

1. 将黑豆、黑米、燕麦清洗干净后，浸泡 8 小时；山药洗净，去皮，切块。

2. 将所有食材放入豆浆机中，加入适量的清水，搅打成豆浆即可。

食物交换份
黑豆 30 克 ≈ 1.3 交换份
黑米 30 克 ≈ 1.2 交换份

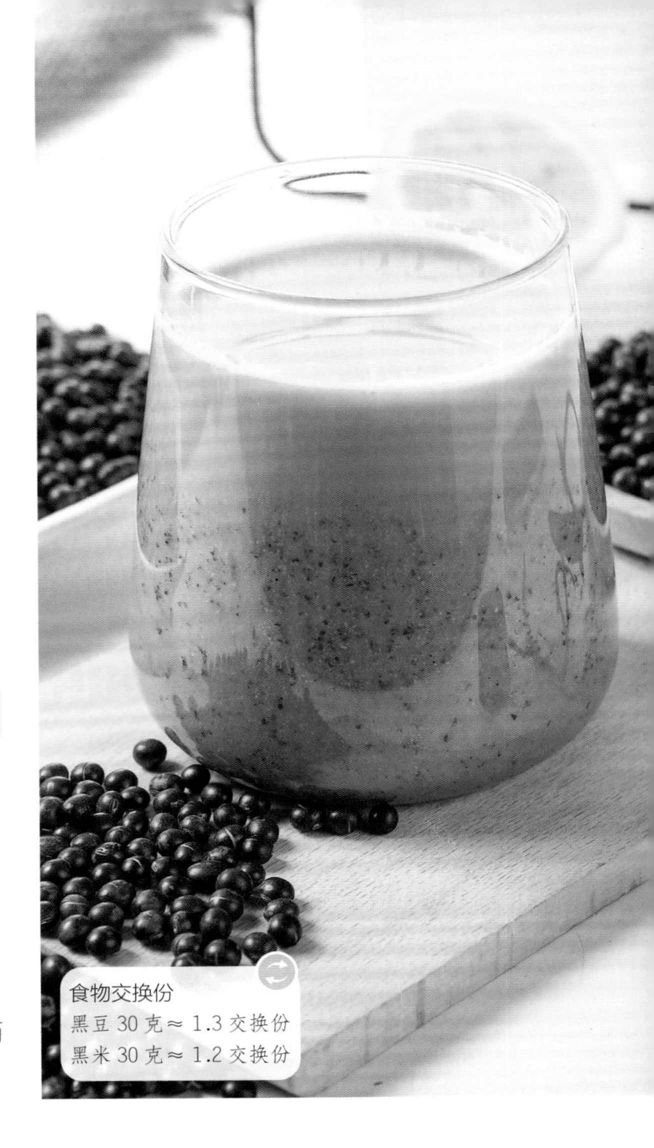

降糖关键点

黑米中含有丰富的膳食纤维，可提高胰岛素的利用率，延缓小肠对糖类与脂肪的吸收率，控制餐后血糖上升的速度。

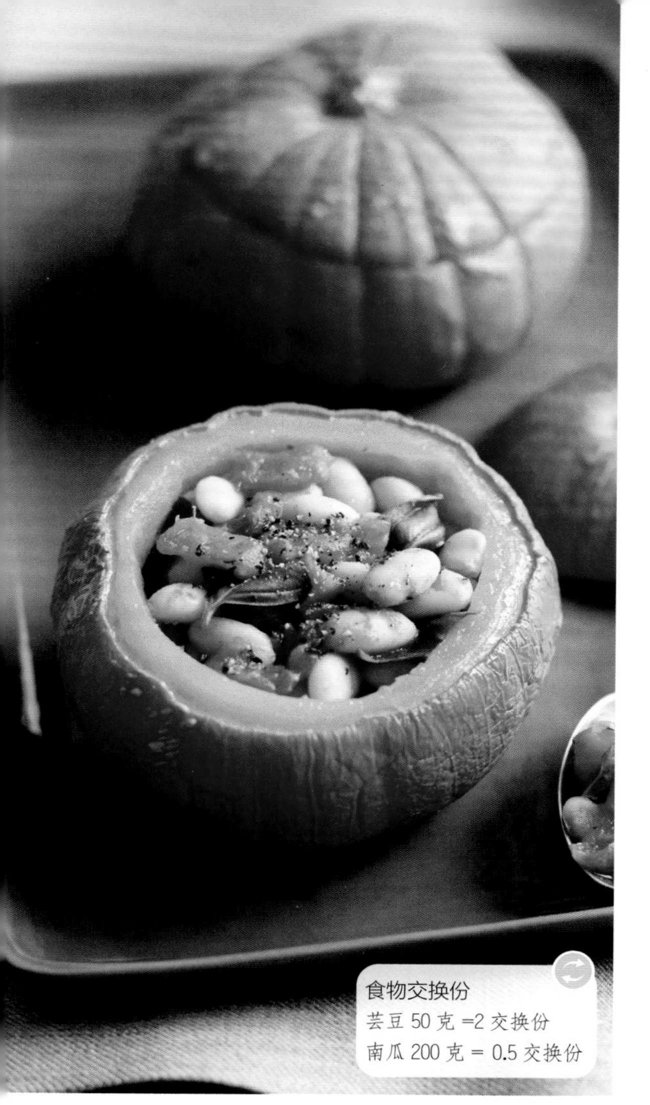

食物交换份
芸豆 50 克 =2 交换份
南瓜 200 克 = 0.5 交换份

芸豆南瓜盅

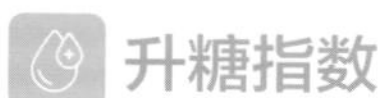

芸豆 50 克 • 180 千卡

南瓜 200 克 • 92 千卡

升糖指数

芸豆 29 低

南瓜 75 高

低卡小窍门

南瓜所含的丰富的果胶是一种较常见的膳食纤维，能够延缓食物的排空速度，除此之外，还可以使人体对糖类的吸收速度减缓，控制糖尿病患者在吃完饭之后血糖上升的速度，同时还可以增强患者的饱腹感。另外，果胶还能和体内多余的胆固醇结合，使血液中胆固醇的浓度下降。

原料：

芸豆 50 克，南瓜 200 克，黑胡椒、薄荷叶各适量。

做法：

1. 南瓜洗净，用刀将南瓜切去 1/5，并挖掉南瓜瓤，南瓜和南瓜瓤一起上锅隔水蒸 10 分钟。

2. 芸豆洗净后，在热水锅中煮熟烂。

3. 将芸豆倒入南瓜盅中，撒上黑胡椒和薄荷叶即可。

南瓜的种类

南瓜营养丰富，但是其血糖生成指数高，因此对糖尿病患者而言，吃过量南瓜会引起血糖快速升高。每日食用量控制在 200 克为宜，尽量选择含糖量少的嫩南瓜，少吃甜度高的老南瓜。

南瓜馒头

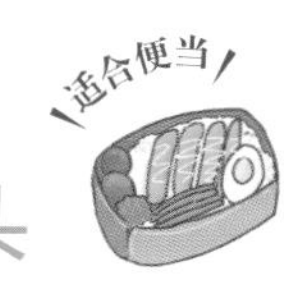

食材热量

南瓜 150 克 ●69 千卡

全麦面粉 150 克 ●583.5 千卡

升糖指数

南瓜 75 高

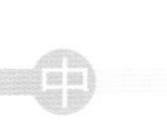

全麦面粉 65 中

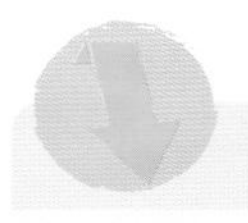

降糖小窍门

南瓜皮富含胡萝卜素和其他多种维生素，食用前建议不去皮或者不要削太厚，以免浪费营养物质。南瓜中含有丰富的钴，钴能促进新陈代谢和加强造血功能，并参与人体内维生素 B_{12} 的合成，是人体胰岛细胞所必需的微量元素，对缓解糖尿病症状、降低血糖有辅助的功效。

食物交换份

南瓜 150 克≈0.7 交换份

全麦面粉 150 克≈6.5 交换份

原料：

南瓜、全麦面粉各 150 克，酵母适量。

做法：

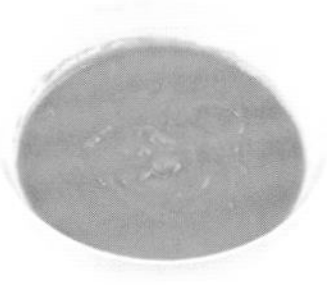

1. 南瓜洗净，蒸熟，捣成泥；酵母用温水化开。

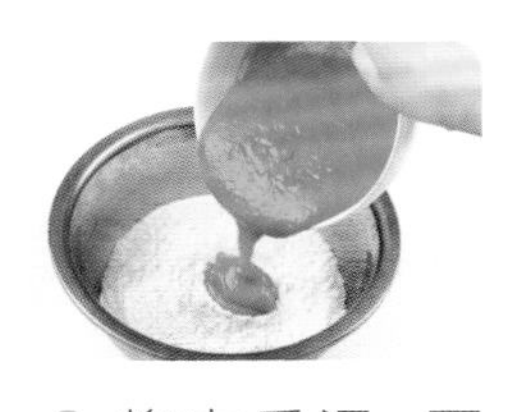

2. 将南瓜泥、面粉和酵母水一起揉成面团，醒发至 2 倍大。

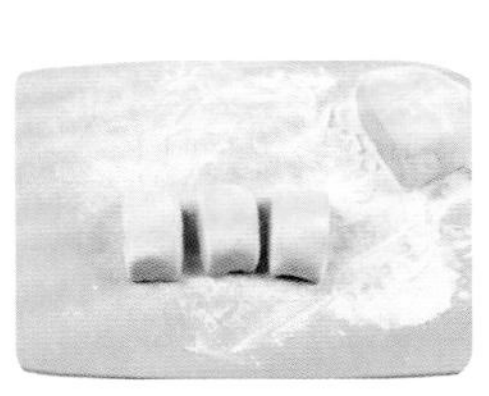

3. 再将面团切成若干个等大的小面团，整形，再次醒发。

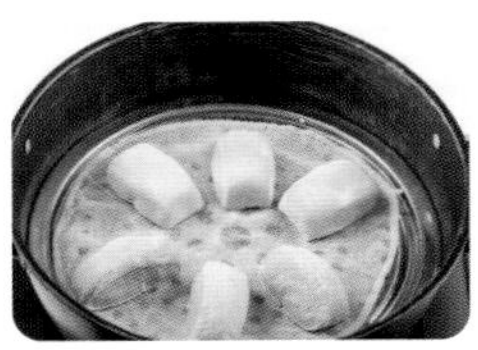

4. 将再次醒发好的面团放入蒸锅中蒸熟即可。

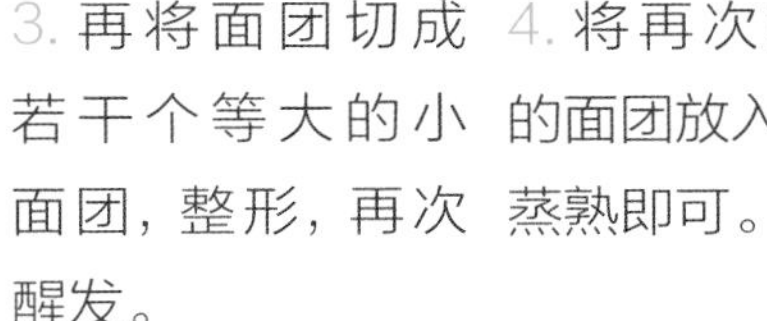

食物交换份
鹰嘴豆 50 克 = 0.8 交换份
洋葱 100 克 = 0.4 交换份

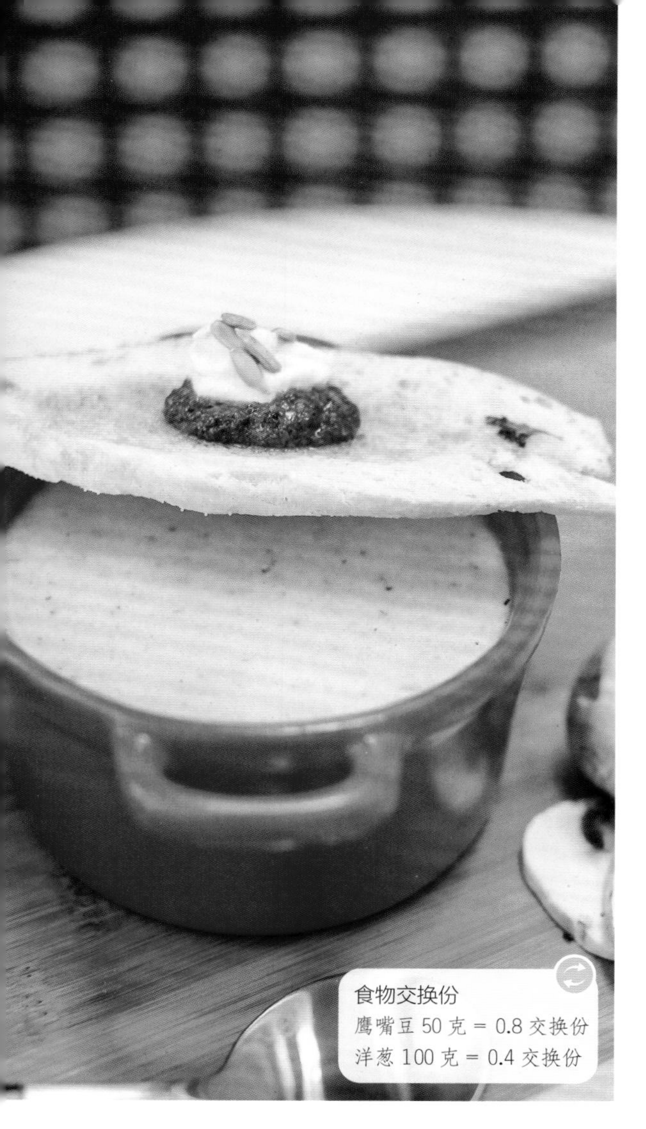

豆奶蘑菇浓汤

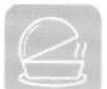

食材热量

鹰嘴豆 50 克 • 80 千卡

洋葱 100 克 • 36 千卡

升糖指数

鹰嘴豆 33 低

洋葱 15 低

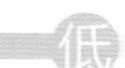

降糖小窍门

鹰嘴豆的热量和升糖指数都很低，又富含膳食纤维和油脂蛋白质，在本菜基础上，还可以搭配全麦面条制成豆奶蘑菇面食用。

原料：

鹰嘴豆 50 克，洋葱 100 克，口蘑 50 克，牛奶 100 克，盐、胡椒粉、油各适量。

做法：

1. 鹰嘴豆洗净，用清水浸泡 12 小时；洋葱洗净、切丁；口蘑洗净，去蒂，切片。
2. 将鹰嘴豆放入高压锅中，煮 20 分钟，捞出，控干水分。
3. 起锅烧油，放入洋葱，炒到洋葱变透明。
4. 加入口蘑翻炒，再倒入牛奶，牛奶沸腾后，加入适量的盐和胡椒粉。
5. 再放入鹰嘴豆，搅拌均匀即可。

降糖关键点

鹰嘴豆中含有微量元素铬。铬可以使体内胰岛素活性和胰岛素受体数量增加，因此食用鹰嘴豆能够控制血糖，糖尿病患者食用极佳。

南瓜燕麦粥

食材热量

南瓜 200 克 ●90 千卡

燕麦 100 克 ●360 千卡

升糖指数

南瓜 75 高

燕麦 65 中

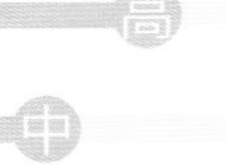

降糖小窍门

南瓜烹饪时切大块，容易有饱腹感，还可延缓血糖升高的速度。实验证明，做米饭时，加入 20% 燕麦，饭后 5 分钟的血糖上升值只有吃纯大米饭时的一半。燕麦比较粗糙、有嚼劲，煮饭时加入适量的燕麦，很适合糖尿病患者食用。

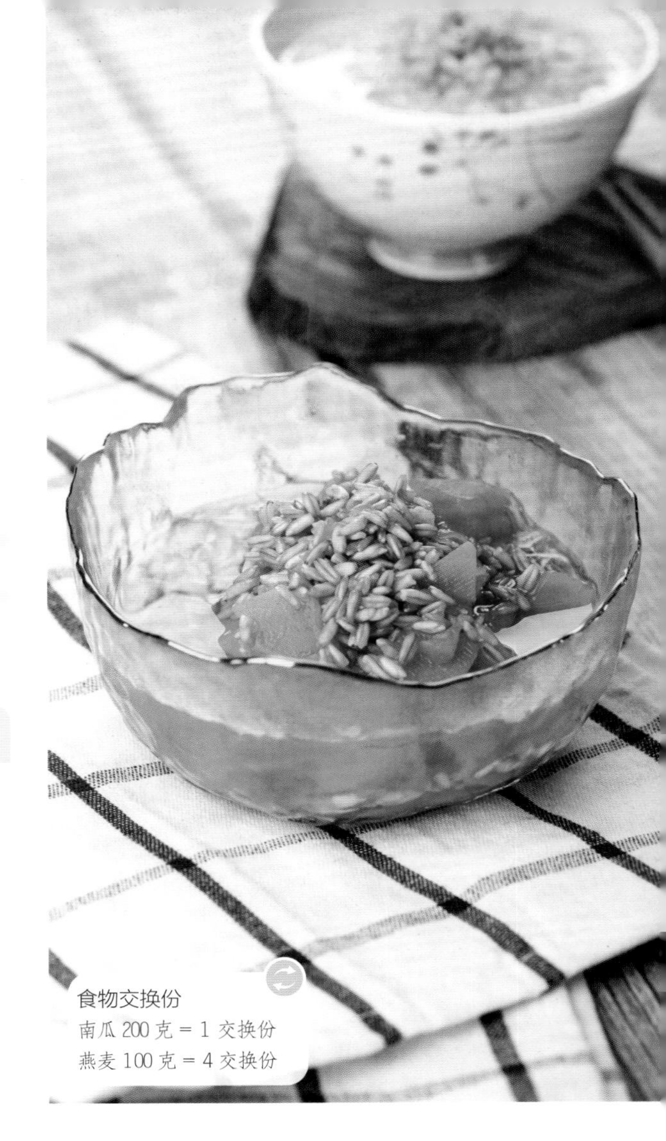

食物交换份

南瓜 200 克 = 1 交换份

燕麦 100 克 = 4 交换份

原料：

南瓜 200 克，燕麦 100 克。

做法：

1. 南瓜洗净，去皮，去子，切成大块；燕麦洗净，清水浸泡 8 小时。

2. 将准备好的食材放入电饭煲中，加入适量的清水，选择煮粥模式即可。

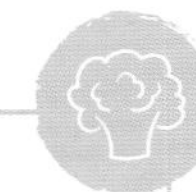

降糖关键点

南瓜里的果胶能延缓肠道对糖类的消化和吸收，降低餐后血糖上升的速度。南瓜里还含有钴，钴可以调节人体新陈代谢，促进胰岛素正常分泌。

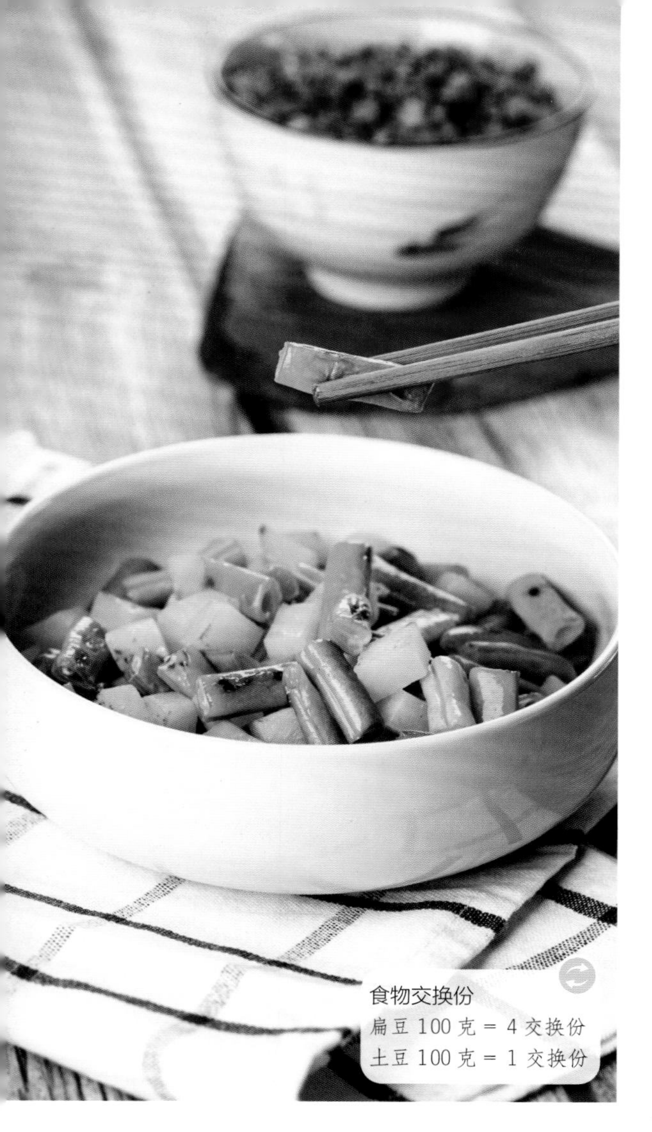

食物交换份
扁豆 100 克 = 4 交换份
土豆 100 克 = 1 交换份

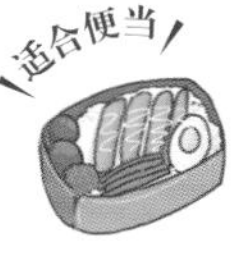

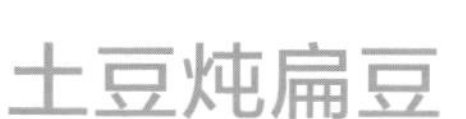

土豆炖扁豆

食材热量

土豆 100 克 • 90 千卡

扁豆 100 克 • 360 千卡

升糖指数

土豆 62 中

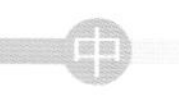

扁豆 27 低

降糖小窍门

土豆宜切成大块或连皮整个蒸、煮、烤。不宜制作成泥状、糊状等软烂食物，否则会加速血糖上升，但可以加入一些蔬菜同食，降低血糖上升的速度。需要注意的是，如果一餐中有土豆的话，那么应该减少主食的摄入。

原料：

土豆、扁豆各 100 克，油、盐各适量。

做法：

1. 土豆洗净、去皮、切成块，在清水中泡一下，去掉部分淀粉。
2. 扁豆洗净，掰成段。
3. 锅中倒油烧热后，放入土豆、扁豆一起翻炒。
4. 加一碗水，将土豆、扁豆炖煮熟烂，出锅前加盐调味即可。

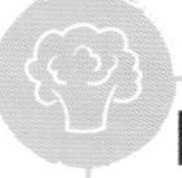

降糖关键点

土豆富含铬，铬能提高葡萄糖进入细胞内的速度，是重要的血糖调节剂，能改善胰岛素活性，辅助降低血糖。

鹰嘴豆沙拉酱

食材热量

鹰嘴豆 200 克 • 320 千卡

升糖指数

鹰嘴豆 33 低

降糖小窍门

鹰嘴豆有栗子的味道，将其制成沙拉酱可以放在密封的罐子里储存，可以代替高脂肪、高热量的沙拉酱。

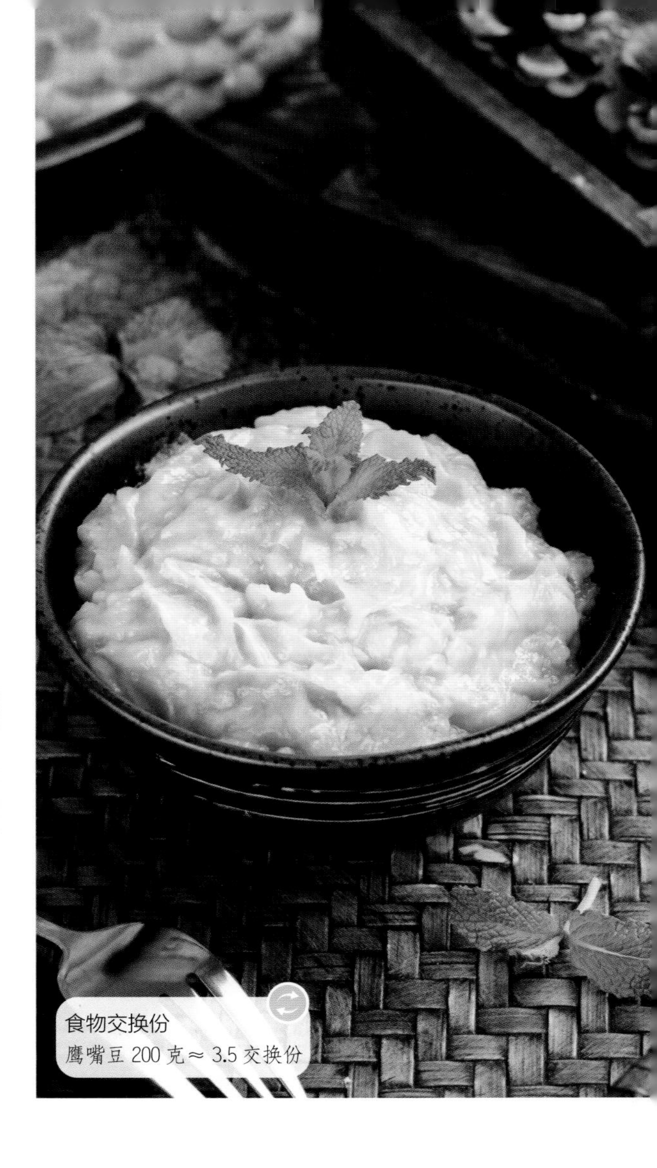

原料：

鹰嘴豆 200 克，盐适量。

做法：

1. 鹰嘴豆洗净，用清水浸泡 12 个小时。再放入高压锅中，煮 30 分钟。
2. 将煮熟的鹰嘴豆放入料理机中，放入清水，搅打、研磨至顺滑。
3. 放入盐，搅拌均匀即可。

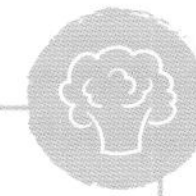

降糖关键点

鹰嘴豆中含有 5 羟色胺，它能让人开心愉快，情绪变好，糖尿病患者保持好情绪对控制病情有利。

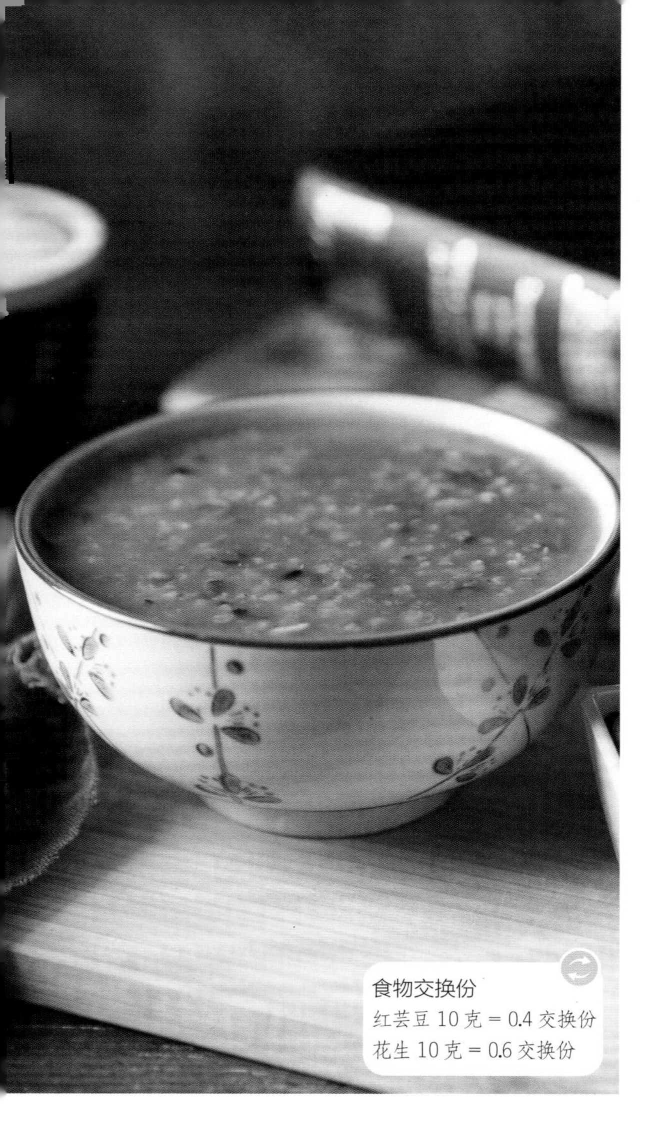

食物交换份
红芸豆 10 克 = 0.4 交换份
花生 10 克 = 0.6 交换份

杂粮粥

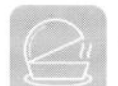

食材热量

红芸豆 10 克 • 36 千卡

花生 10 克 • 54 千卡

升糖指数

红芸豆 24 低

花生 14 低

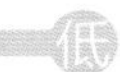

降糖小窍门

如果做给肠胃不好的人吃，可以将一半的杂粮换成大米。也可以加入其他的豆类和谷类，或者薯类和坚果类增加粥的甜度和香醇的程度，但要注意坚果不宜加太多。另外，粥里加白砂糖不利于糖尿病患者控制血糖，因此不建议添加。

降糖关键点

杂粮粥能补中益气，滋阴润肺，健脾开胃。因为膳食纤维含量丰富，所以可以延长食物在胃里停留的时间，延迟饭后葡萄糖的吸收，降低餐后血糖上升的速度。

原料：

红芸豆、花生、糯米、黑米、红小豆、薏米、糙米、玉米各 10 克。

做法：

1. 将所有食材用清水洗净，浸泡 8 小时。

2. 把准备好的食材放入高压锅内，加入适量的清水，高压锅焖煮 1 小时即可。

香菇芋头饭

适合便当

食材热量

大米 100 克 ●360 千卡

芋头 200 克 ●112 千卡

升糖指数

大米 87 高

芋头 48 低

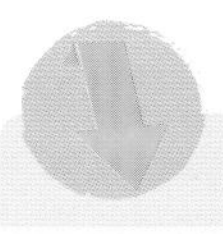

少盐小窍门

作为主食的香菇芋头饭里面已经加入了盐，那么在选择配菜的时候，尽量选择低盐或无盐的，以免摄入过多的盐分。

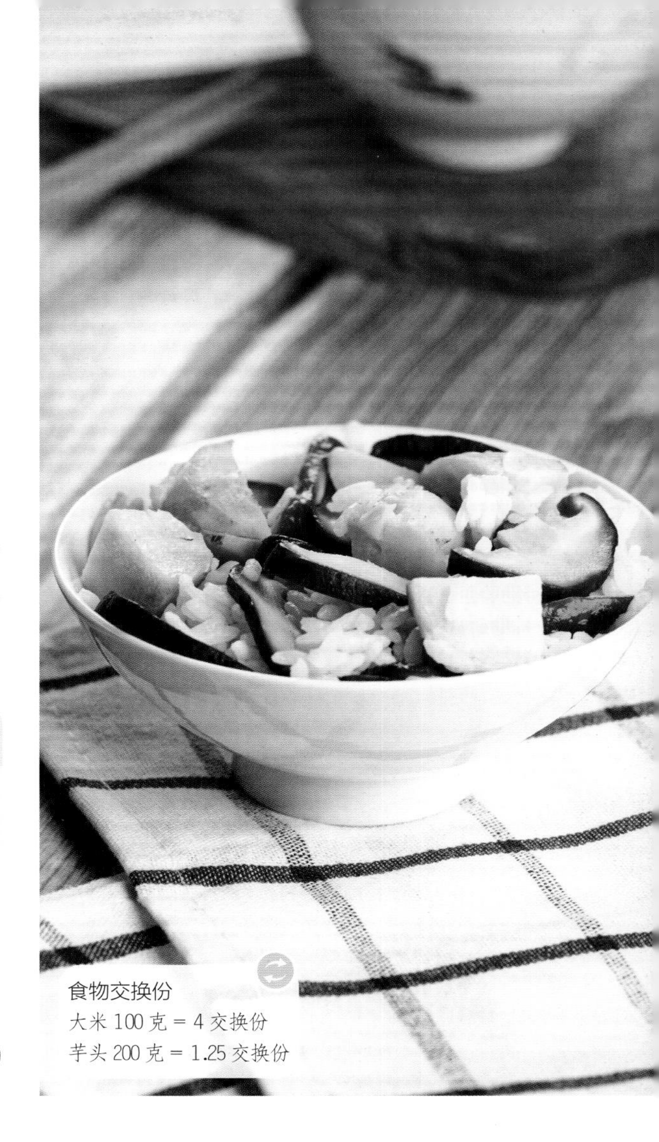

食物交换份
大米 100 克 = 4 交换份
芋头 200 克 = 1.25 交换份

原料：

大米 100 克，芋头 200 克，鲜香菇 30 克，盐、油各适量。

做法：

1. 大米洗净；芋头洗净，去皮，切小块；香菇洗净，去柄，切片。

2. 将所有食材放入电饭煲中，加入适量的水和盐，电饭煲选择煮饭模式煮熟即可。

降糖吃法

芋头切成大块，可以增加饱腹感，延缓血糖上升的速度。

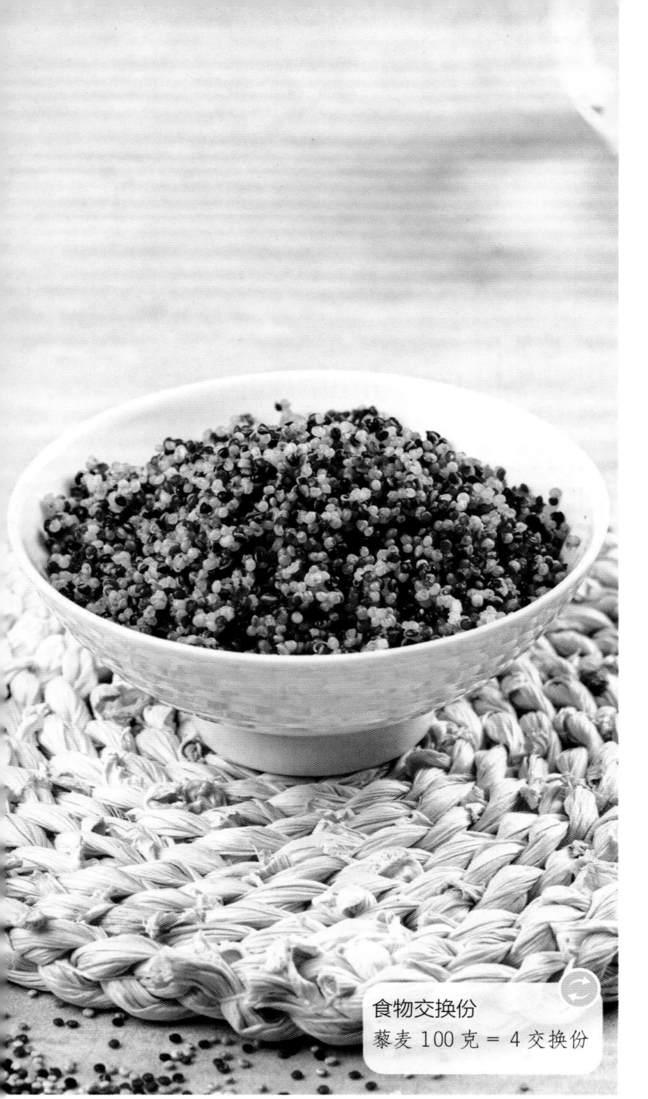

三色藜麦饭

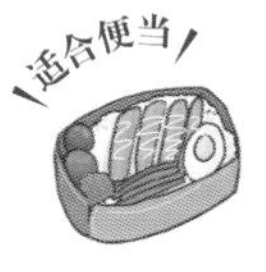

 食材热量

三色藜麦 100 克 • 357 千卡

升糖指数

三色藜麦 54 

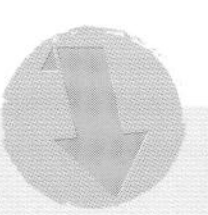 降糖小窍门

藜麦不属于谷类，但其营养特点和外观与谷类接近，吃法也与谷类很相似。藜麦富含膳食纤维，升糖指数较低。可以在蒸米饭时放一些藜麦，有助于降低米饭的 GI 值，对控制血糖有益。藜麦也可以像燕麦一样，与牛奶搭配作为早餐食用，这样既能提供比较全面的营养，又是一种低能量、低 GI 的早餐食品。

原料：

三色藜麦 100 克。

做法：

1. 将藜麦用清水洗净。
2. 将洗好的藜麦放入电饭煲中，加入适量的清水，选择煮饭模式煮熟即可。

 降糖关键点

藜麦是优质碳水化合物的来源，淀粉含量不高，但膳食纤维含量很高，可以有效控制血糖上升的速度。藜麦还是一种营养非常全面的食材，无论是蛋白质、脂肪还是各种维生素、矿物质的含量都非常丰富。不仅如此，藜麦的蛋白质氨基酸组成非常接近人体所需，属于优质蛋白。

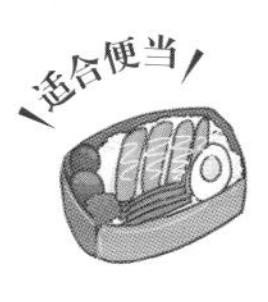

紫薯山药糕

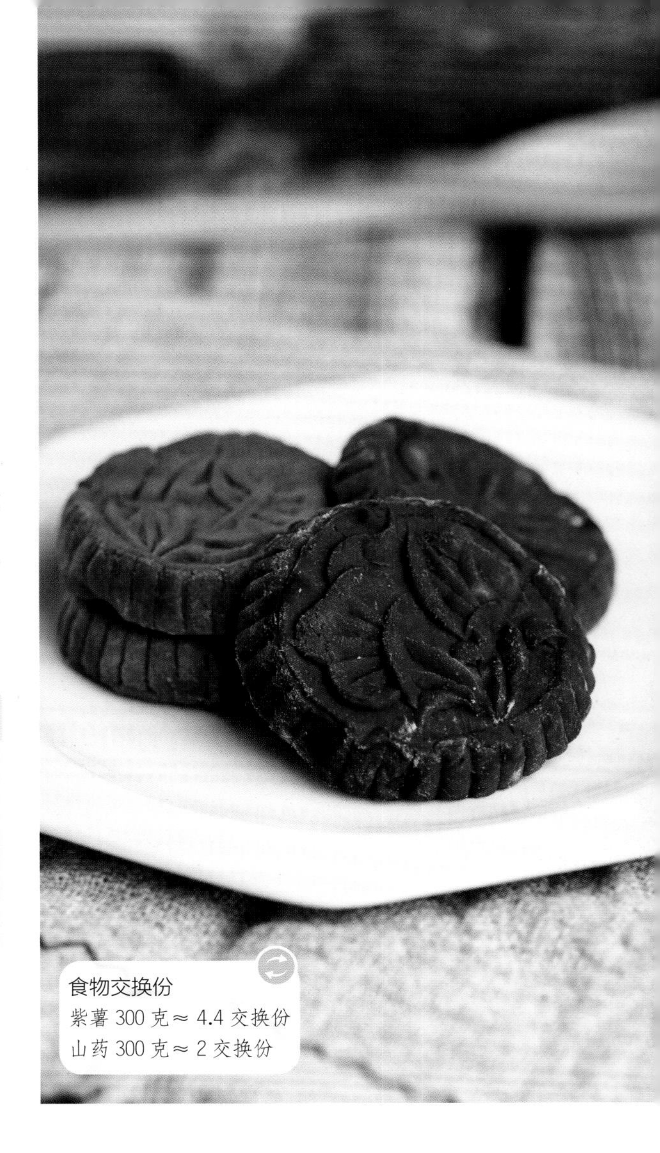

食材热量

紫薯 300 克 • 399 千卡

山药 300 克 • 171 千卡

升糖指数

紫薯 77 高

山药 51 低

低卡小窍门

紫薯山药糕可以作为早点或零食食用，作为零食食用的话，需要减少下一正餐主食的摄入量。紫薯和山药都自带甜味，所以不需要额外再放糖，这样就减少了糖类的摄入，保证了血糖的平稳。

食物交换份
紫薯 300 克≈4.4 交换份
山药 300 克≈2 交换份

原料：

紫薯、山药各 300 克。

做法：

1. 紫薯洗净，去皮，切片，放入蒸锅蒸熟；山药洗净，去皮，切段，放入蒸锅蒸熟。

2. 将蒸好的紫薯和山药混合，压成泥状并揉成面团。

3. 将面团分成相同大小的剂子，放进模具中压成花形糕点。

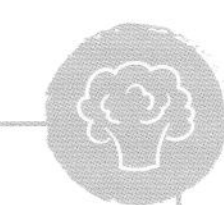

铁棍山药的挑选方法

铁棍山药中水分含量少，山药多糖等含量丰富，因此，其液汁较浓，煮食后口感较干腻、甜香，入口觉得“面而甜”。将铁棍山药折断，可以看到其肉质较硬，粉性足，其断面细腻，色白或略显牙黄色，黏液少。

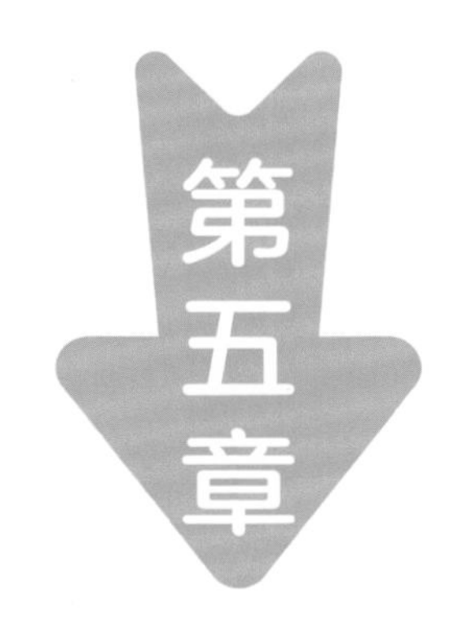

肉、蛋、奶、海鲜不能少

有些糖尿病患者为了控制血糖、血脂和体重，干脆只吃素食，直接把肉类从食谱中去掉。长期不吃肉的人容易缺乏脂溶性维生素，人体的代谢率下降，体质也会变差；也有一些患者根本不控制吃肉，不管什么肉都吃，吃的量也多。大量吃肉容易造成身体热量超标，饱和脂肪摄入过量，不利于糖尿病病情的有效控制。那到底怎样吃肉才是正确的呢？

深入了解脂肪，吃得更安心

脂肪的一个重要的作用是氧化分解后释放能量，供给机体利用。1 克脂肪在体内完全氧化所产生的能量约为 37.7 千焦，比糖和蛋白质产生的能量多 1 倍以上，所以体内储存脂肪作为能源，比储存糖类更“经济”。

脂肪的分类

膳食中脂肪的主要来源为植物脂肪和动物脂肪。动物脂肪又分为两大类，一类为水产动物脂肪，含大量不饱和脂肪酸，如鱼类、虾类等；一类是陆生动物脂肪，含大量饱和脂肪酸和少量不饱和脂肪酸，如猪肉、牛肉、羊肉、黄油等。植物性脂肪主要含有不饱和脂肪酸，如大豆油、橄榄油、玉米油、葵花籽油等（椰子油和棕榈油中含有大量的饱和脂肪酸）。

饱和脂肪酸

主要作用是为人体提供能量。它可以增加人体内的胆固醇和中性脂肪。

摄入过多：脂肪会在体内积累，导致体重增加，引起肥胖，还会增加患动脉硬化、高血压、糖尿病、脂肪肝等的可能性。

摄入过少：会导致机体氧化供能障碍，人体内的各种化学反应失衡，使人的血管变脆，易引发脑出血、贫血、易患肺结核和神经障碍等疾病。

不饱和脂肪酸

主要作用是保证细胞的正常生理功能。使胆固醇酯化，降低血中胆固醇和甘油三酯的含量以及血液的黏稠度。可改善血液微循环，提高脑细胞的活性，增强记忆力和思维能力。

摄入过多：干扰人体对生长因子、细胞质、脂蛋白的合成，产生较多的过氧化物。

摄入过少：血液中低密度脂蛋白和低密度胆固醇增加，导致动脉粥样硬化，易诱发心脑血管疾病。在一定程度上会影响记忆力和思维力，对婴幼儿来说会影响智力发育，老年人则会因此诱发老年痴呆症。

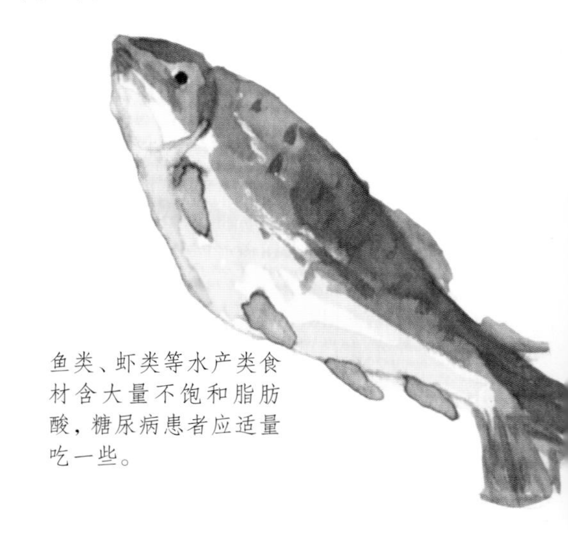

鱼类、虾类等水产类食材含大量不饱和脂肪酸，糖尿病患者应适量吃一些。

减少油脂摄入的烹调方法

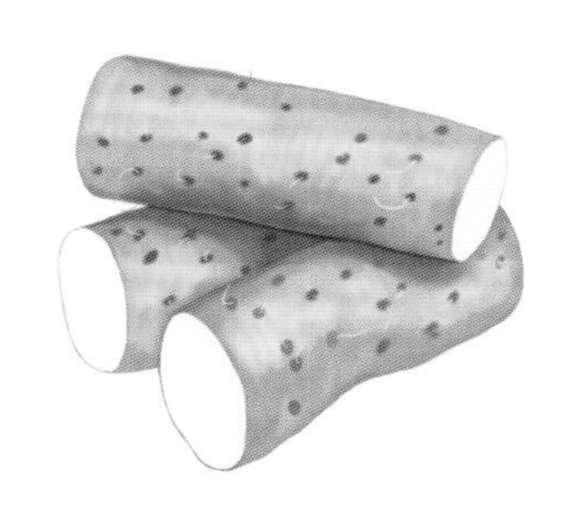

将食材切成大块

大块的食材能减少食材的总面积，烹饪时吸油少，可减少油的摄入量。

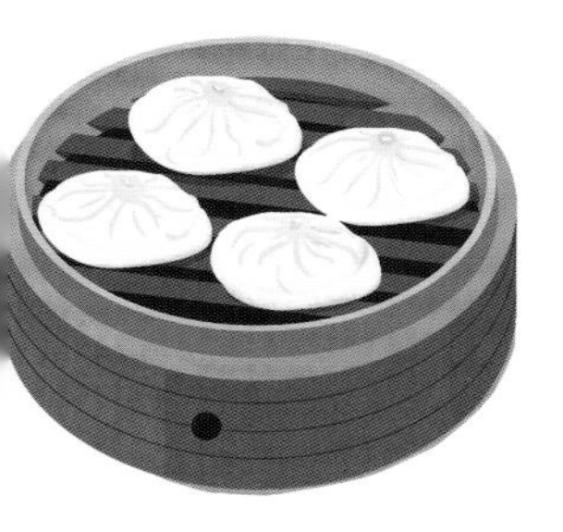

烹饪方式

选用蒸、煮、卤、凉拌等烹饪方式，这些烹饪方式能减少用油量。在熬蔬菜汤时，可选香菇、胡萝卜等熬汤，再少放一点儿油，不但味道鲜美，还可以减少食盐的用量。

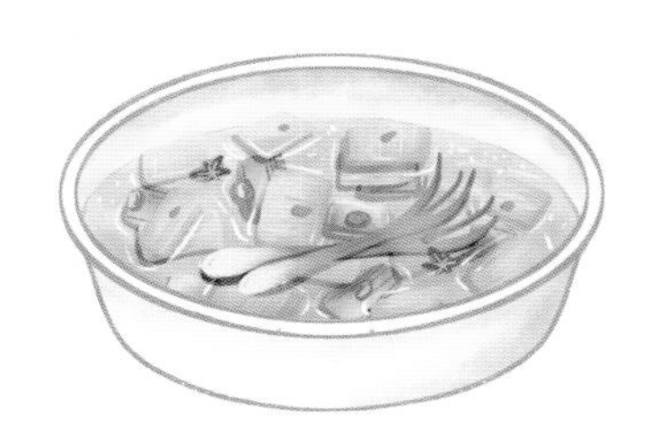

烹饪前先焯烫

食材可以先焯烫再炒，焯烫可以将肉类的部分脂肪除掉，还可以减少蔬菜的吸油量，以减少油的摄入量。

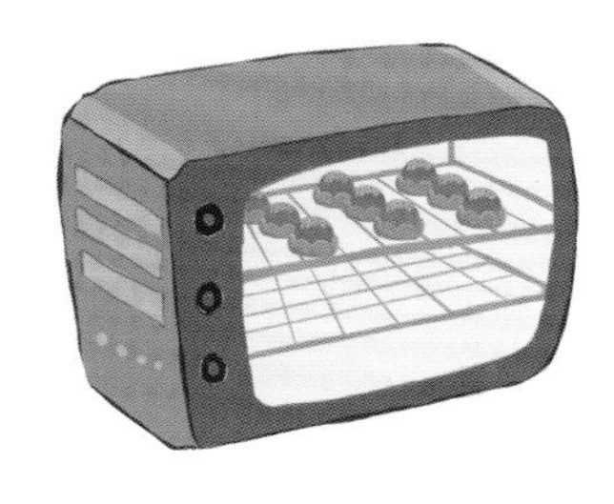

把煎炸改为烤制

使用烤箱或平底不粘锅代替传统铁锅煎炸，可减少用油量。用烤箱烤，也能做出美味的食物。平底不粘锅能够防止高温热油产生的过氧化物和致癌物质对身体的危害，还能减少用油量。

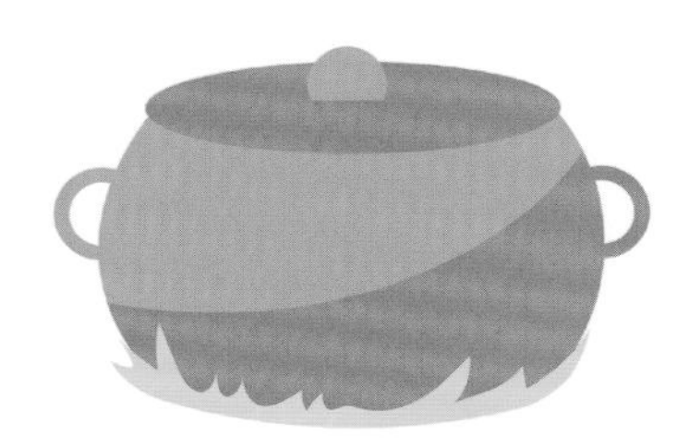

煲汤去油

鸡、排骨、牛腩等炖煮之后都会出油，把汤表面的油撇出来，就能减少油的摄入量。

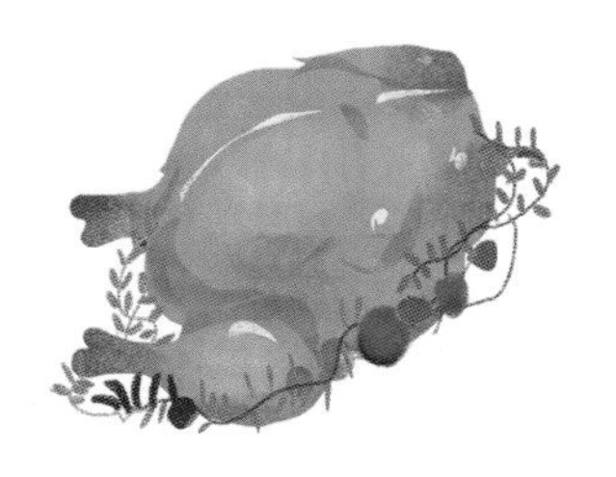

鸡肉、鸭肉要去皮

鸡肉、鸭肉的大部分油脂都储存在皮中，所以烹制鸡肉、鸭肉的时候先去皮，也可以减少油脂的摄入。

合理吃肉，控糖不耽误

肉类是人体蛋白质的主要来源。与植物蛋白相比，动物蛋白构成更易被人体消化、吸收和利用。除此之外，肉类还富含维生素和微量元素。

建议摄入量

中国营养学会制订的《中国居民膳食指南》中建议健康成年人每天各种肉类总体摄入量为80~150克。对于糖尿病患者而言，因为要控制碳水化合物占能量的比例，所以肉类可以适当多吃一些。肉类中碳水化合物含量极低，对餐后血糖影响不大。但应注意掌握好总量，同时注意控制红肉的量不要太多。

手掌测量法

计算热量搭配食谱，更简单的方法可以用“手掌测量法”粗略计算每天能吃多少肉。再参照每天摄入的总热量，以及体重控制、每天运动量大小等综合考虑。

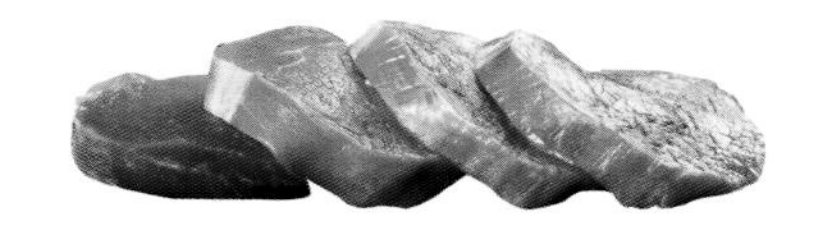

红肉：每天1~2根手指大小的量。

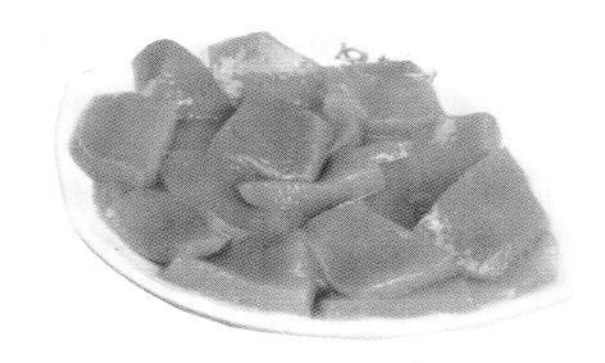

白肉：每天1~2个掌心的量。

肉类的营养特点

		营养特点
红肉	猪肉	脂肪含量较高，饱和脂肪酸比例相对较高；铁、锌、B族维生素含量丰富且易于吸收。选择瘦肉，猪里脊中脂肪含量最低
	牛羊肉	总脂肪含量低于猪肉，饱和脂肪酸含量高；铁、锌、B族维生素含量丰富且易于吸收。选择瘦肉
白肉	禽肉	鸡肉中脂肪较少，鸭肉皮下脂肪相对多；脂肪中饱和脂肪酸比例低于畜类。可以多选用去皮的禽肉
	鱼虾	一般脂肪含量均较低，不饱和脂肪酸含量高 海鱼中含有较多的碘元素；深海冷水鱼富含DHA

优选白肉，适量红瘦肉

鱼中所含丰富的 ω-3 脂肪酸能产生前列腺素，前列腺素可以促进消化液分泌，对胰腺有保护作用。而吃红肉较多的人群更容易罹患高血压、脂肪肝、心脑血管疾病等。糖尿病患者吃肉应优先选择白肉，相比红肉，白肉的脂肪含量低，更健康。

但这并不是说，糖尿病患者一点红肉都不能吃。相反，为了均衡营养，糖尿病患者也要食用适量的低脂肪红肉。

红肉	把猪肉、牛肉、羊肉等哺乳动物的肉叫做红肉	红肉的特点是肌肉纤维粗硬、脂肪含量较高
白肉	把禽肉、鱼肉、虾肉等非哺乳动物的肉叫做白肉	白肉肌肉纤维细腻，脂肪含量较低，脂肪中不饱和脂肪酸含量更高

需要注意的是，食物中的 DHA 有益于糖尿病患者，但有研究显示，大剂量的鱼油制剂（DHA+EPA）可能会干扰糖尿病患者的血糖调节功能。所以如果糖尿病患者需要服用鱼油制剂用于控制血脂时，应遵医嘱。

尽量不选择加工肉

加工肉制品则是指经过工业化流程制作的肉制品，如火腿、培根、午餐肉等。因为加工肉制品里面添加了大量的盐、油、碳水化合物和食用添加剂，对糖尿病患者的病情不利。所以建议多食用新鲜的肉类，而非加工肉。

荤素搭配控血糖

荤素搭配，不仅可以防止肉类摄入过多，也可以使营养素摄入更均衡。肉类和蔬菜中所含的营养物质各不相同。蔬菜中所含的膳食纤维和维生素 C，是肉类不具备的，而肉类所含的优质蛋白也是蔬菜不具备的。此外 B 族维生素、铁、锌等，在蔬菜中的含量也比肉类低，吸收也相对较差。荤素搭配可以减少能量的摄入，有利于控制体重和血糖。

蛋类

蛋类含有丰富的优质蛋白质，其氨基酸组成与人体需要最接近，不仅营养价值很高，而且极易被人体消化和吸收。蛋中维生素含量很丰富，且品种较为齐全，包括 B 族维生素、维生素 A、维生素 D、维生素 E、维生素 K 和少量的维生素 C。因此，糖尿病患者可常食用蛋类。每天吃 1 个鸡蛋既不会升高血脂，也不会增加心脑血管疾病患病风险。

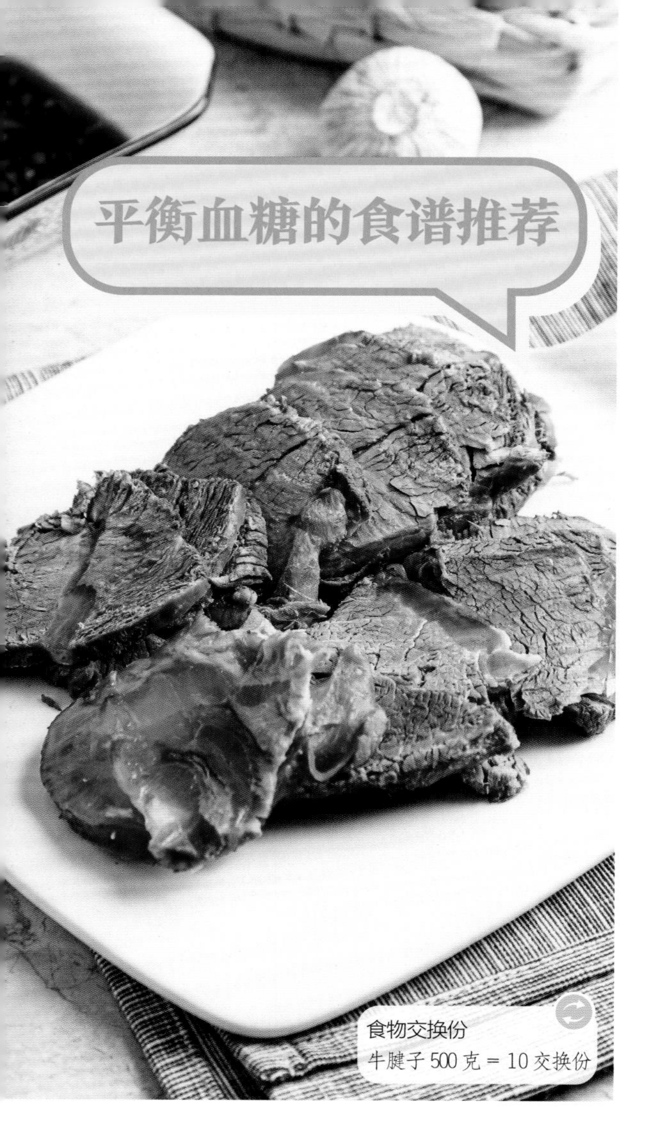

平衡血糖的食谱推荐
食物交换份
牛腱子 500 克 = 10 交换份

酱牛肉

适合便当

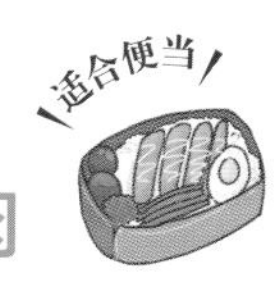

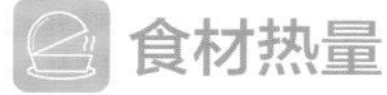

食材热量

牛腱子 500 克 • 600 千卡

升糖指数

牛腱子 45
低

少盐小窍门

卤制食物时加入老抽可使牛肉的颜色更加漂亮，加少量即可。酱油含盐，但因为其他香料的加入，过多的酱油会遮盖其原有的香味，所以酱油也不需要太多，这样还能减少盐的摄入。

原料：

牛腱子 500 克，葱花、姜片、花椒、大料、桂皮、香叶、丁香、酱油、老抽各适量。

做法：

1. 牛腱子清洗干净，在清水中浸泡 30 分钟。
2. 牛腱子冷水下锅，水开后撇去浮沫，血沫撇干净后捞出，再把牛腱子放入冷水中浸泡 5 分钟。
3. 再次将牛腱子冷水下锅，加入适量的葱花、姜片、花椒、大料、桂皮、香叶、丁香、酱油、老抽。转小火焖煮 1 小时。
4. 捞出牛腱子后，放置 2 小时至冷却。然后再放回原汤中，大火煮 15 分钟，即可。

降糖吃法

如果吃牛肉，建议每天 40 克左右。一个鸡蛋大小的一块肉为 50~60 克。牛肉属于红肉，如果吃的次数较多，则每次不超过 40 克为好，如果每周吃 1~2 次，一次可以适当多吃一些。

番茄牛肉

食材热量

牛肉 200 克 • 140 千卡

升糖指数

牛肉 46 低

少盐小窍门

酱油既可以去除牛肉的腥味，又能提味。因为酱油含盐，所以不需要额外加盐，但依然要控制酱油的用量。

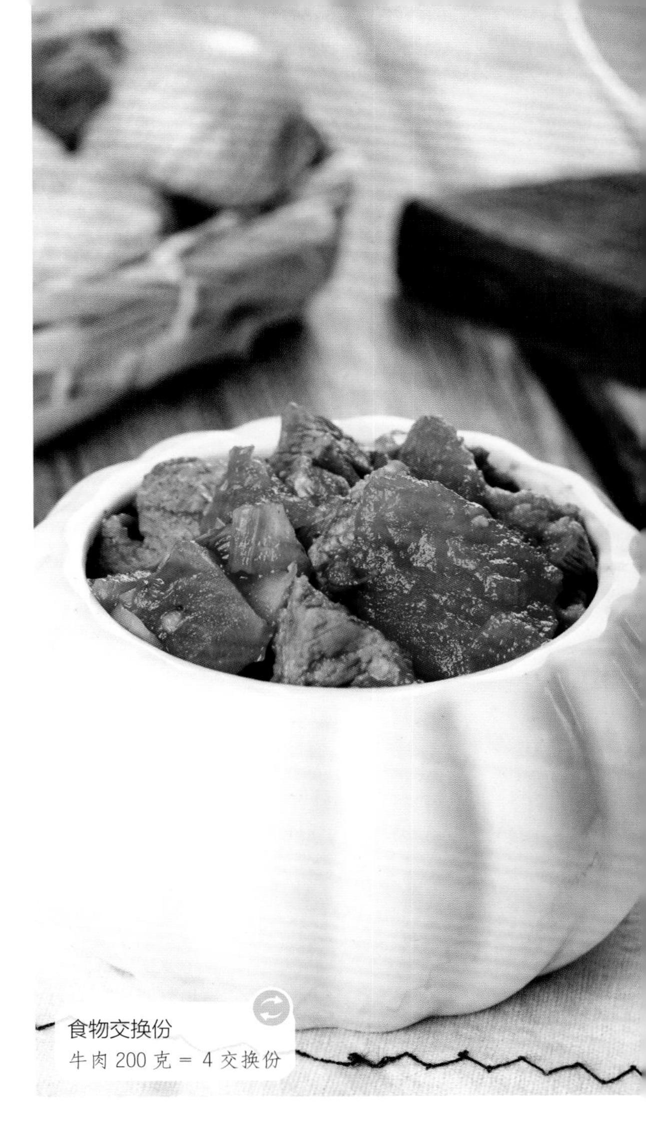

食物交换份
牛肉 200 克 = 4 交换份

原料：

牛肉 200 克，番茄 100 克，油、酱油、葱花、姜片、花椒、大料各适量。

做法：

1. 番茄洗净，去皮，切小丁。
2. 牛肉洗净，切块，冷水下锅，水开后撇去浮沫，血沫撇干净之后将牛肉捞出，再用清水洗净，沥干。
3. 锅中放油，油热后放入葱花、姜片、花椒、大料爆香。
4. 加入牛肉和番茄翻炒，倒入开水没过牛肉，倒入酱油，大火煮开后，转小火焖煮 1 小时即可。

降糖吃法

番茄通过翻炒会溢出浓郁的汁液，并且自带酸甜口感，烹制牛肉时加入适量番茄可代替市售成品番茄酱，可减少盐的摄入。

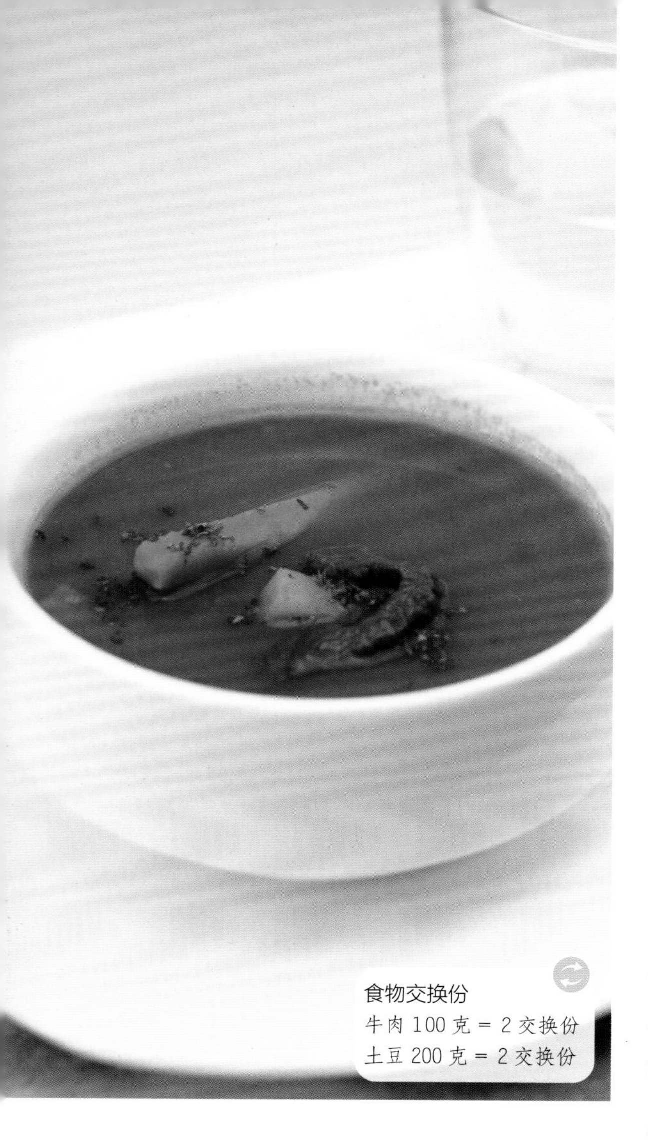

食物交换份
牛肉 100 克 = 2 交换份
土豆 200 克 = 2 交换份

罗宋汤

食材热量

牛肉 100 克 ● 120 千卡

土豆 200 克 ● 180 千卡

升糖指数

牛肉 46 低

土豆 62 中

少盐小窍门

番茄的加入可使罗宋汤酸甜可口，番茄酱的加入使汤汁更加浓郁，而番茄沙司本身含有盐分，所以可以不用放盐，从而避免了盐分摄入过多的问题。

原料：

牛肉 100 克，土豆、番茄各 200 克，洋葱、胡萝卜各 50 克，番茄酱适量。

做法：

1. 牛肉洗净，切成小块，焯水，去浮沫，捞出后用冷水洗净。
2. 番茄、洋葱、土豆洗净，去皮，切丁；胡萝卜洗净，切段。
3. 锅中倒油，油热后，加入番茄炒出汁，再放入全部蔬菜，翻炒至断生。
4. 加入牛肉块和适量的开水，再放入适量的番茄酱，大火煮开后转小火再煮 20 分钟即可。

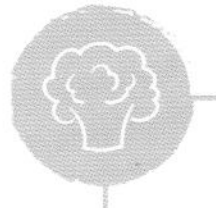

降糖吃法

这道菜里添加了土豆，土豆含有碳水化合物，应该适量减少主食的摄入。

小炒牛肉

适合便当

食材热量

牛肉（瘦）150 克 • 180 千卡

升糖指数

牛肉 46 低

低卡小窍门

牛肉最好选用瘦肉部分，瘦肉部分的热量相对较低，且脂肪含量也较低，既能很好地控制油脂的摄入，又能吃到美食，也不会给身体造成太大的负担。

原料：

牛肉（瘦）150 克，青椒、胡萝卜、芹菜各 50 克，蒜末、葱花、酱油、料酒、胡椒粉、油各适量。

做法：

1. 牛肉（瘦）切片，加酱油、料酒、胡椒粉搅拌均匀备用；青椒、胡萝卜洗净，切丝。

2. 锅中放油，油热后，放入蒜末、葱花爆香。

3. 放入腌好的牛肉，炒至变色后，放入青椒丝、胡萝卜丝一起翻炒，炒熟出锅即可。

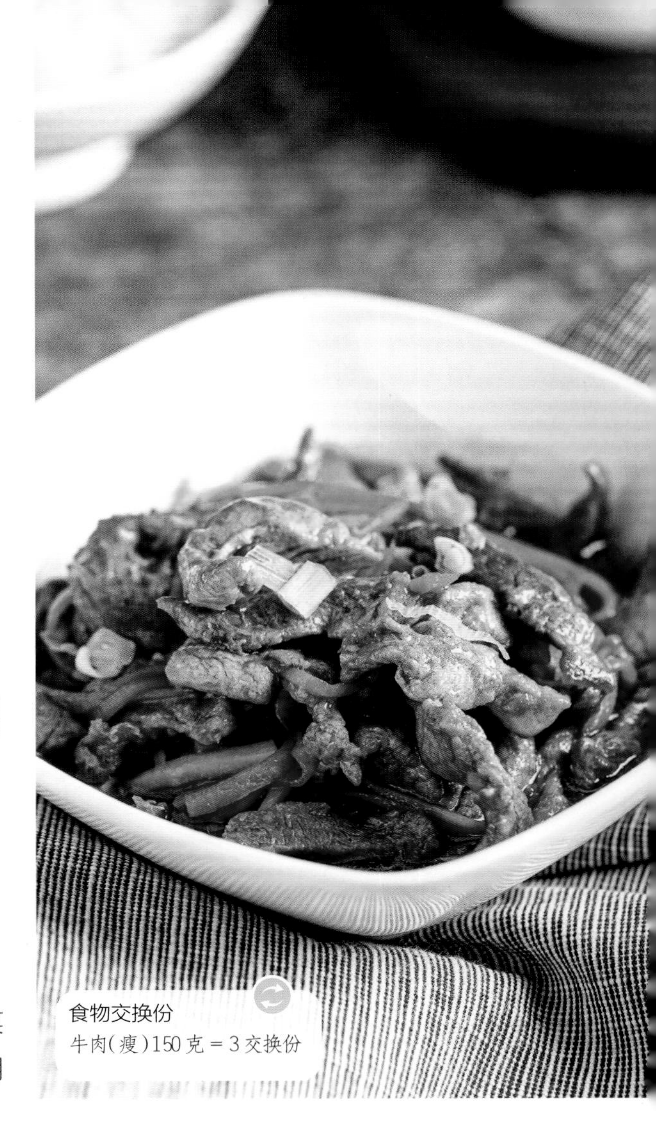

食物交换份

牛肉（瘦）150 克 = 3 交换份

少盐小窍门

炒之前用酱油和料酒腌制牛肉，可以使菜品更入味，炒制时就不需要额外加盐。

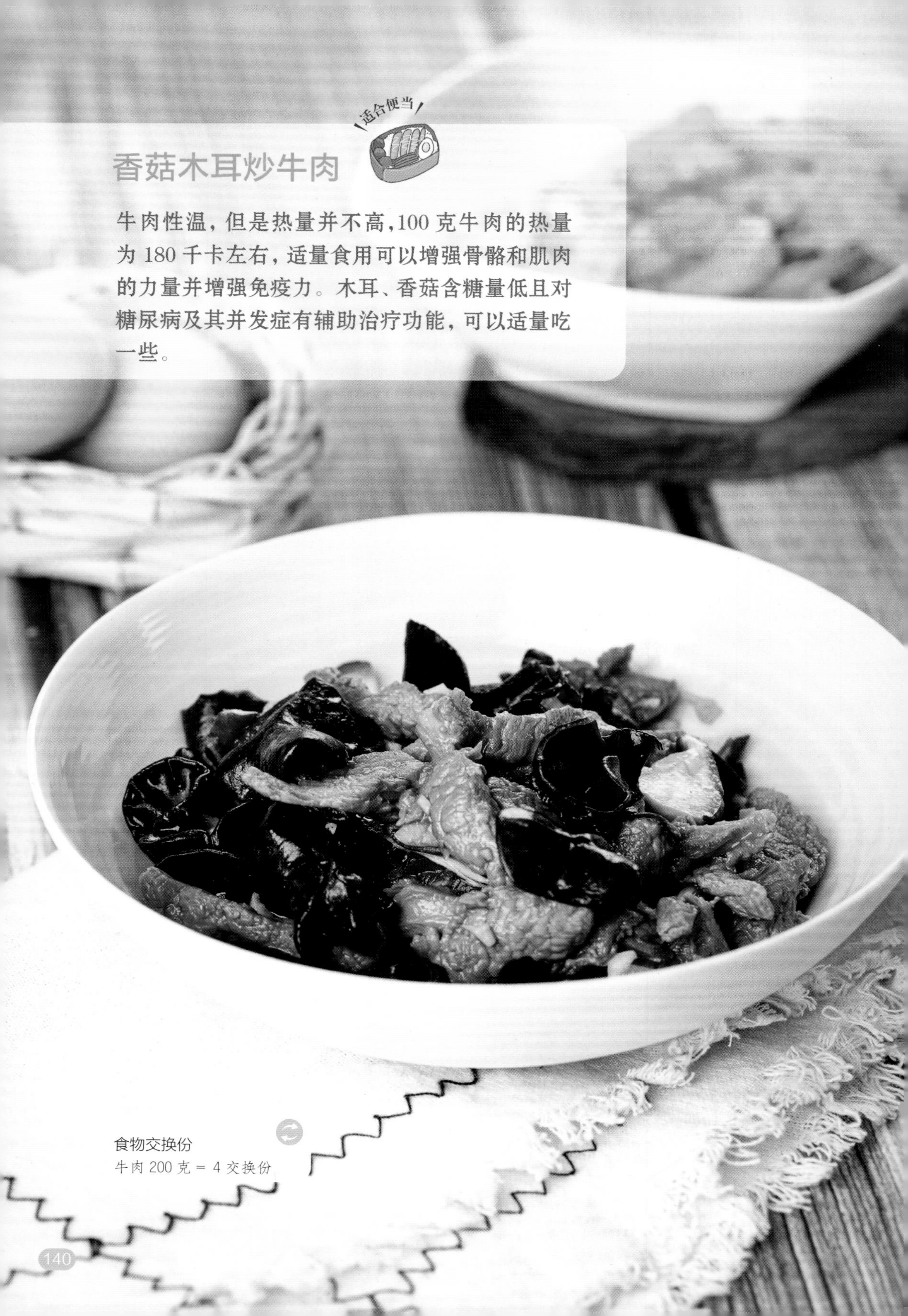

香菇木耳炒牛肉

牛肉性温，但是热量并不高，100 克牛肉的热量为 180 千卡左右，适量食用可以增强骨骼和肌肉的力量并增强免疫力。木耳、香菇含糖量低且对糖尿病及其并发症有辅助治疗功能，可以适量吃一些。

食物交换份

牛肉 200 克 = 4 交换份

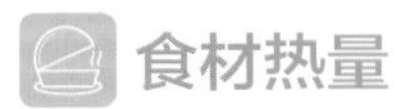

食材热量

牛肉 200 克 • 360 千卡

升糖指数

牛肉 46 

原料：

牛肉 200 克，木耳、香菇、蒜末、酱油、料酒、油各适量。

做法：

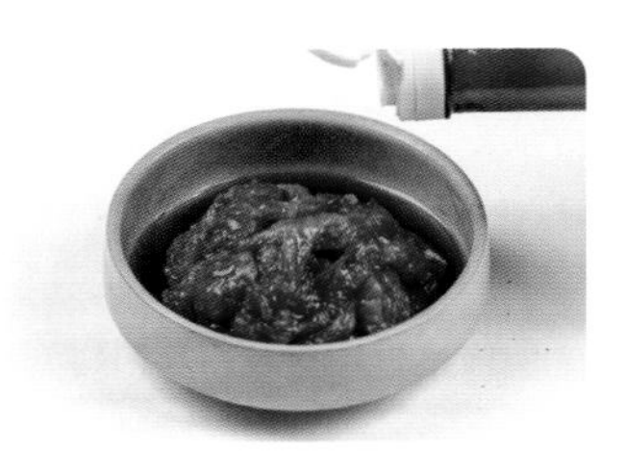

1. 牛肉洗净，切条，加入酱油、料酒腌制 30 分钟。

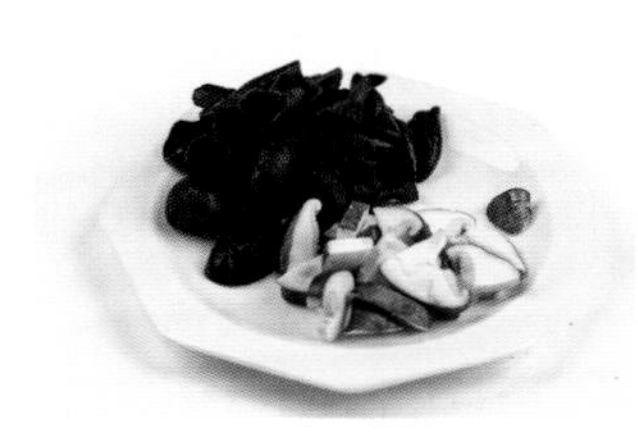

2. 木耳洗净、泡发、撕成小朵，焯水备用；香菇洗净，切片，焯水备用。

控油关键步骤

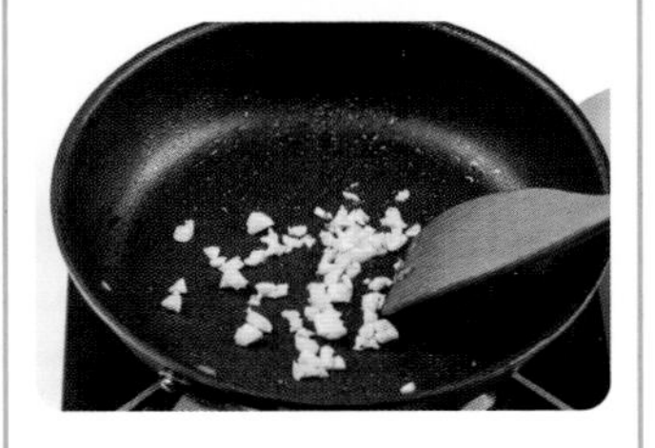

3. 锅中倒油烧热后，放入蒜末爆香。

橄榄油中含有较多的油酸，以多酚类化合物。它们对于心血管系统的健康很有益处。有益于糖尿病患者预防心血管并发症。

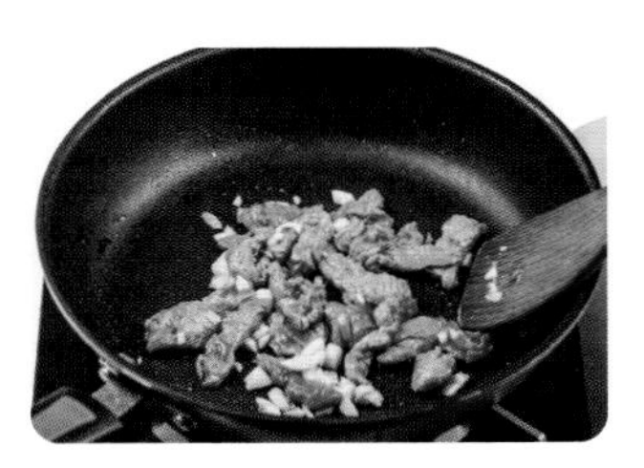

4. 加入腌制好的牛肉，炒至变色。

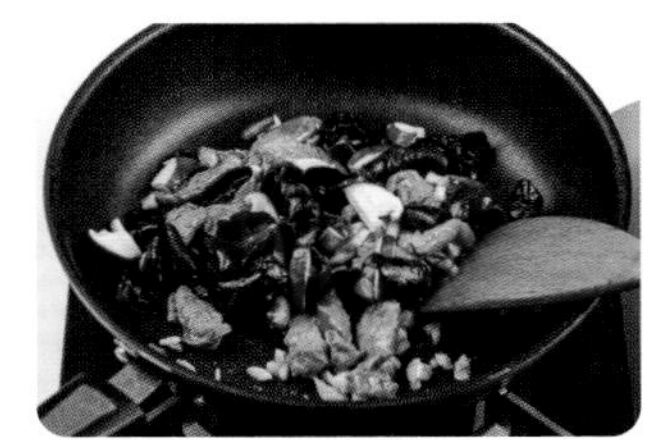

5. 加入木耳和香菇，翻炒均匀即可。

少盐小窍门

牛肉用酱油腌制后，已经入味，在后续的炒制过程中就不需要加盐了，这样就避免了摄入过多的盐分，对健康有益。提前将木耳和香菇用沸水焯烫，可以减少在炒制的过程中蔬菜的吸油量，从而减少了油脂的摄入。

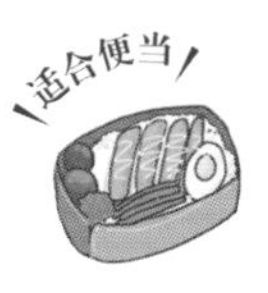

咖喱牛肉

食材热量

牛肉 500 克 • 900 千卡

土豆 100 克 • 180 千卡

升糖指数

牛肉 46 低

土豆 62 中

少盐小窍门

咖喱块中含有盐分，所以炖煮的时候只需加一点点盐调味即可。

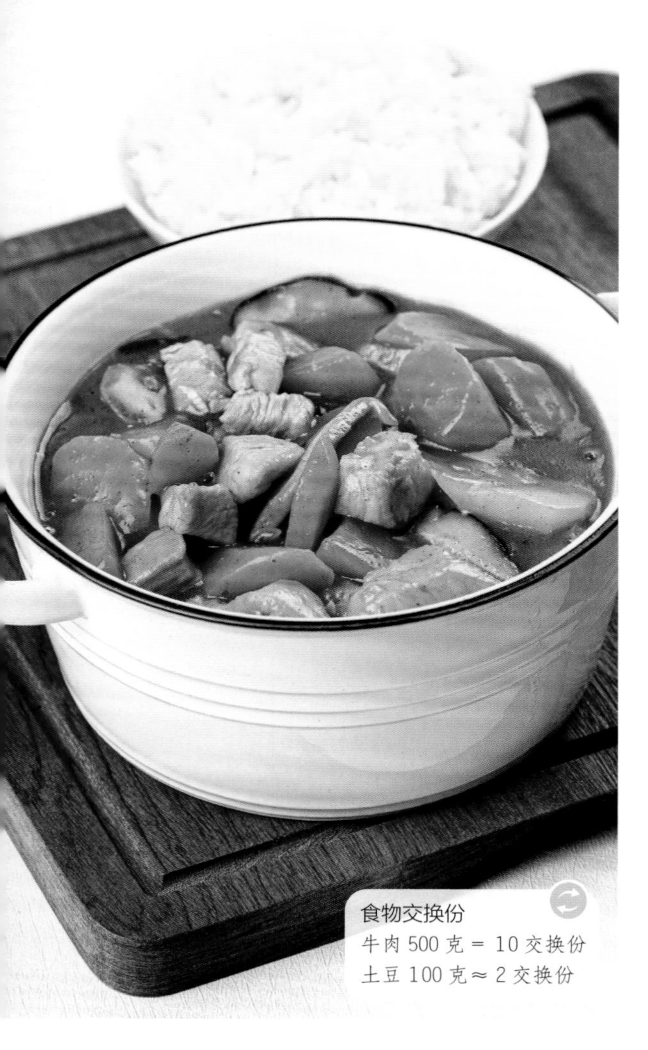

食物交换份
牛肉 500 克 = 10 交换份
土豆 100 克 ≈ 2 交换份

原料：

牛肉 500 克，土豆 100 克，胡萝卜、香菇各 50 克，葱段、姜片、花椒、大料、料酒、油、盐各适量。

做法：

1. 牛肉洗净，切块，放入高压锅内，加入适量清水，放入葱段、姜片、花椒、大料、料酒炖煮 30 分钟。

2. 将牛肉捞出，将肉汤保留。

3. 胡萝卜、土豆、香菇洗净后切丁，锅中倒油，油热后放入切好的蔬菜丁进行翻炒。

4. 放入牛肉，倒入牛肉汤，大火烧开后，放入咖喱块，咖喱块化开后加入少量的盐，转小火继续炖煮 30 分钟即可。

降糖关键点

咖喱中葫芦巴籽含有的葫芦巴籽胶可降低血糖和血胆固醇的水平，桂皮、姜黄等调料具有药物价值，有助于降低血糖，激发胰岛素活性，使机体更好地控制血糖。

冬瓜丸子汤

食材热量

牛肉馅(瘦)150克 • 270千卡

冬瓜200克 • 36千卡

升糖指数

牛肉馅46 低

冬瓜15 低

少盐小窍门

由于在汤中加了盐，所以在做丸子的时候，只需要一点点盐调味即可，这样汤汁咸淡适中，牛肉丸鲜香，同时还能降低盐的摄入。

原料：

牛肉馅(瘦)150克，冬瓜200克，鸡蛋清1个，葱花、姜末、料酒、胡椒粉、香油、盐各适量。

做法：

1. 牛肉馅中放入葱花、姜末、料酒、胡椒粉、盐和少量的清水，按照同一方向搅拌均匀。再放入1个鸡蛋清，继续搅拌，使肉馅上劲；冬瓜洗净，去皮，切块。

2. 锅中倒水烧至半开状态，转小火。用手把肉馅挤成球，放入水中。全部挤好后，轻轻搅拌锅里的丸子，防止粘底。

3. 丸子飘起来后放入冬瓜，再放入适量的盐和胡椒粉即可。

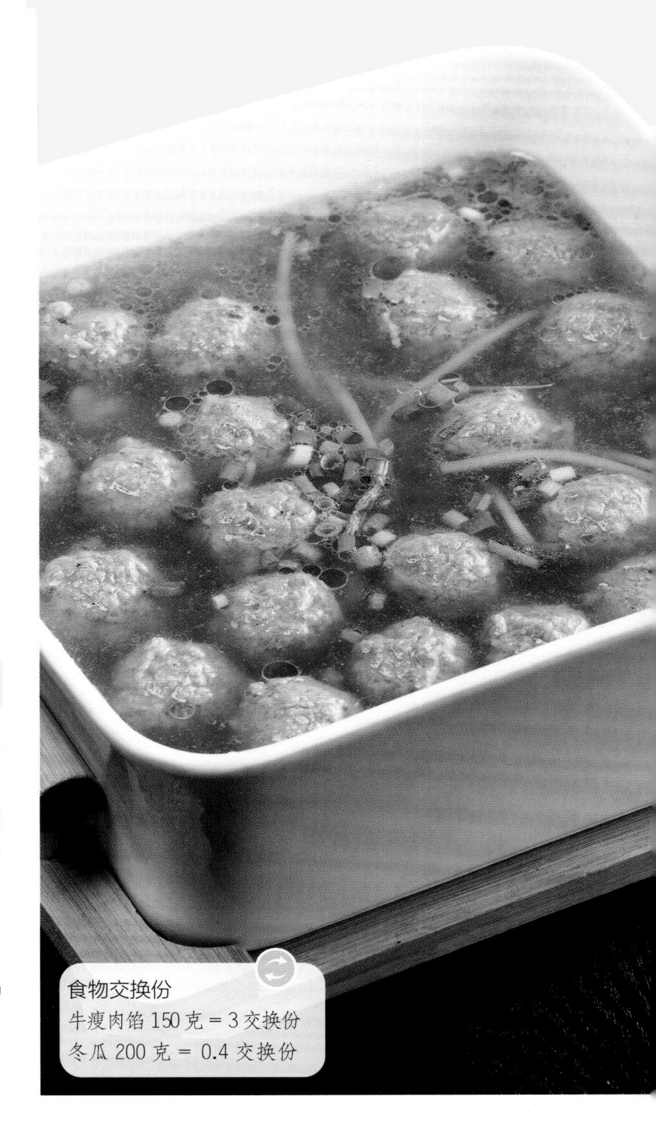

食物交换份
牛瘦肉馅150克=3交换份
冬瓜200克=0.4交换份

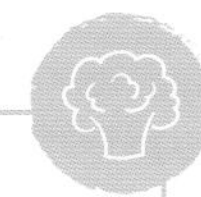

牛肉的解冻

正确方法应该是提前一天把牛肉从冷冻室移至冷藏室，让它慢慢解冻。解冻的牛肉不能用水冲，用干净的厨房纸巾吸干表面的血水就可以直接处理烹饪了。

食物交换份
菠菜 200 克 = 0.4 交换份
牛肉 100 克 = 2 交换份

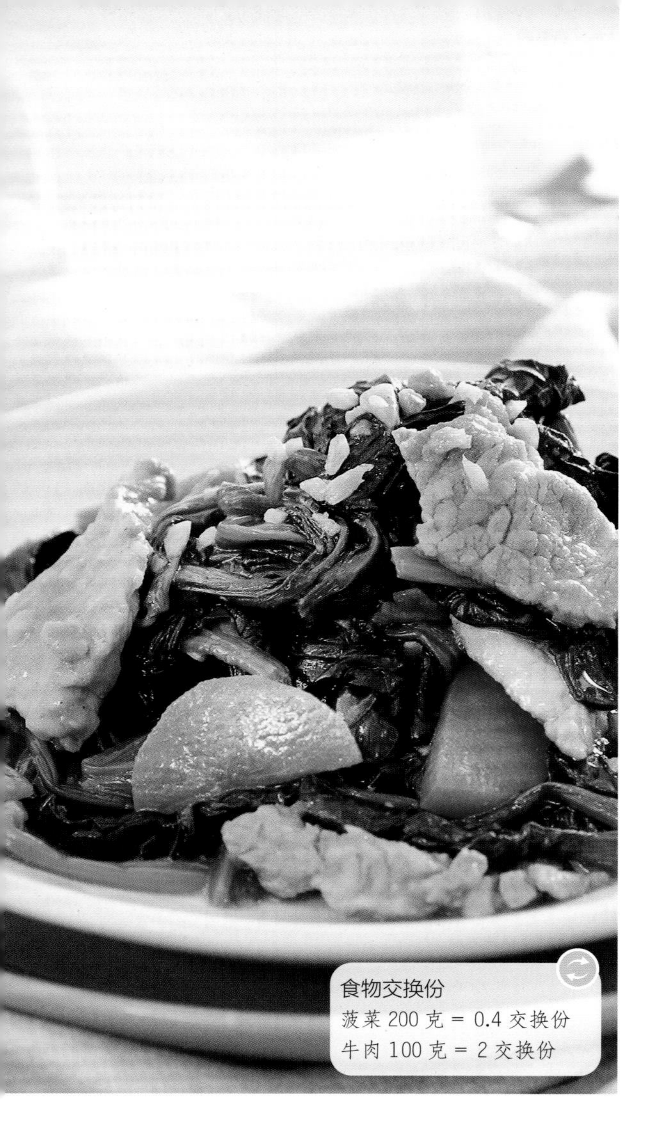

菠菜炒牛肉

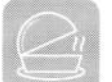

食材热量

菠菜 200 克 • 36 千卡

牛肉 100 克 • 120 千卡

升糖指数

菠菜 15 低

牛肉 46 低

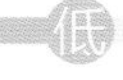

少盐小窍门

在腌制牛肉时，只需料酒、葱花、姜片即可，可以不加酱油，这样既可以减少盐的摄入量，又可以去掉牛肉的腥味。

原料：

菠菜 200 克，牛肉 100 克，胡萝卜、料酒、葱花、姜片、油、盐各适量。

做法：

1. 牛肉洗净，切薄片，加料酒、葱花、姜片腌制 30 分钟。
2. 菠菜洗净，切大段，用热水焯烫一下；胡萝卜洗净，切片。
3. 锅中倒油，油热后放入葱花、姜片爆香，再放入腌好的牛肉和胡萝卜炒至八分熟。
4. 放入菠菜段炒软，出锅前加适量盐调味即可。

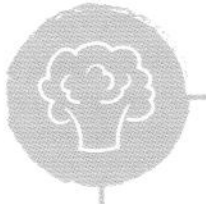

牛肉的烹调料理

前胸和肋脊这两个部位几乎不会被活动到的，这两个部位的肉，肉质非常鲜嫩、肥美，营养自然也是最充足的地方。烹饪时容易入味，口味佳。

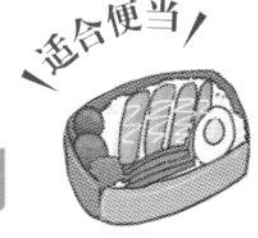

胡萝卜炒牛肉

食材热量

牛里脊肉 100 克 • 120 千卡

胡萝卜 100 克 • 45 千卡

升糖指数

牛里脊肉 46 低

胡萝卜 42 低

降糖小窍门

食用油选择大豆油、玉米油、橄榄油等，这些油含有大量不饱和脂肪酸，可以帮助糖尿病患者降低血糖水平，但也要控制摄入量。

原料：

牛里脊肉、胡萝卜各 100 克，鸡蛋 1 个，姜、蒜、油、老抽、料酒、淀粉、白胡椒粉各适量。

做法：

1. 将牛里脊肉去除筋膜，逆纹切成丝，用老抽、料酒及蛋液抓匀，腌制 15 分钟。
2. 姜、蒜切片，胡萝卜切成丝。
3. 取半碗水，放入白胡椒粉和淀粉拌匀。
4. 锅中放油，放入姜片、蒜片爆香，放入牛肉丝炒至变色。倒入胡萝卜丝快速翻炒，炒至断生时，倒入芡汁，大火收汁即可。

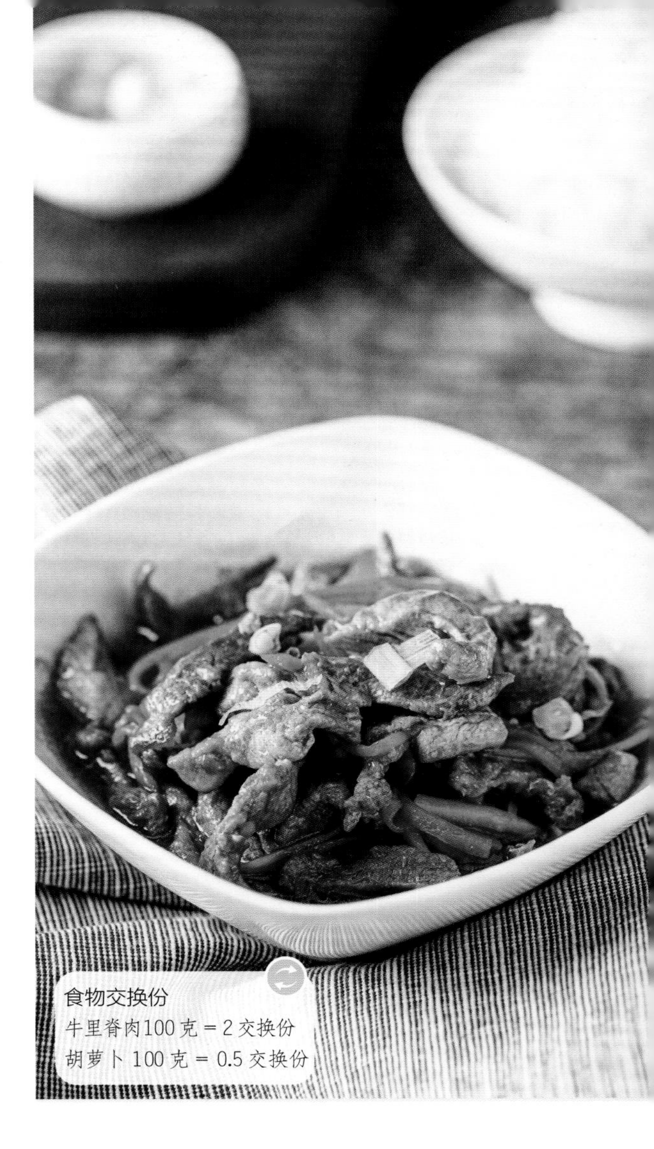

食物交换份

牛里脊肉100克 = 2 交换份

胡萝卜 100 克 = 0.5 交换份

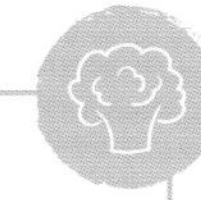

牛肉的处理

将牛里脊肉切丝之前，先拍打，可使肉的口感更嫩滑。在拍打牛肉时，肉汁会流失掉，肉的味道和口感就大打折扣了。正确方法应该是用针刺法，家常做法可以用刀尖来一下下地刺，但是注意不要刺穿底部。

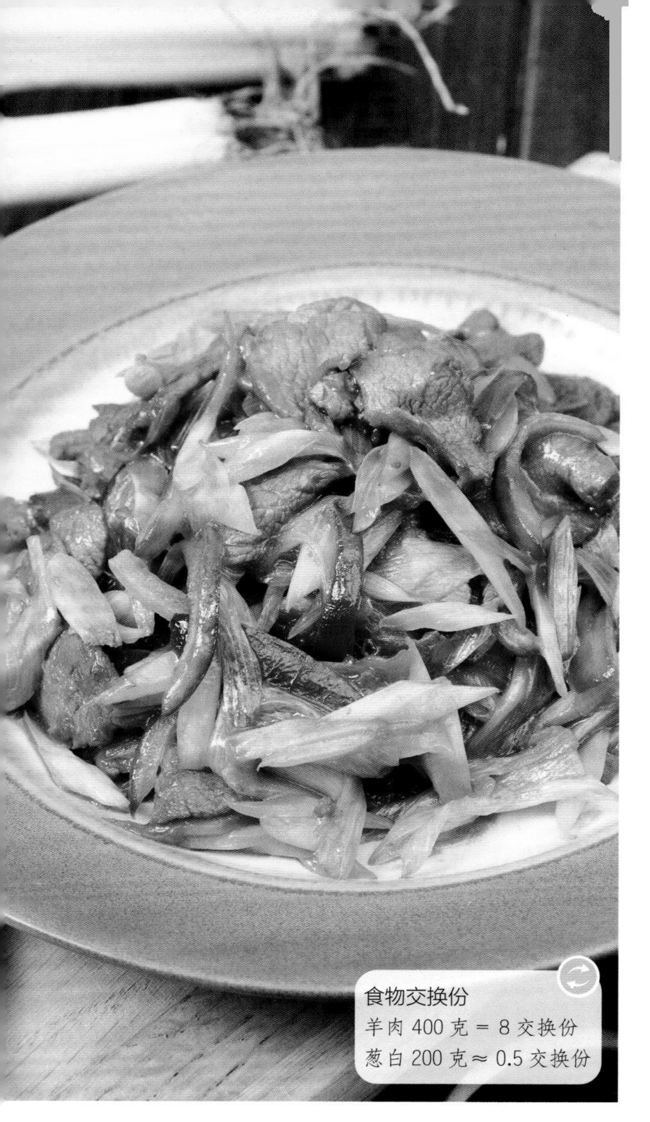

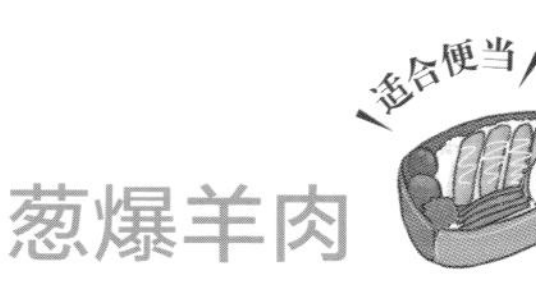

葱爆羊肉

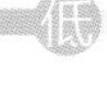

食材热量

羊肉 400 克 ● 720 千卡

葱白 200 克 ●56 千卡

升糖指数

羊肉 46 低

葱白 32 低

少盐小窍门

老抽可使羊肉的色泽更加诱人，加入少量即可。酱油含盐，羊肉切薄片后腌制非常容易入味，所以不需要额外放盐，从而可减少盐的摄入量。

食物交换份

羊肉 400 克 = 8 交换份

葱白 200 克≈ 0.5 交换份

原料：

羊肉 400 克，葱白 200 克，洋葱 50 克，酱油、老抽、料酒、香醋、胡椒粉各适量。

做法：

1. 葱白和洋葱洗净，斜切大段。
2. 羊肉洗净，切薄片，加入适量的酱油、老抽、料酒、胡椒粉搅拌均匀，腌制 15 分钟，控干水分。
3. 锅中放油，油热后放入腌好的羊肉片，炒至羊肉变色。
4. 放入葱段、洋葱一起和羊肉翻炒，烹入少许香醋提味，即可出锅。

降糖吃法

羊肉应选择瘦肉部分，瘦肉部分的脂肪含量较低，不会使人过量地摄入油脂。市面上的羊肉卷脂肪含量很高，尽量避免食用，以免增加身体负担。建议畜肉类可以互换吃，不要一次吃太多红肉。

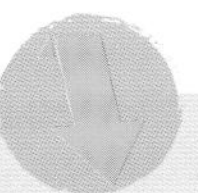

茭白炒肉

适合便当

食材热量

猪里脊肉 100 克 • 180 千卡

茭白 200 克 • 52 千卡

升糖指数

猪里脊肉 45 低

茭白 15 低

少油小窍门

茭白去除表皮，切成片，锅中倒水烧沸后，将切好的茭白放入锅中焯水 1 分钟即可，这样处理后，在炒制时就可以很快熟透出锅，避免在炒制时吸收过多的油脂。

原料：

猪里脊肉 100 克，茭白 200 克，葱段、姜末、姜片、料酒、盐、油各适量。

做法：

1. 茭白洗净，切片；猪里脊肉洗净，切丝，用料酒和姜末腌制 10 分钟。
2. 锅内热油，下入葱段、姜片爆香，倒入腌好的肉丝，炒至变色。
3. 放入茭白，翻炒至熟透，最后放盐调味。

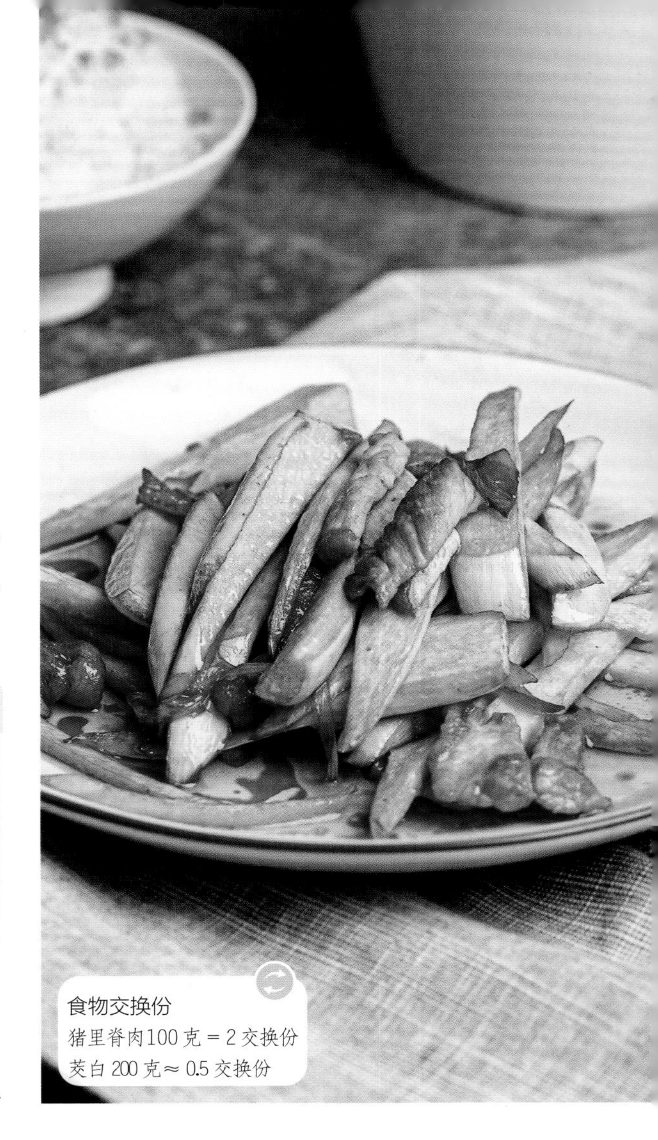

食物交换份

猪里脊肉100 克 = 2 交换份

茭白 200 克≈ 0.5 交换份

茭白的存储

茭白水分较高，若放置过久，会失去鲜味，最好即买即食。如果不是马上烹调，建议买回来时不要剥掉外壳，先用纸包住再套上塑料袋后放入冰箱，可保存约 4 天。

食物交换份
苦瓜 400 克 = 0.8 交换份
猪瘦肉末 100 克= 2 交换份

适合便当

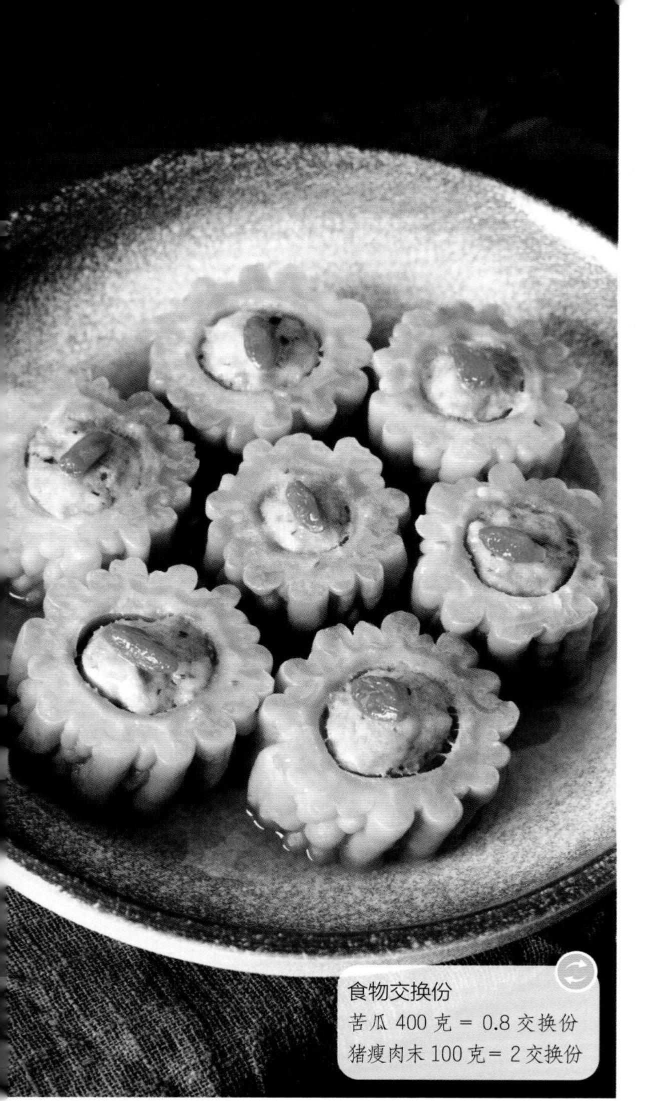

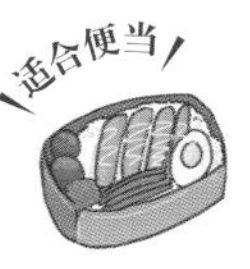

苦瓜酿肉

食材热量

苦瓜 400 克 • 72 千卡

猪瘦肉末 100 克 • 180 千卡

升糖指数

苦瓜 15 低

猪瘦肉末 45 低

少盐小窍门

减少了其他调料的使用，只加入少量盐即可，不仅可以控制盐分的摄入量，又能品尝到清爽的苦瓜酿肉。

原料：

苦瓜 400 克，猪瘦肉末 100 克，葱花、盐各适量。

做法：

1. 苦瓜洗净，切小段，去瓤。
2. 将猪肉末用葱花、盐拌均匀后，塞进苦瓜段中。
3. 上锅蒸，水开后，蒸 15 分钟即可。

降糖吃法

猪肉和苦瓜搭配可滋阴清热，改善糖尿病患者出现的心烦口渴、便秘等症状。还可以在肉馅中加入蔬菜和菌类，增加更多营养素的同时还降低了热量。

芦笋炒肉

适合便当

食材热量

芦笋 100 克 • 18 千卡

猪肉（瘦）100 克 • 180 千卡

升糖指数

芦笋 15 低

猪肉（瘦）45 低

少盐小窍门

出锅前放盐，可以让盐附着在食材的表面上，这样吃起来不会感觉太过清淡，还能控制盐的摄入量。

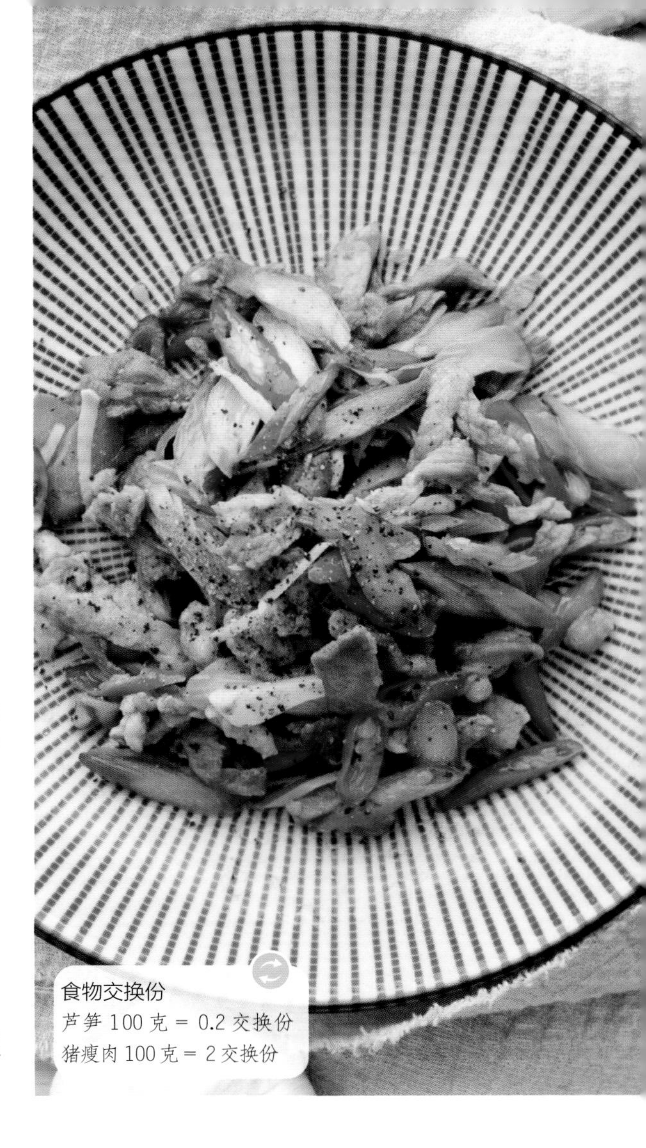

食物交换份

芦笋 100 克 = 0.2 交换份

猪瘦肉 100 克 = 2 交换份

原料：

芦笋 100 克，猪肉（瘦）100 克，红椒 50 克，盐、油、胡椒粉各适量。

做法：

1. 猪肉洗净后，切片，用盐腌制；芦笋洗净，切段；红椒洗净，去瓤，切片。

2. 锅中倒油，油热后，放入腌好的猪肉片，炒至变色。

3. 加入芦笋和甜椒翻炒均匀至熟，加少许胡椒粉调味即可。

芦笋去皮的技巧

芦笋在去皮时，应该把芦笋的根部切掉一些，因为芦笋的根部通常都比较老，而且容易被脏东西污染。芦笋的头部会有一些小尖，用刀轻轻地削掉，可使芦笋的口感更完美。

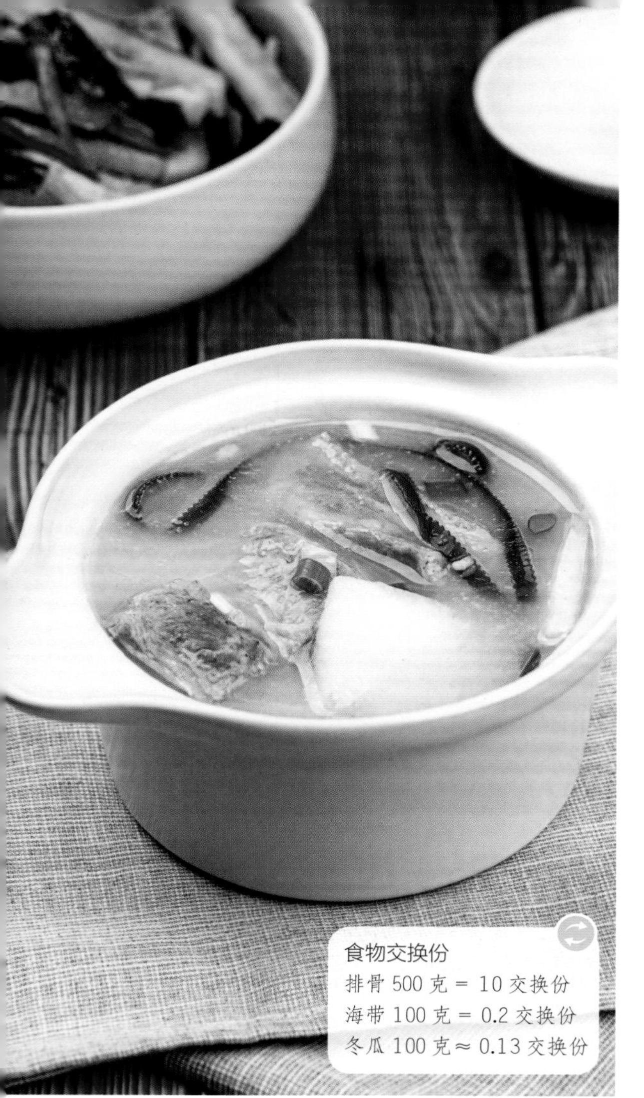

食物交换份
排骨 500 克 = 10 交换份
海带 100 克 = 0.2 交换份
冬瓜 100 克 ≈ 0.13 交换份

冬瓜海带排骨汤

食材热量

排骨 500 克 • 900 千卡

海带 100 克 • 18 千卡

冬瓜 100 克 • 12 千卡

升糖指数

排骨 48 低

海带 15 低

冬瓜 15 低

少盐小窍门

出锅前再放盐，可以使汤汁清冽鲜美，提味的同时还能降低盐的摄入量。

原料：

排骨 500 克，海带 100 克，冬瓜 100 克，葱段、姜片、花椒、香油、盐、胡椒粉各适量。

做法：

1. 排骨洗净，冷水下锅，开水焯熟，捞出后，过冷水。
2. 海带洗净，切条；冬瓜洗净，去皮，切小块。
3. 锅中放入排骨、姜片、葱段、花椒，大火烧开转小火焖煮 30 分钟。
4. 加入海带、冬瓜后再煮 15 分钟，出锅前加盐、香油、胡椒粉即可。

降糖吃法

排骨先用开水焯一下，可以去掉部分油脂，降低热量和油脂的摄入。准备好材料后一同下锅水煮的方法，省去了先爆锅的步骤，这样不仅不会使香味变淡，还能减少油脂的摄入。

青椒炒肉

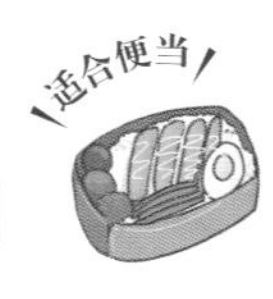

 食材热量

猪里脊肉 200 克 • 310 千卡

青椒 100 克 • 360 千克

 升糖指数

猪里脊肉 45 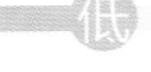

青椒 15 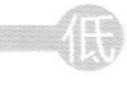

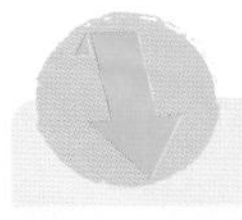

少盐小窍门

猪里脊肉提前用酱油腌制后，已经含有盐分，所以后续就不需要放盐了，避免了盐分摄入过量的问题。

原料：

猪里脊肉 200 克，青椒 100 克，姜丝、蒜末、料酒、酱油、盐、油各适量。

做法：

1. 猪里脊肉洗净，切片，放入酱油和料酒，搅拌均匀后腌制 30 分钟；青椒洗净，去子，切块。
2. 热锅烧油，油热后，放入姜丝、蒜末爆香。放入腌制好的肉片，炒至变色。
3. 加入青椒块，翻炒均匀，炒熟即可出锅。

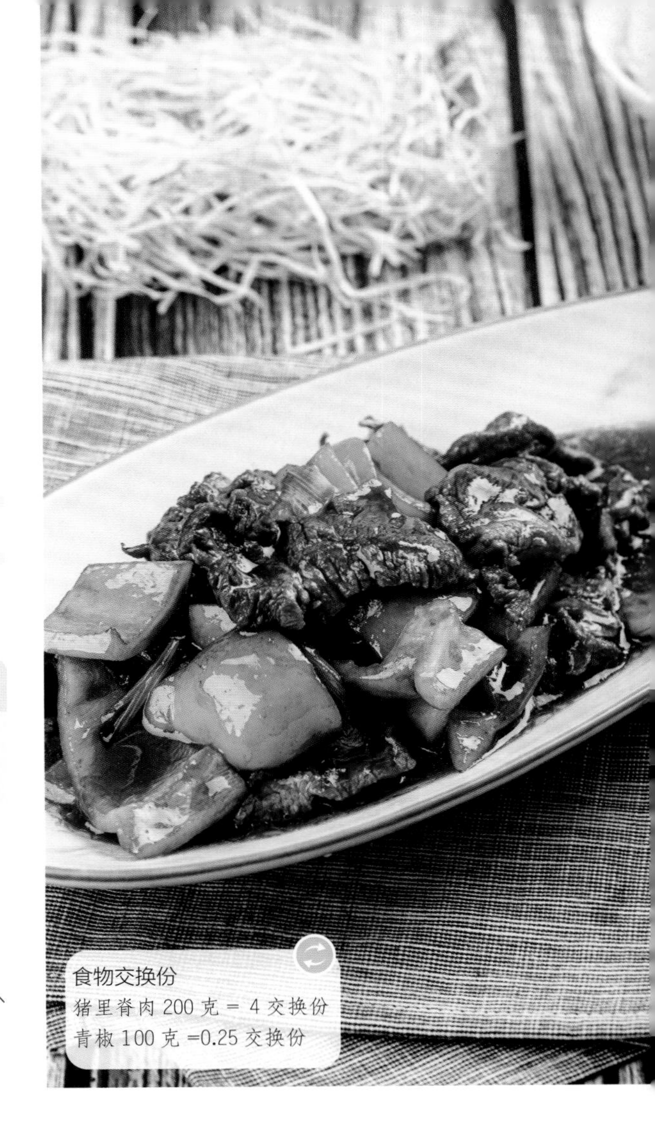

食物交换份
猪里脊肉 200 克 = 4 交换份
青椒 100 克 =0.25 交换份

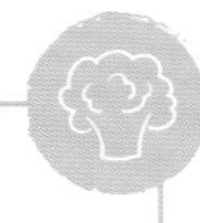

降糖吃法

猪肉片在炒之前用水焯熟，可去掉部分油脂，减少油脂的摄入量，更加健康。

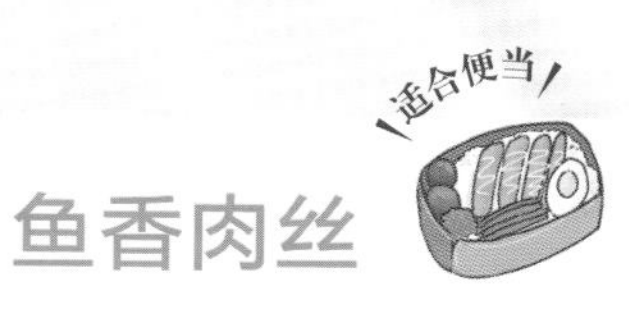

鱼香肉丝

莴笋含有丰富的烟酸，烟酸是胰岛素的激活剂，糖尿病患者经常吃些莴笋，有益于控制血糖。本道菜选用蛋白质丰富、脂肪和胆固醇含量较低的猪里脊肉搭配莴笋、胡萝卜、木耳，适合糖尿病患者适量食用，营养、美味。

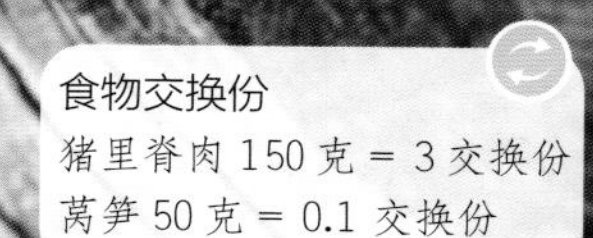

食物交换份
猪里脊肉 150 克 = 3 交换份
莴笋 50 克 = 0.1 交换份

食材热量

猪里脊肉 150 克 ● 270 千卡

莴笋 50 克 ● 90 千卡

升糖指数

猪里脊肉 45 低

莴笋 15 低

原料：

猪里脊肉 150 克，莴笋 50 克，胡萝卜 30 克，木耳 25 克，鸡蛋清 1 个，姜丝、葱花、醋、料酒、酱油、淀粉、豆瓣酱、油各适量。

做法：

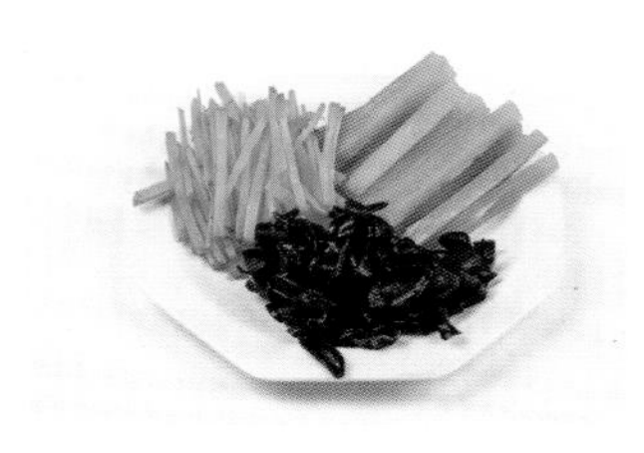

1. 木耳洗净，泡发，切丝；胡萝卜洗净，切丝；莴笋洗净，切条。将所有蔬菜放入沸水中焯烫。

低盐关键步骤

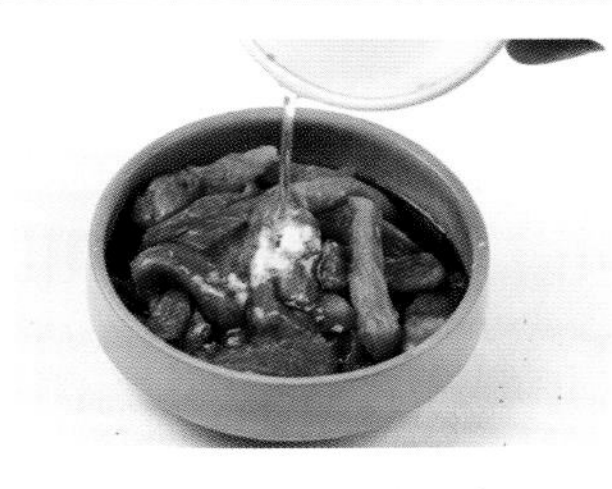

2. 猪里脊肉洗净，切丝。猪肉中加入一个鸡蛋清、酱油、料酒和少许淀粉，搅拌均匀，腌制 20 分钟。

只在这一步加入酱油即可，酱油含有盐分，还可以去除肉的腥味。用酱油腌制后，就不需要再放盐，避免摄入过量的盐分。

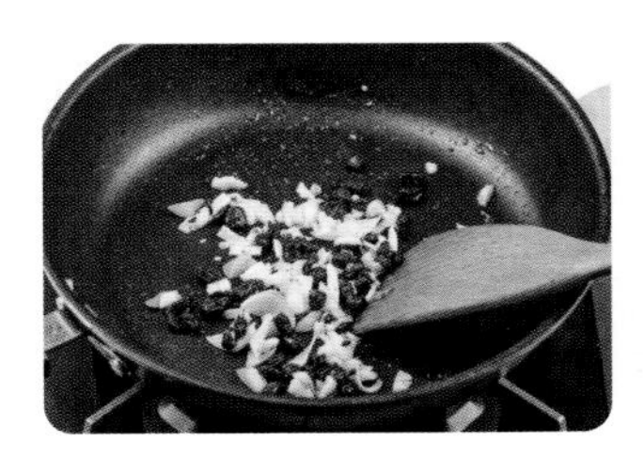

3. 锅中倒油，油热后，放入姜丝、葱花、豆瓣酱爆香。

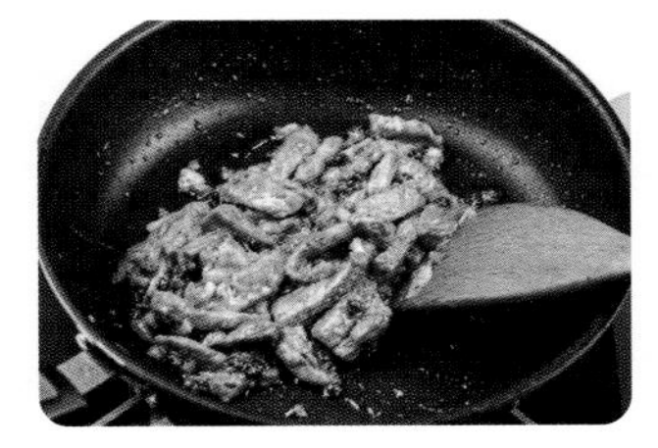

4. 加入猪肉丝翻炒，炒至变色。

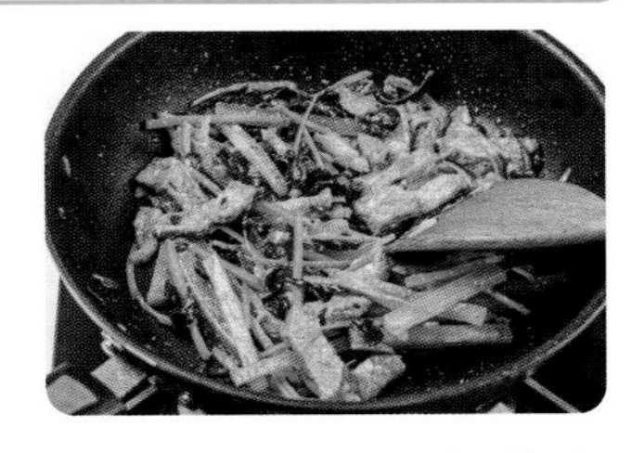

5. 加入莴笋丝、胡萝卜丝、木耳翻炒均匀，再加入少量的料酒和醋，翻炒出锅即可。

里脊肉脂肪含量更低

糖尿病患者可常吃里脊肉。里脊肉是脊骨下面一条与大排骨相连的瘦肉。肉中无筋，是猪肉中最嫩的一部分。脂肪含量低，肌肉纤维细小，纹路清晰，肉质鲜嫩，任何烹调方法都适合。

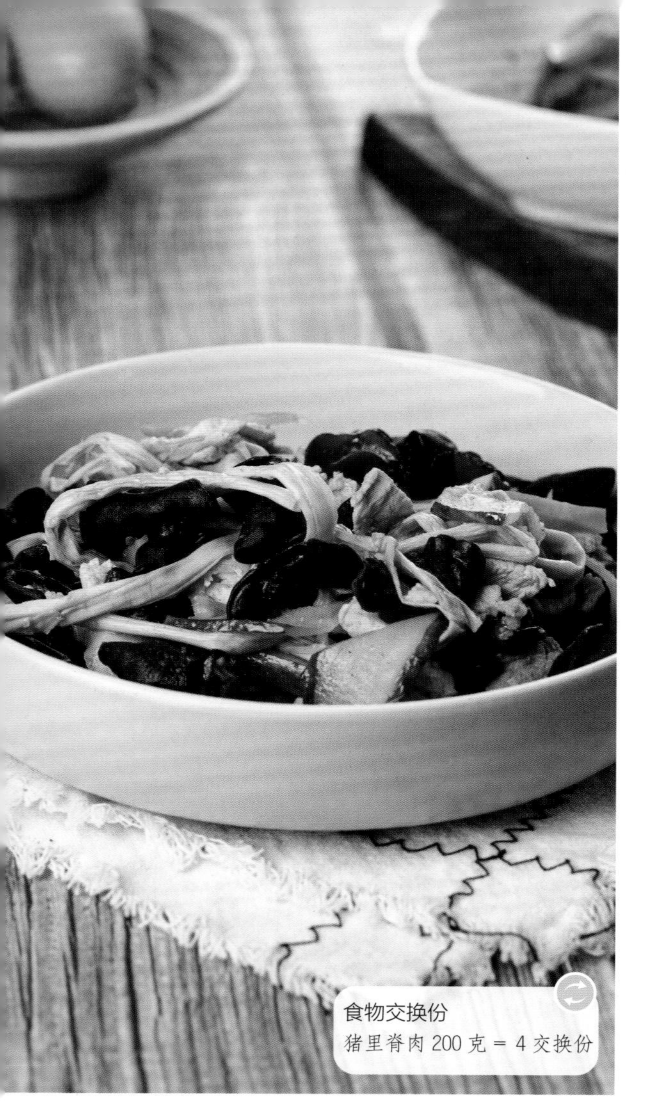

食物交换份
猪里脊肉 200 克 = 4 交换份

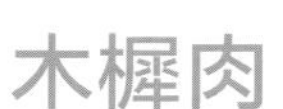

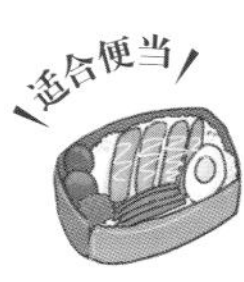

木樨肉

食材热量

猪里脊肉 200 克 • 360 千卡

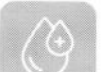

升糖指数

猪里脊肉 45 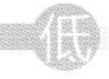

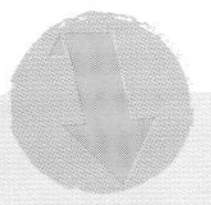

少盐小窍门

里脊肉提前用酱油腌制过，已经含有盐分。鸡蛋炒之前也放了盐。所以，在炒制过程中就可以不放盐了，就能很好地减少盐的摄入量。

原料：

猪里脊肉 200 克，鸡蛋 100 克，黄花菜、木耳、黄瓜、胡萝卜、蒜末、姜丝、酱油、盐、料酒、油各适量。

做法：

1. 黄花菜洗净，泡发，焯熟；木耳泡发，撕小朵，焯熟；黄瓜、胡萝卜洗净、切片。

2. 猪里脊肉洗净，切薄片，用料酒、酱油腌制 30 分钟。

3. 鸡蛋加入少量的盐，打散，炒成块状。

4. 锅中倒油，油热后，加入蒜末、姜丝爆香，再放入腌好的里脊肉，肉变色后放入黄花菜、木耳、黄瓜、胡萝卜和炒好的鸡蛋，大火翻炒，炒熟后出锅即可。

降糖关键点

因为需要服用药物以及患者自身的原因，糖尿病患者身体对于 B 族维生素的需求量极大，而猪瘦肉是补充身体 B 族维生素很好的食材，其 B 族维生素的含量是牛、羊肉的好几倍。

香煎鸡胸

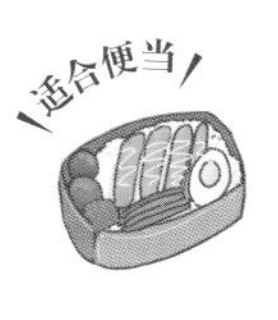

食材热量

鸡胸肉 200 克 • 334 千卡

升糖指数

鸡胸肉 45 低

少盐小窍门

出锅的时候撒盐，是为了让盐附着在鸡胸肉的表面，这样吃起来味道不会太清淡，还能控制盐的摄入。

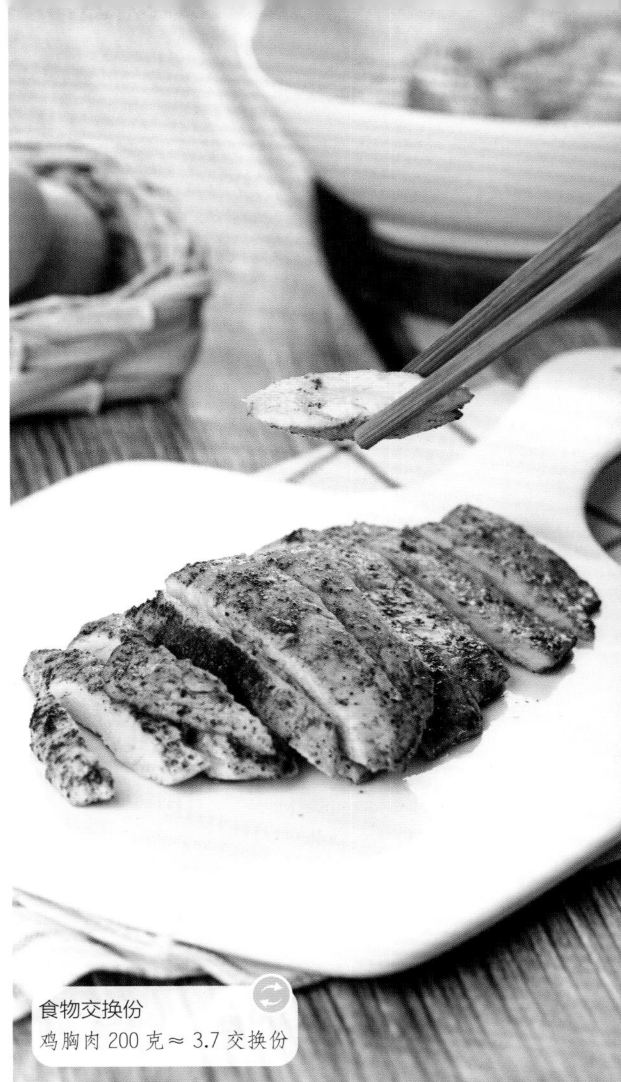

食物交换份
鸡胸肉 200 克 ≈ 3.7 交换份

原料：

鸡胸肉 200 克，盐、油、黑胡椒各适量。

做法：

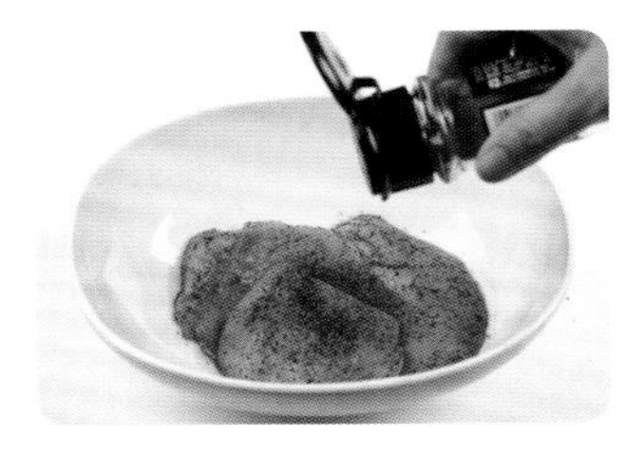

1. 鸡胸肉洗净，用厨房纸吸干水分，横着将鸡胸肉切片。撒上黑胡椒碎抹匀，腌制 15 分钟。

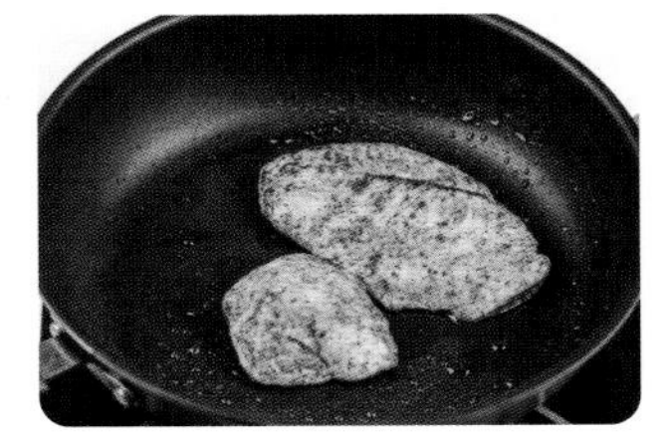

2. 平底锅刷油，放入鸡胸肉，中大火煎熟，至两面金黄。

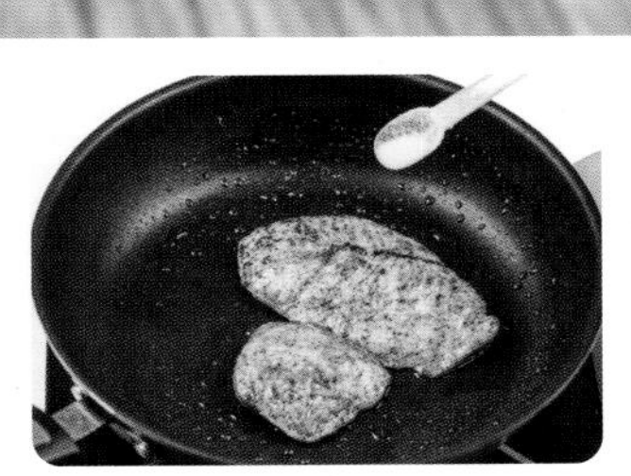

3. 在煎好的鸡胸肉上撒少量的盐，切段，盛出即可。

食物交换份
鸡腿 500 克≈ 9 交换份
玉米 200 克 = 1 交换份

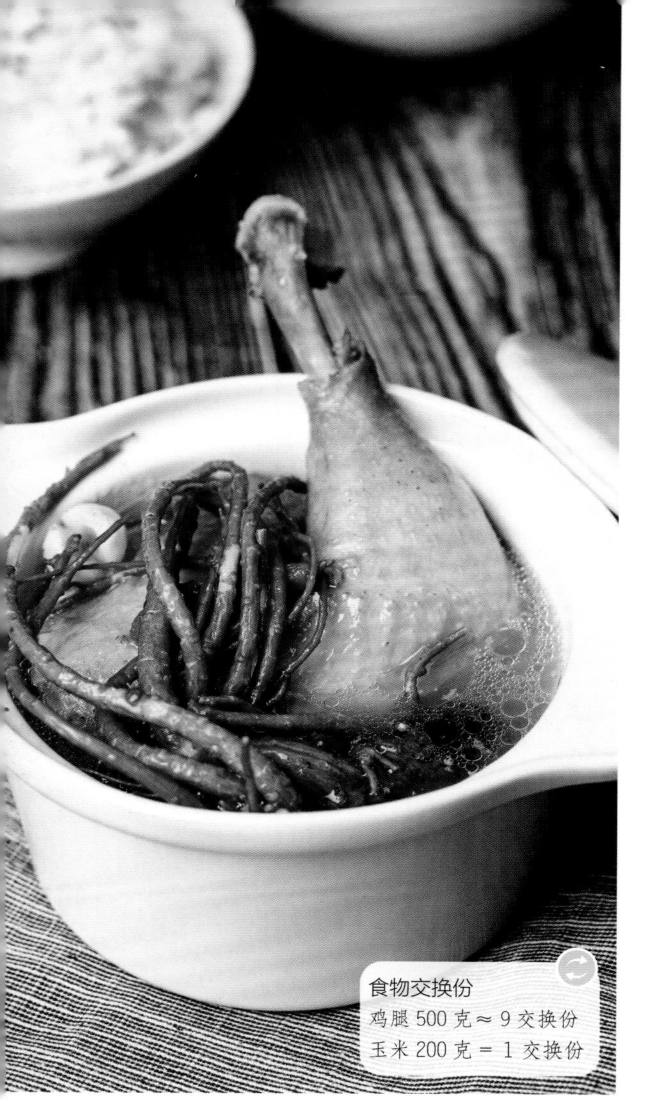

党参鸡腿汤

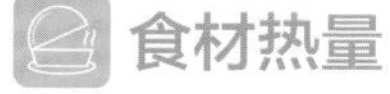

食材热量

鸡腿 500 克 • 835 千卡

玉米 200 克 • 90 千卡

升糖指数

鸡腿 45 低

玉米 55 中

低卡小窍门

鸡腿去皮，鸡腿本身的热量不高，但鸡皮中含有大量的脂肪，建议去皮后食用，防止油脂摄入过多。

原料：

鸡腿 500 克，玉米 200 克，党参、虫草花、姜、盐各适量。

做法：

1. 鸡腿洗净，去皮；玉米洗净，切段；党参、虫草花洗净。

2. 高压锅内放入适量的水，把洗好的鸡腿、玉米、党参、虫草花一起放进锅中，加适量盐，炖煮 30 分钟即可。

降糖吃法

玉米须含有皂苷、黄酮类物质、铬。皂甙是降低血糖的主要成分；黄酮类物质又具有很强的抗氧化能力，可以预防糖尿病并发症；铬是糖耐量因子的组成部分，有助于胰岛素加强功能，所以玉米须不要扔掉，可以洗净后和其他食材一起炖煮。

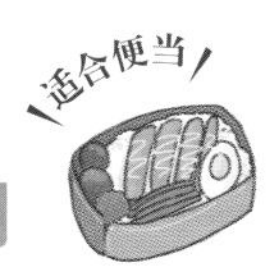

杏鲍菇炒肉

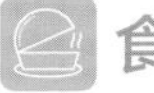

食材热量

猪肉（瘦）100 克 • 180 千卡

杏鲍菇 100 克 • 35 千卡

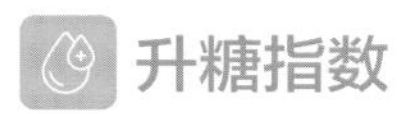

升糖指数

猪肉（瘦）45 低

低卡小窍门

猪肉焯烫后再炒，可以去掉大部分的脂肪；杏鲍菇直接炒非常吸油，焯烫后再炒可以减少杏鲍菇的吸油量。

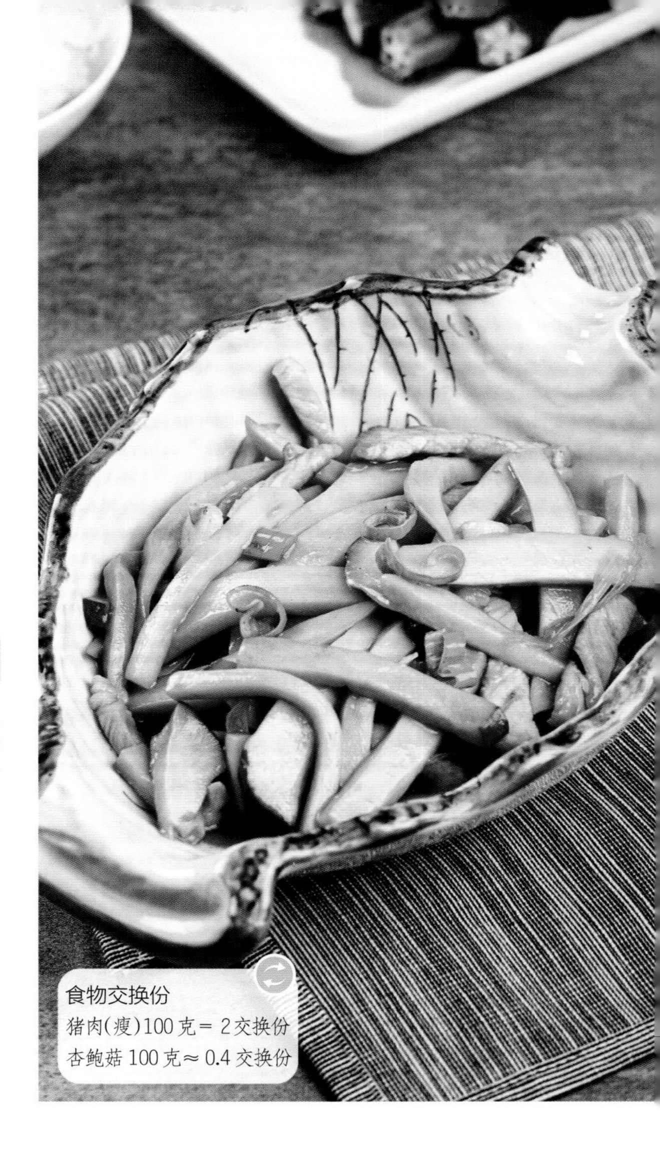

食物交换份
猪肉(瘦)100 克 = 2 交换份
杏鲍菇 100 克 ≈ 0.4 交换份

原料：

猪肉（瘦）100 克，杏鲍菇 100 克，葱花、蒜末、姜丝、酱油、料酒、油各适量。

做法：

1. 猪肉和杏鲍菇分别洗净，切丝，放入沸水中焯烫，沥干。

2. 锅中倒油，油热后放入葱花、蒜末、姜丝爆香。加入杏鲍菇翻炒均匀，炒至杏鲍菇出汁、变软。

3. 加入猪肉丝、酱油、料酒进行翻炒，炒至猪肉熟透即可。

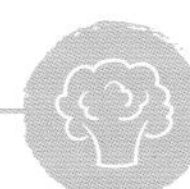

杏鲍菇的处理

若是杏鲍菇在冰箱中放的时间太久，白色的绒毛长（气生菌丝，处理干净后不影响正常食用）太多，可先将杏鲍菇充分洗净，再用开水将杏鲍菇焯水处理。

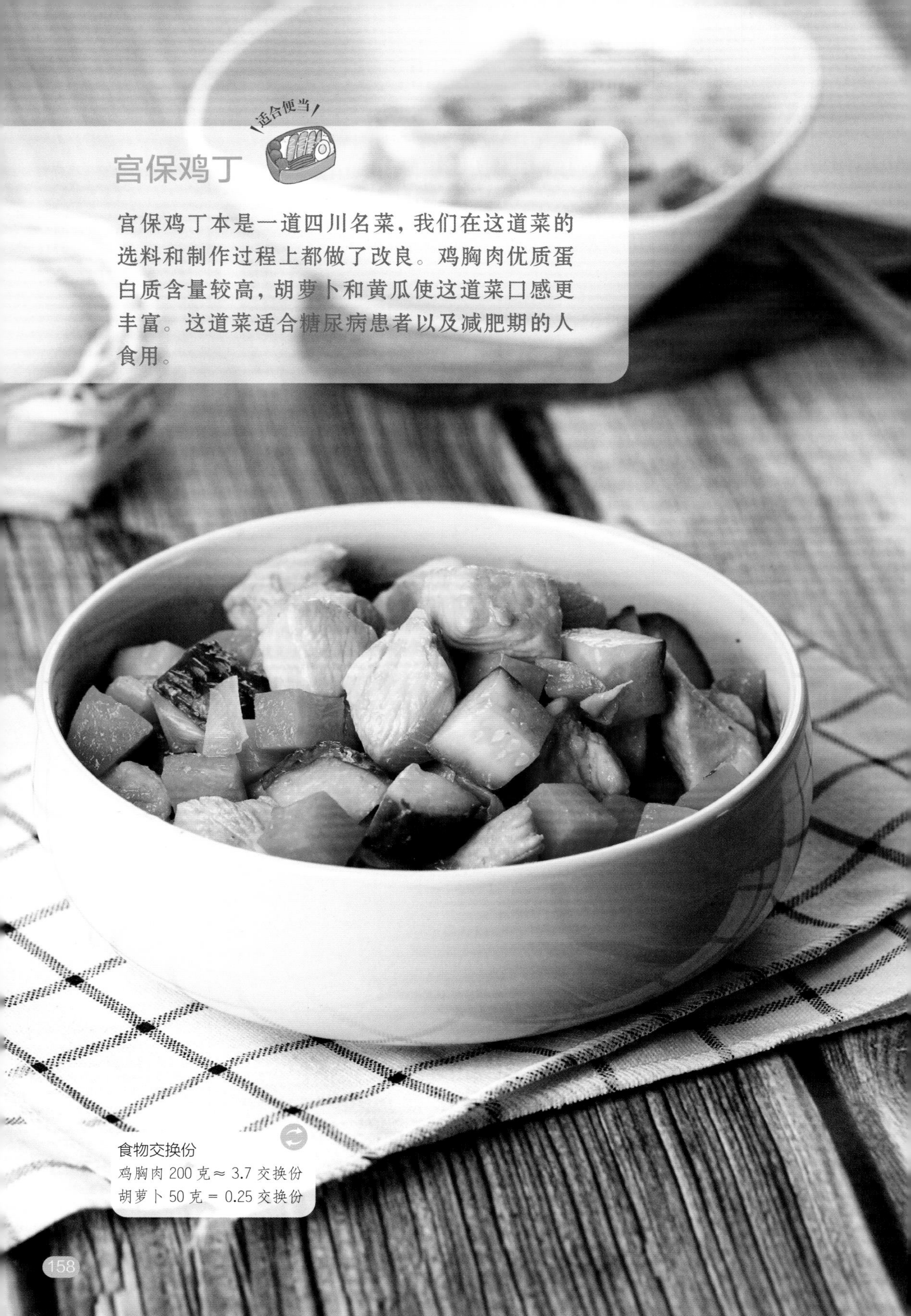

宫保鸡丁

宫保鸡丁本是一道四川名菜，我们在这道菜的选料和制作过程上都做了改良。鸡胸肉优质蛋白质含量较高，胡萝卜和黄瓜使这道菜口感更丰富。这道菜适合糖尿病患者以及减肥期的人食用。

食物交换份

鸡胸肉 200 克≈ 3.7 交换份

胡萝卜 50 克 = 0.25 交换份

食材热量

鸡胸肉 200 克 ● 236 千卡

胡萝卜 50 克 ● 18 千卡

升糖指数

鸡胸肉 45

胡萝卜 42

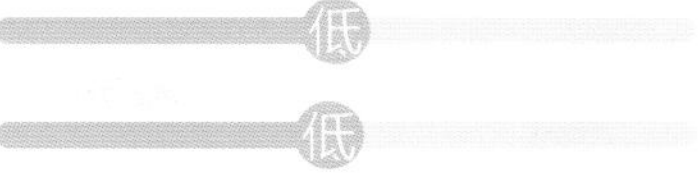

原料：

鸡胸肉 200 克，胡萝卜 50 克，黄瓜 50 克，料酒、酱油、油各适量。

做法：

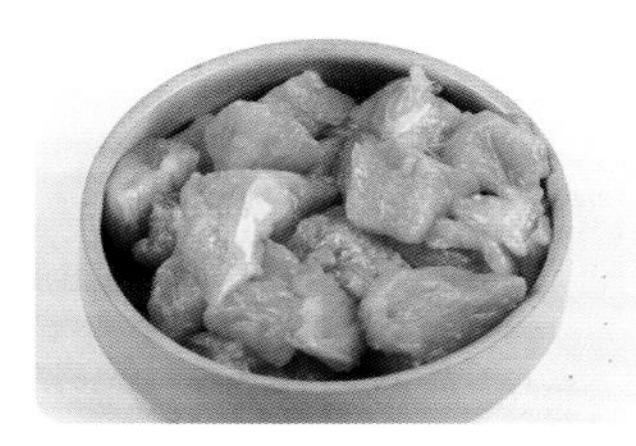

1. 鸡胸肉洗净，切丁。

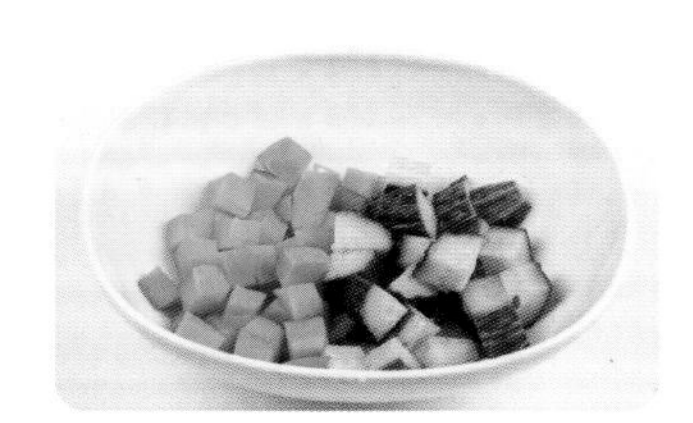

2. 胡萝卜洗净，切丁；黄瓜洗净，切丁。

控油关键步骤

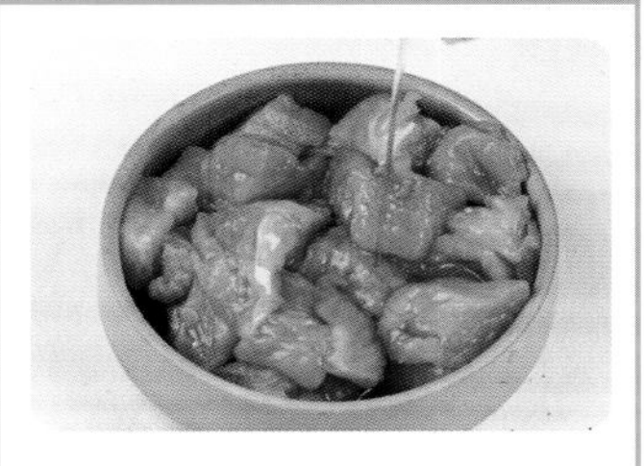

3. 鸡肉中加入适量的料酒和酱油，搅拌均匀后腌制 30 分钟。

大豆油、菜籽油、玉米油等油中含有大量的不饱和脂肪酸，可以帮助糖尿病患者降低血糖水平，所以炒菜时可以经常使用。但依然要控制油的用量，不要过多。

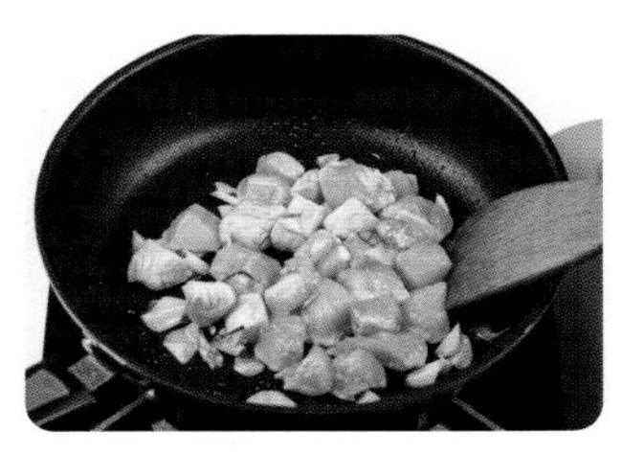

4. 锅中倒油，油热后放入腌好的鸡丁进行翻炒。

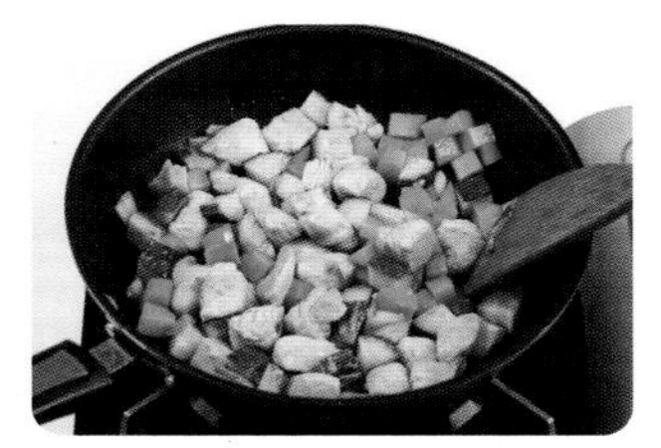

5. 鸡肉变色后加入胡萝卜和黄瓜，炒熟即可。

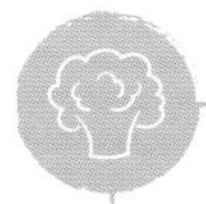

鸡胸肉的优点

相比鸡翅、鸡腿来说，鸡胸肉不管是热量、碳水化合物还是脂肪含量都很低，但饱腹感强，肉质饱满细腻。鸡胸肉蛋白质含量更高，且易被人体吸收，是糖尿病患者的极佳选择。

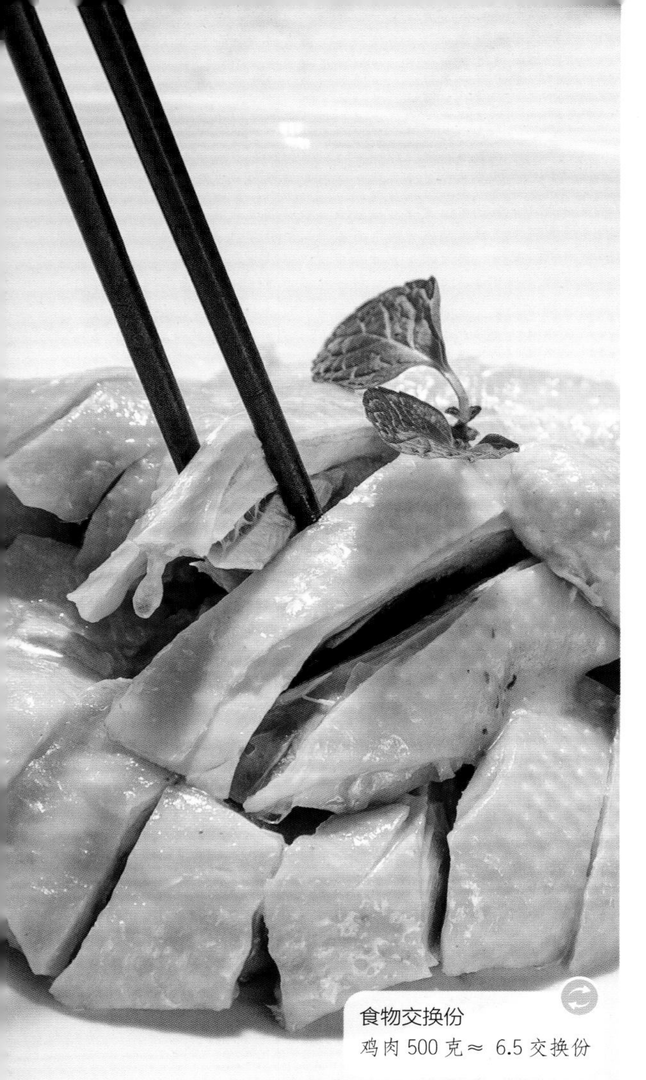

食物交换份

鸡肉 500 克≈ 6.5 交换份

降糖关键点

和牛肉、猪肉相比，鸡肉中含有较多的不饱和脂肪酸，能够降低人体中低密度脂蛋白胆固醇的含量。锌元素可增强胰岛素原的转化。

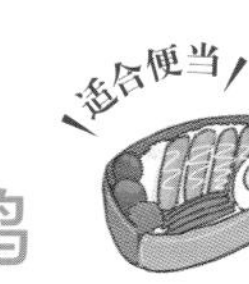

白斩鸡

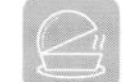

食材热量

鸡肉 500 克 • 585 千卡

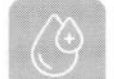

升糖指数

鸡肉 45 低

低卡小窍门

尽量选择瘦肉部分食用，鸡皮建议不要食用，避免摄入过多热量。

原料：

鸡肉500克，姜片、葱结、蒜末、料酒、酱油、盐、香油各适量。

做法：

1. 鸡肉洗净，放入锅中，加入清水，淹没鸡身，再放入姜片、葱结、料酒、盐。大火煮熟后，转小火煮 30 分钟。
2. 将鸡肉捞出后，放入冷水中浸泡5分钟，捞出切块。
3. 将原味鸡汤、酱油、蒜末、香油混合成料汁，蘸食即可。

枸杞香菇乌鸡汤

食材热量

乌鸡 500 克 • 900 千卡

升糖指数

乌鸡 45 低

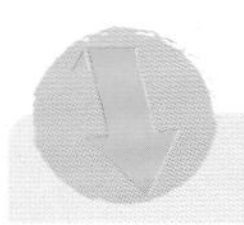

低卡小窍门

炖煮前用水焯一下可以去掉部分油脂。另外，建议食用鸡肉时，尽量不食用鸡皮，减少油脂的摄入。

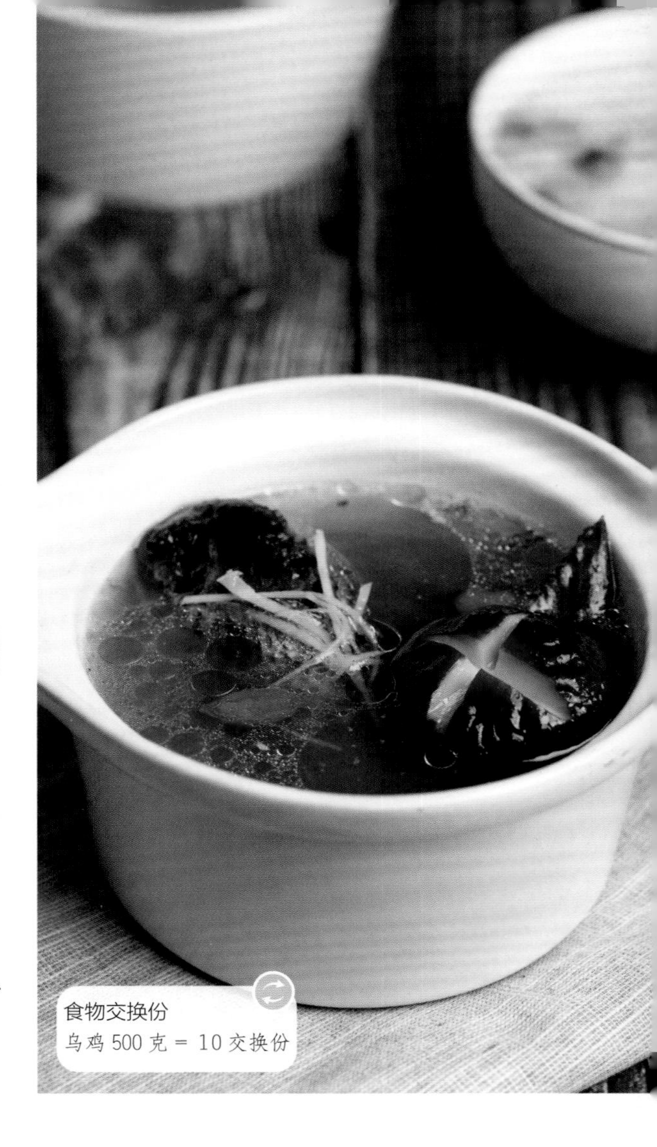

食物交换份
乌鸡 500 克 = 10 交换份

原料：

乌鸡 500 克，香菇、枸杞子、姜片、盐、料酒各适量。

做法：

1. 乌鸡洗净，剁成块，焯水后洗净。

2. 香菇洗净，切片；枸杞子洗净。

3. 锅中放入适量清水，加入鸡块、料酒、姜片、香菇、枸杞子、盐。大火烧开，转小火炖 1 小时即可。

香菇切花刀的方法

在香菇中间用刀斜着切一刀，刀与香菇面 45°。将香菇旋转 90°，再斜着切一刀与第一刀交叉，去掉香菇柄上的条，重复上面的步骤直至将所有的香菇都切完。

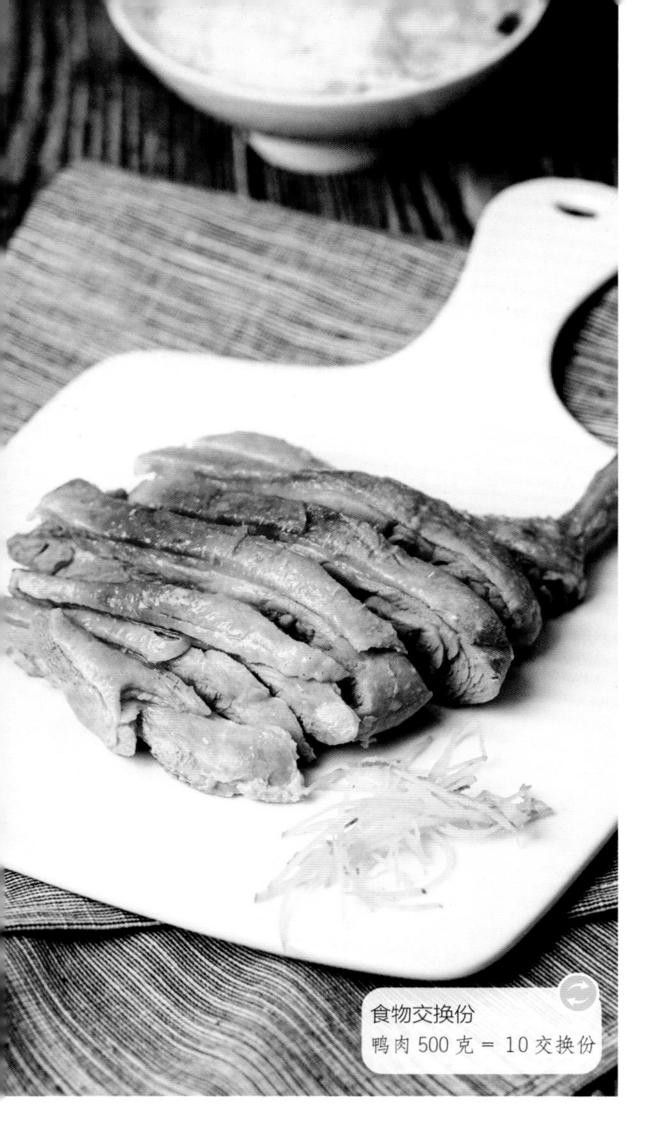

食物交换份
鸭肉 500 克 = 10 交换份

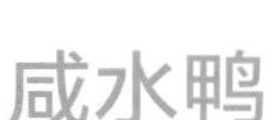

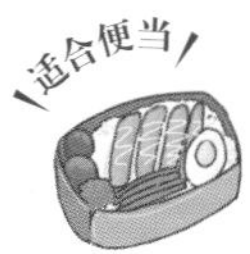

咸水鸭

食材热量

鸭肉 500 克 • 900 千卡

升糖指数

鸭肉 46 低

少盐小窍门

先将腌好的鸭肉冲洗干净，是为了减少炖煮时汤中的盐分；再用一大锅水炖煮，是为了让鸭肉中的盐分更好地析出，从而减少盐的摄入量。

原料：

鸭肉 500 克，盐、姜片、大料、花椒、葱段各适量。

做法：

1. 将鸭肉洗净，控干水分。
2. 锅热加盐、葱段、姜片、花椒、大料翻炒，炒至香味溢出，盐微微发黄后，盛出备用。
3. 将炒好的调料撒在鸭肉上，涂抹均匀后放冰箱腌制 1 个晚上。
4. 将腌好的鸭肉用清水冲洗干净。再准备一大锅清水，放入葱段、姜片、花椒、大料，放入冲洗干净的鸭肉，大火将水烧开，转小火煮 1 个小时，捞出后切段即可。

降糖关键点

鸭肉能补充糖尿病患者因胰岛素抵抗所消耗的 B 族维生素。鸭肉中的锌能使肌肉和脂肪细胞增加对葡萄糖的利用率，平稳血糖。

板栗黄焖鸡

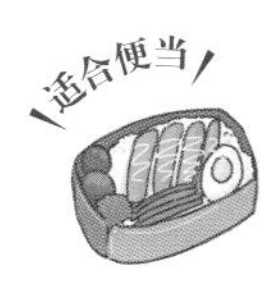

食材热量

鸡腿 200 克 • 292 千卡

板栗 50 克 • 107 千卡

升糖指数

鸡腿 45 低

板栗 53 低

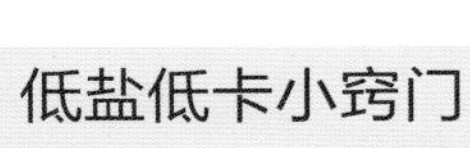

低盐低卡小窍门

腌制鸡腿时加入了蚝油，蚝油含有盐分，腌制 1 小时的鸡腿已经很入味了，后续就不需要加入盐，以减少盐的摄入量。板栗中含有大量的碳水化合物，所以要相应减少主食的摄入量。

原料：

鸡腿 200 克，板栗 50 克，水发木耳 20 克，蚝油、料酒、盐、姜片、葱段、胡椒粉、油各适量。

做法：

1. 鸡腿洗净，去皮，切成块。加入蚝油、料酒、胡椒粉、盐搅拌均匀，腌制 1 小时。板栗去皮；水发木耳洗净，切片。

2. 锅中倒油，油热后，放入鸡块翻炒。

3. 炒至变色后，加入适量清水、姜片、葱段、板栗、木耳，大火烧开后，转小火，焖煮 30 分钟即可。

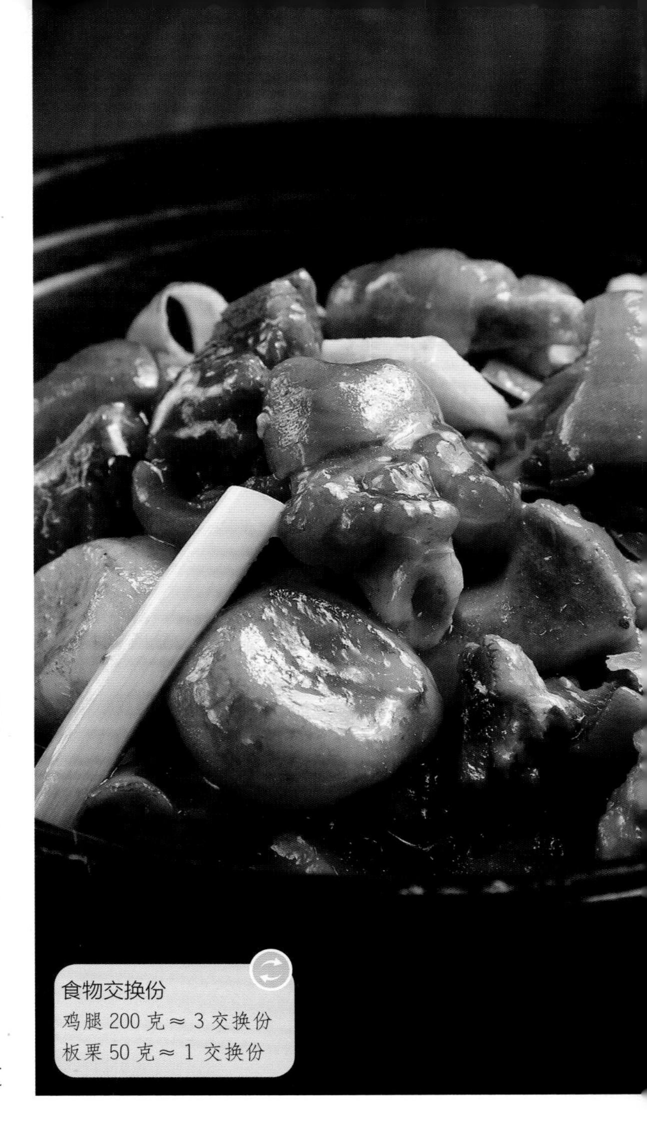

食物交换份

鸡腿 200 克 ≈ 3 交换份

板栗 50 克 ≈ 1 交换份

板栗去皮的技巧

刚买回来的板栗最好不要直接炒，先将其放在阴凉通风处晾晒 2 天。板栗经过晾晒后水分蒸发，果肉就会缩小并微微发皱，栗子壳和果肉之间就会有空隙，果肉和表皮就不会紧密地贴在一起了。

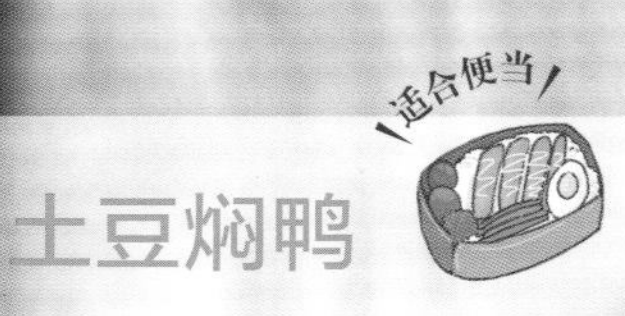

土豆焖鸭

鸭肉含有丰富的蛋白质、维生素以及多种微量元素，常食可滋阴养胃，利水消肿。糖尿病患者可适当食用，但要避免过多食用鸭的内脏和表皮。

食物交换份

鸭腿 300 克 = 6 交换份

土豆 200 克 = 1.8 交换份

食材热量

鸭腿 300 克 • 540 千卡

土豆 200 克 • 162 千卡

升糖指数

鸭腿 46

土豆 62

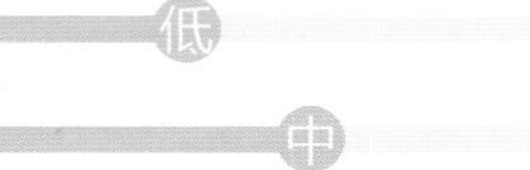

原料：

鸭腿 300 克，土豆 200 克，青椒 100 克，姜片、葱段、葱花、料酒、酱油、大料、桂皮、醋、盐、油各适量。

做法：

控糖关键步骤

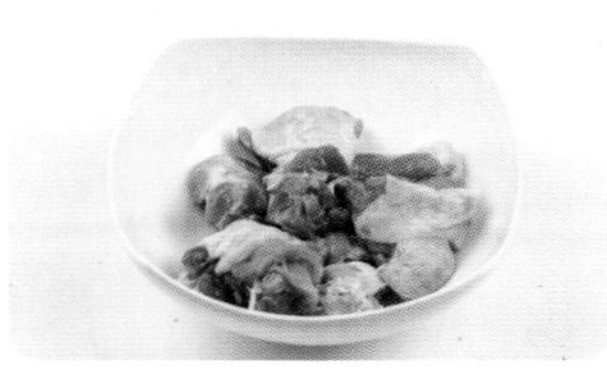

1. 鸭腿洗净，去皮，切块，焯水，过凉水，控干水分备用。

鸭子的大部分脂肪在鸭皮中，在烹制前需要将鸭皮去掉。

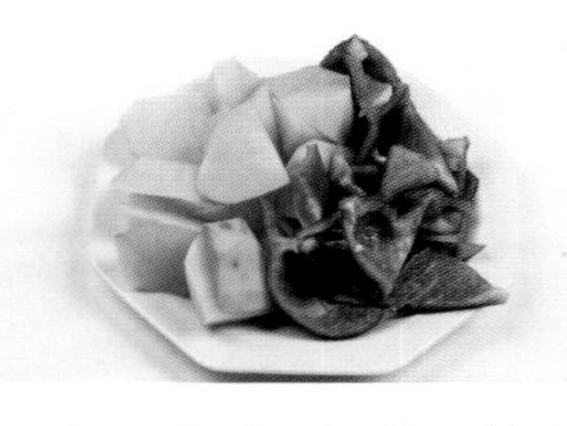

2. 土豆去皮，切块，放入清水中浸泡并清洗 2 遍；青椒洗净，去子，切段。

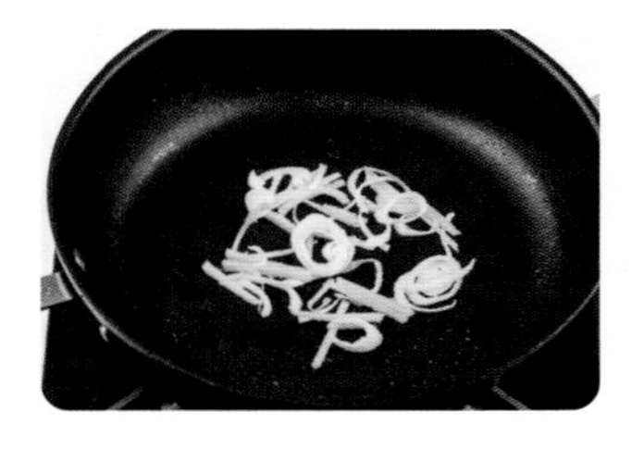

3. 锅中倒油，油热后，放入葱段和姜片爆香。

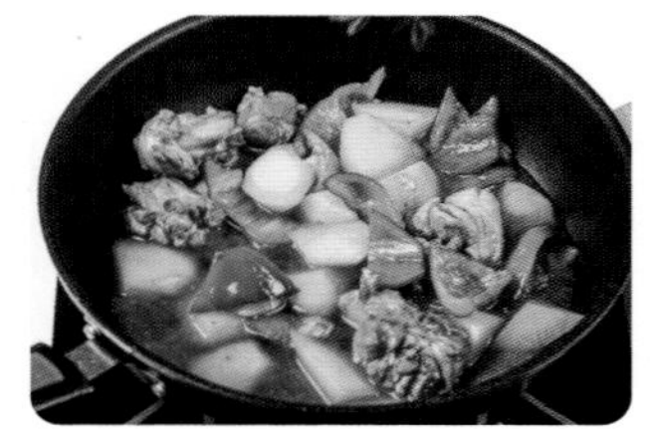

4. 加入鸭块、土豆、青椒、料酒、酱油、桂皮、大料，翻炒均匀。

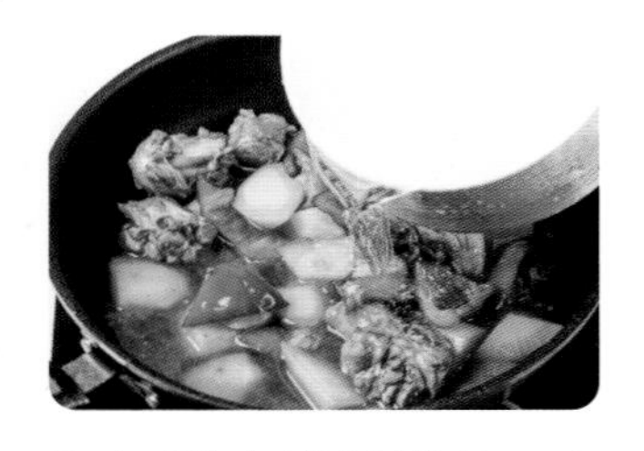

5. 加清水没过鸭块，大火煮开后转小火焖煮 30 分钟后，加入醋和盐提味，大火收汁，出锅前撒入葱花即可。

低卡小窍门

土豆用清水浸泡并清洗是为了减少淀粉含量，减少碳水化合物的摄入，还能保证土豆不被氧化变黑。食用土豆的时候应相应减少主食摄入量。

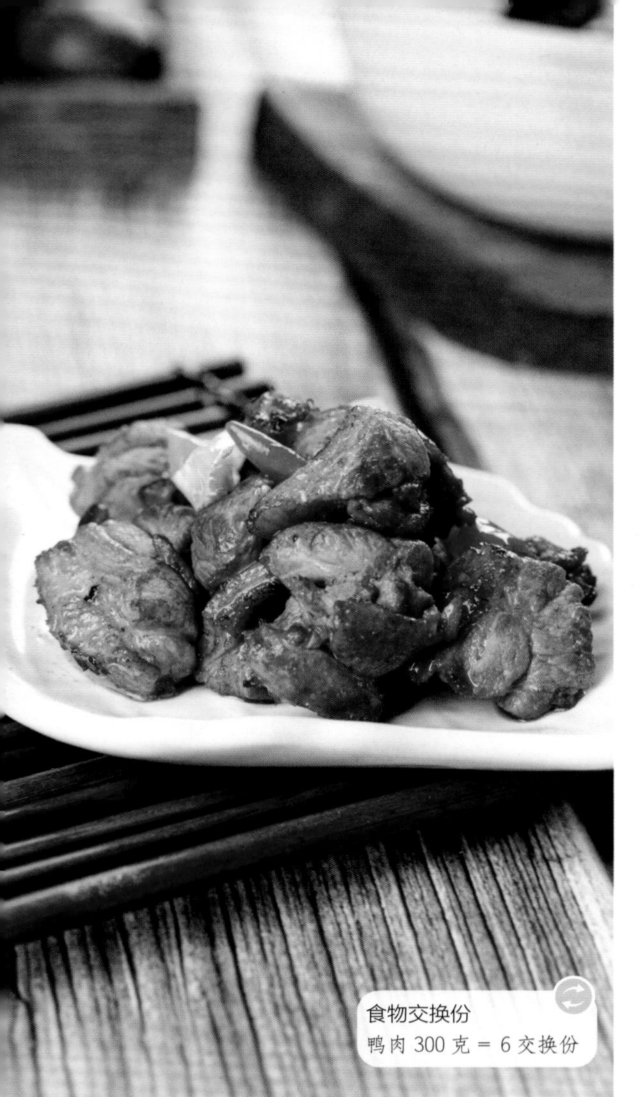

食物交换份
鸭肉 300 克 = 6 交换份

香辣爆炒鸭肉

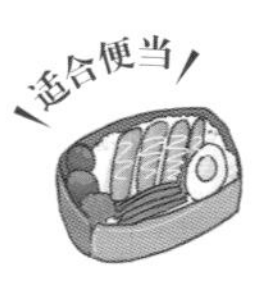

食材热量

鸭肉 300 克 • 540 千卡

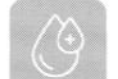

升糖指数

鸭肉 46 低

少盐小窍门

豆瓣酱中含有大量的盐分，所以要减少豆瓣酱的使用量，避免摄入过多盐分。

原料：

鸭肉 300 克，葱段、蒜片、小米辣碎、盐、料酒、老抽、白胡椒粉、辣椒粉、豆瓣酱、姜片、大料、花椒、葱段各适量。

做法：

1. 将鸭肉洗净，去皮，切块，焯水。
2. 锅热倒油，油热后放入葱段、姜片、小米辣碎爆香。
3. 放入鸭肉，大火翻炒。加入料酒、老抽、大料、白胡椒粉、辣椒粉、豆瓣酱，少量清水。
4. 大火烧开转小火炖煮 15 分钟后，收汁即可。

低卡小窍门

鸭子的大部分脂肪在鸭皮中，在烹制前需要将鸭皮去掉。将鸭肉焯水可以降低肉中的脂肪含量。这两种方法都大大降低了油脂的摄入量，更加健康。

陈皮冬瓜老鸭汤

食材热量

鸭肉 500 克 • 900 千卡

升糖指数

鸭肉 46 低

低卡小窍门

相比鸡肉，鸭肉所含的热量更高，脂肪更多。鸭子去皮保证了汤汁清亮、鲜美的同时，还可以降低油脂的摄入。

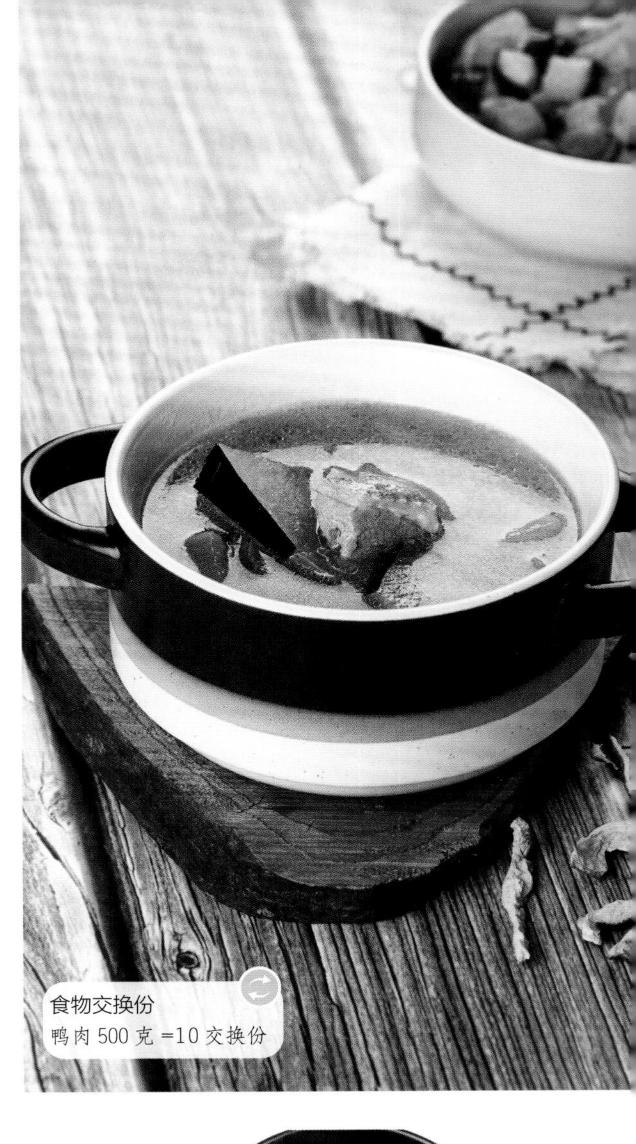

食物交换份
鸭肉 500 克 =10 交换份

原料：

鸭肉 500 克，冬瓜 300 克，陈皮、盐各适量。

做法：

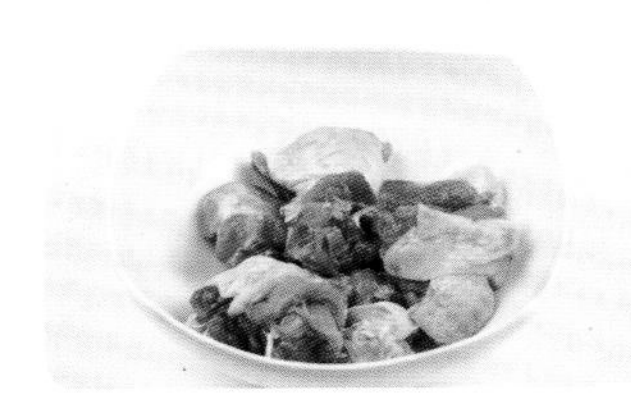

1. 鸭肉洗净，切块，焯烫后过冷水洗净。

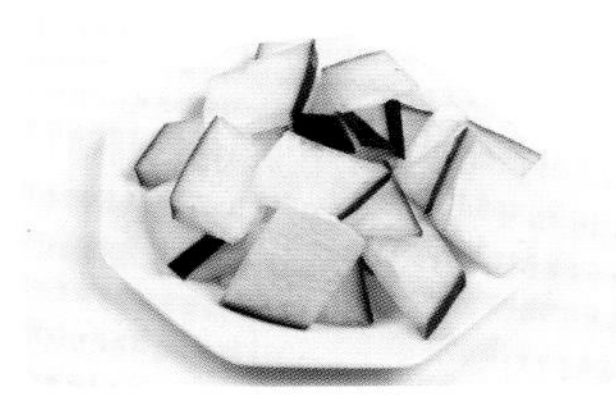

2. 冬瓜洗净，留皮切块。

3. 将所有食材放入锅中，倒入适量的清水、陈皮、盐。大火烧开，转小火炖煮 1 小时加盐调味即可。

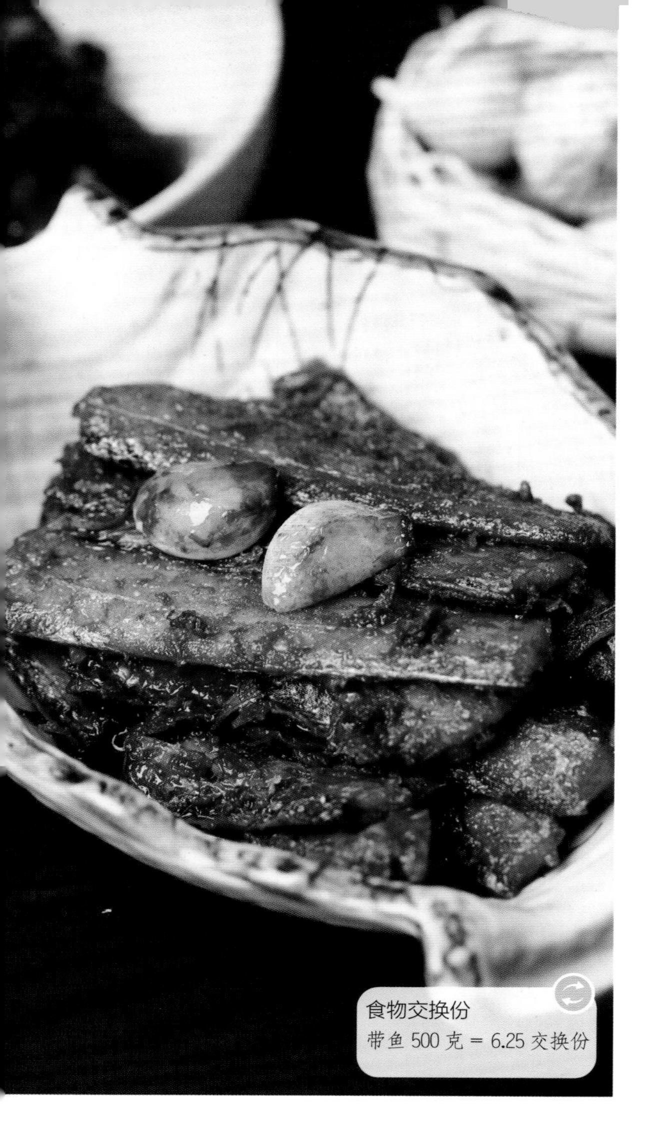

食物交换份
带鱼 500 克 = 6.25 交换份

炖带鱼

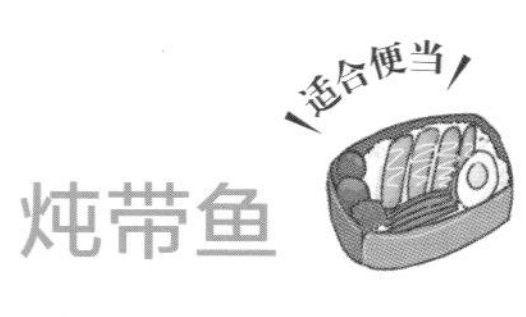

食材热量

带鱼 500 克 • 562 千卡

升糖指数

带鱼 40 低

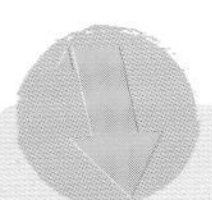

少盐小窍门

带鱼本身含有盐分，所以应尽量减少海鲜酱油的用量，以免摄入过多的盐分。

原料：

带鱼 500 克，姜丝、葱丝、料酒、海鲜酱油、花椒、油各适量。

做法：

1. 带鱼处理干净，洗净，切段。
2. 带鱼与姜丝、葱丝、料酒搅拌均匀，腌 20 分钟。
3. 锅中放油烧至六成热，把带鱼放入，煎至两面金黄，捞出后用吸油纸吸去部分油脂。
4. 锅中放水，将带鱼放入，再倒入海鲜酱油和花椒，中火炖 10 分钟即可。

降糖关键点

胰岛素分泌不足的原因之一就是能够产生胰岛素的胰岛细胞受损或其功能下降。而带鱼中的硒可以保护、修复胰岛细胞，维持其正常分泌胰岛素的功能。

冬瓜鲫鱼汤

食材热量

鲫鱼 750 克 • 675 千卡

冬瓜 300 克 • 54 千卡

升糖指数

鲫鱼 40 低

冬瓜 15 低

少盐小窍门

鲫鱼的吃法多种多样，但做成鲫鱼汤是糖尿病患者的首选。出锅前放盐不但会使鲫鱼汤味香汤鲜，还能最大程度发挥其营养价值，减少盐分的摄入。

原料：

鲫鱼 1 条（750 克左右），冬瓜 300 克，姜片、葱花、葱段、香菜、料酒、盐、油各适量。

做法：

1. 鲫鱼处理干净，用料酒将鱼身涂抹均匀，腌制 30 分钟后用厨房纸擦干；冬瓜洗净，切块。

2. 锅中倒油，油热后放入姜片、葱花爆香。放入鲫鱼，将鲫鱼煎至两面金黄。

3. 加入没过鱼身的开水，放入葱段。大火煮 15 分钟后放入冬瓜，转中火继续煮 10 分钟。出锅前加入盐和香菜即可。

食物交换份
鲫鱼 750 克 =7.5 交换份
冬瓜 300 克 =0.6 交换份

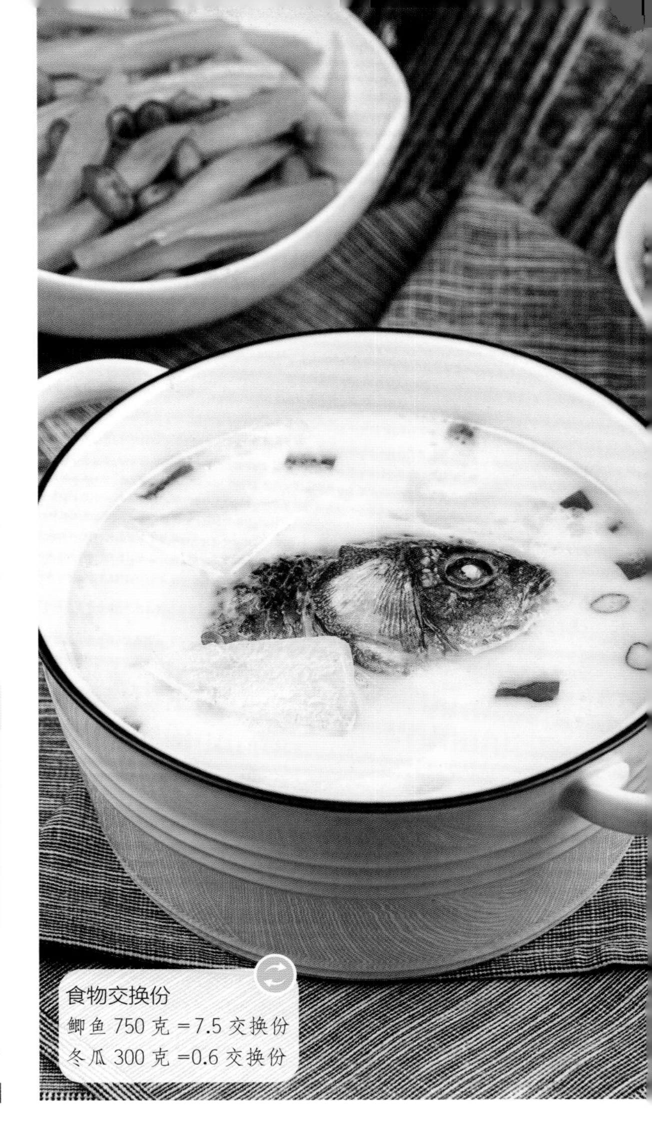

鲫鱼汤变成奶白色的技巧

烧热一锅开水，把煎好的鲫鱼放进去。要注意一定是开水，如果不用开水的话，很难做出奶白色的鲫鱼汤。下锅之后，可以再往锅中放几片姜，能给鱼肉去腥。

虾仁炒蛋

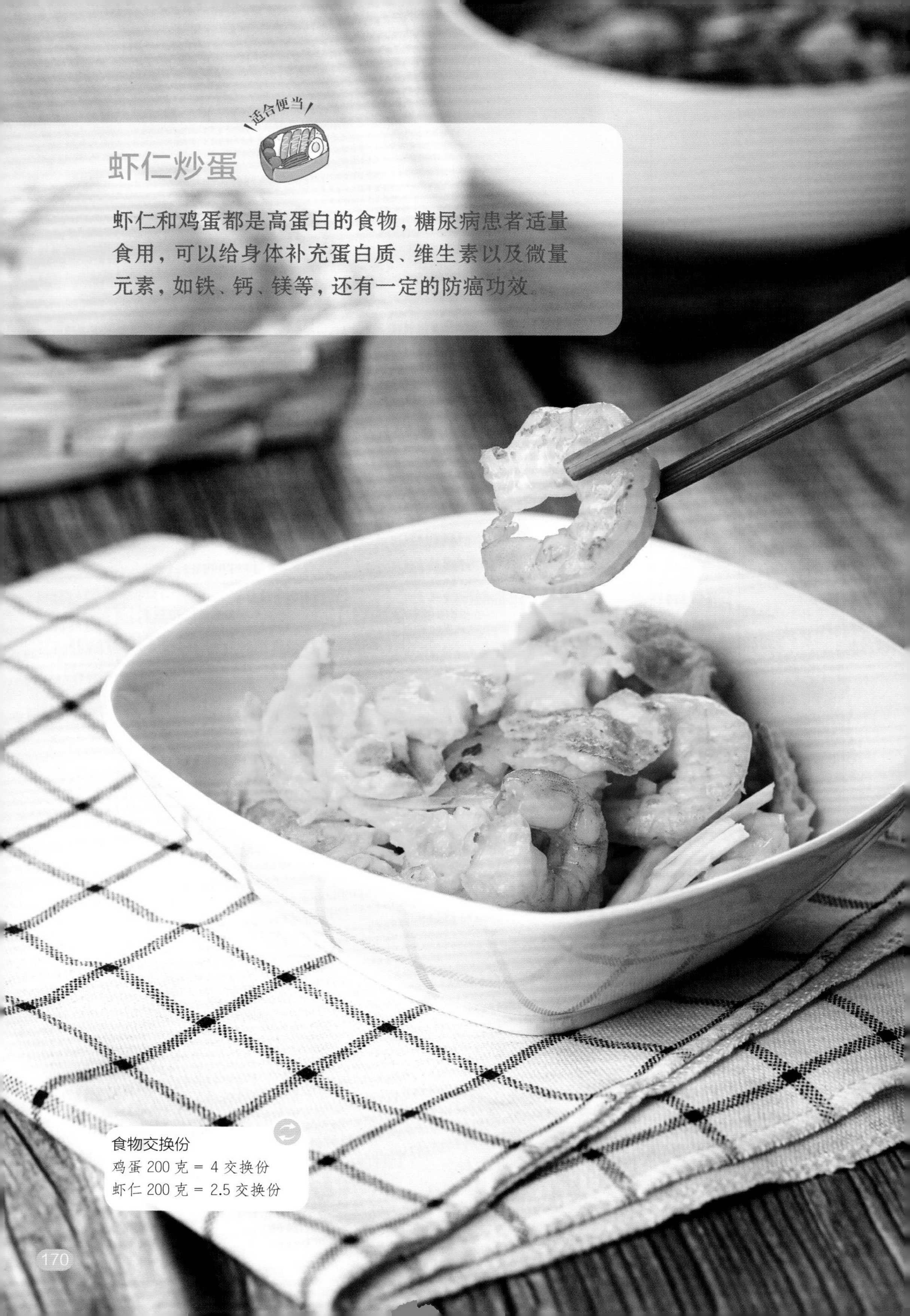

虾仁和鸡蛋都是高蛋白的食物，糖尿病患者适量食用，可以给身体补充蛋白质、维生素以及微量元素，如铁、钙、镁等，还有一定的防癌功效。

食物交换份
鸡蛋 200 克 = 4 交换份
虾仁 200 克 = 2.5 交换份

食材热量

鸡蛋 200 克 • 360 千卡

虾仁 200 克 • 225 千卡

升糖指数

鸡蛋 30 低

虾仁 40 低

原料：

鸡蛋 200 克（约等于 4 个），虾仁 200 克，葱花、料酒、盐、油各适量。

做法：

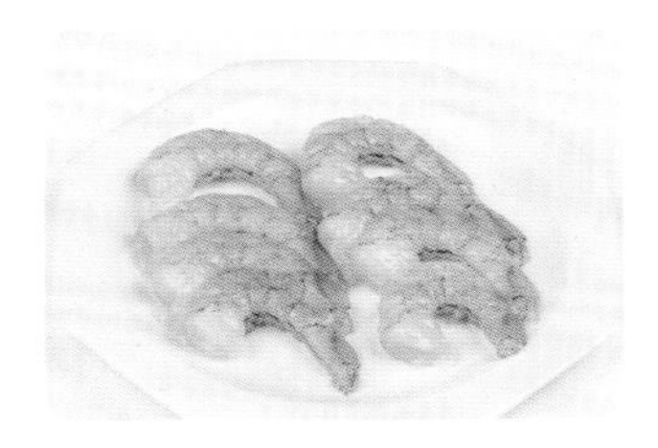

1. 把虾仁清洗干净。

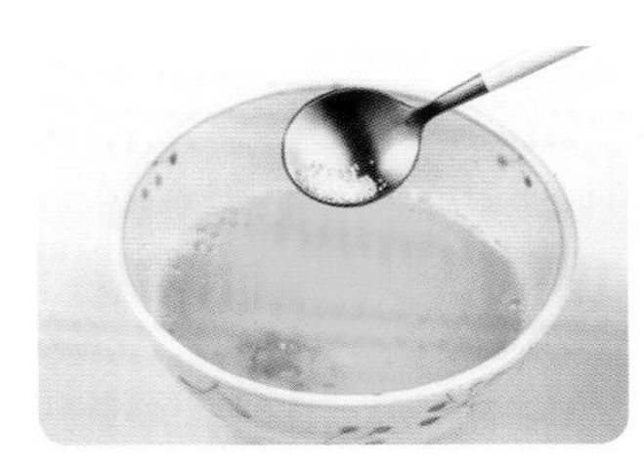

2. 把鸡蛋打散成鸡蛋液，加入适量的盐，搅拌均匀。

控油关键步骤

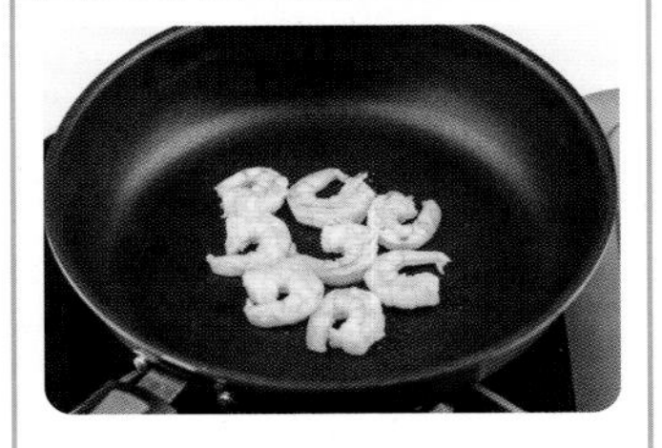

3. 锅中刷油，油热后，放入虾仁，炒至虾仁变色。盛出备用。

用刷子将油刷在锅底就可以很好地降低油脂的摄入。

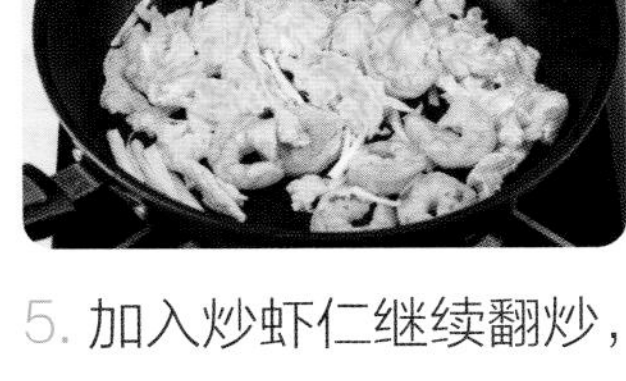

4. 倒入鸡蛋液翻炒。

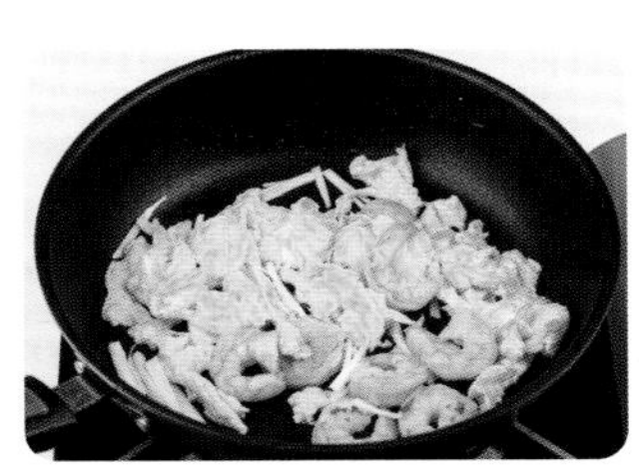

5. 加入炒虾仁继续翻炒，出锅前撒入葱花，淋入少许料酒，翻炒均匀即可。

少盐小窍门

将鸡蛋打散时放盐并搅拌均匀，这样做不仅鸡蛋炒熟时咸度均匀，而且炒虾仁时就可以不放盐了，就能很好地减少盐的使用量。

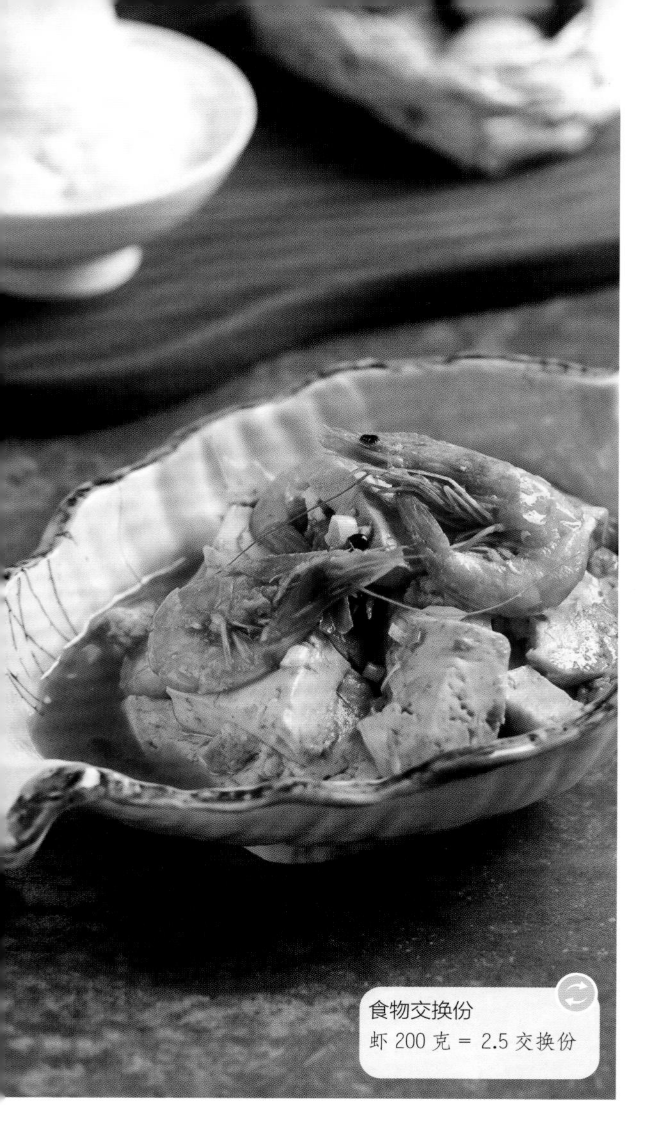

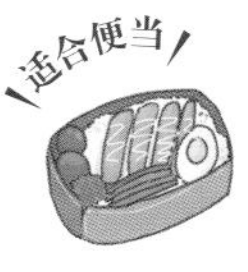

大虾炖豆腐

食材热量

大虾 200 克 • 225 千卡

豆腐 200 克 • 332 千卡

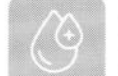

升糖指数

大虾 40 低

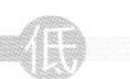

豆腐 32 低

少盐小窍门

剪下来的虾头不要扔，可以煮汤时放入，增加汤的鲜味，汤里只需放少量盐即可。

食物交换份

虾 200 克 = 2.5 交换份

原料：

大虾、豆腐各 200 克，葱 10 克，生姜 1 小块，淀粉、香油、油、盐各适量。

做法：

1. 将洗净的大虾剪去虾头、虾须以及虾枪，装入碗中。
2. 葱、姜切末，豆腐切块，装入碗中备用。
3. 锅内加少许油，烧热，下葱末、姜末炒香。再倒入虾，煸炒至变色。
4. 加入高汤，倒入豆腐，加少许盐，加盖用大火烧开。
5. 转小火，并用水淀粉勾芡，淋入香油，盛入碗中即可。

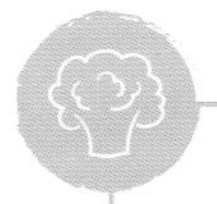

降糖关键点

和鱼肉、禽肉相比，虾的脂肪含量更少。提供能量的同时，还能保持血糖平稳。虾还可以减少血液中胆固醇含量，防止动脉硬化，同时还能扩张冠状动脉，预防糖尿病合并高血压及心肌梗死。

西蓝花炒虾仁

适合便当

食材热量

虾仁 100 克 • 112 千卡

西蓝花 100 克 • 36 千卡

升糖指数

虾仁 40 低

西蓝花 15 低

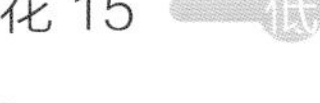

少油小窍门

提前用热水焯熟蔬菜，可以有效地减少在烹制过程中蔬菜的吸油量，从而降低油脂的摄入。

原料：

虾仁、西蓝花各 100 克，胡萝卜 50 克，蒜末、盐、油各适量。

做法：

1. 虾仁清洗干净；西蓝花洗净，切成小块；胡萝卜洗净，切丁。

2. 锅中放水和一点盐，将西蓝花和胡萝卜焯一下。

3. 锅中放油，油热后，放入蒜末爆香，加入虾仁炒至变色，放西蓝花块、胡萝卜丁、盐，翻炒均匀，出锅即可。

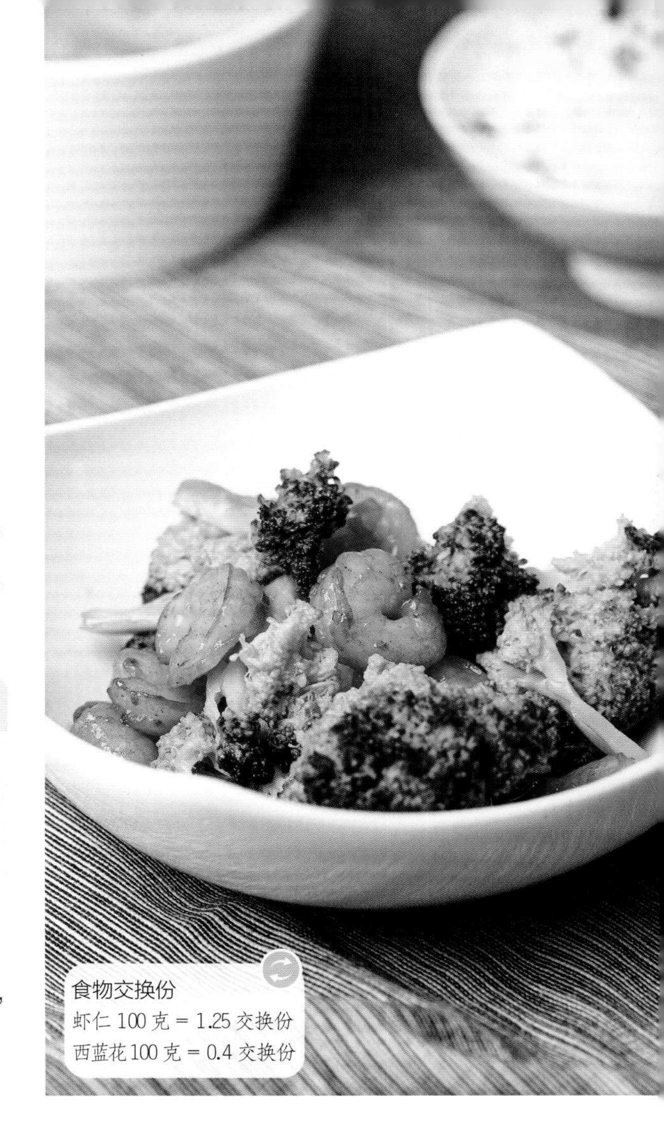

食物交换份

虾仁 100 克 = 1.25 交换份

西蓝花 100 克 = 0.4 交换份

处理西蓝花的技巧

清洗西蓝花时在水中放入一点小苏打，放入西蓝花轻轻地搅拌，静置 5 分钟。用苏打水可以减少蔬菜表面的细菌，有助于清除蔬菜表面的农药残留，也可以将虫子泡出来。可保持西蓝花的鲜味，也不用担心营养流失。

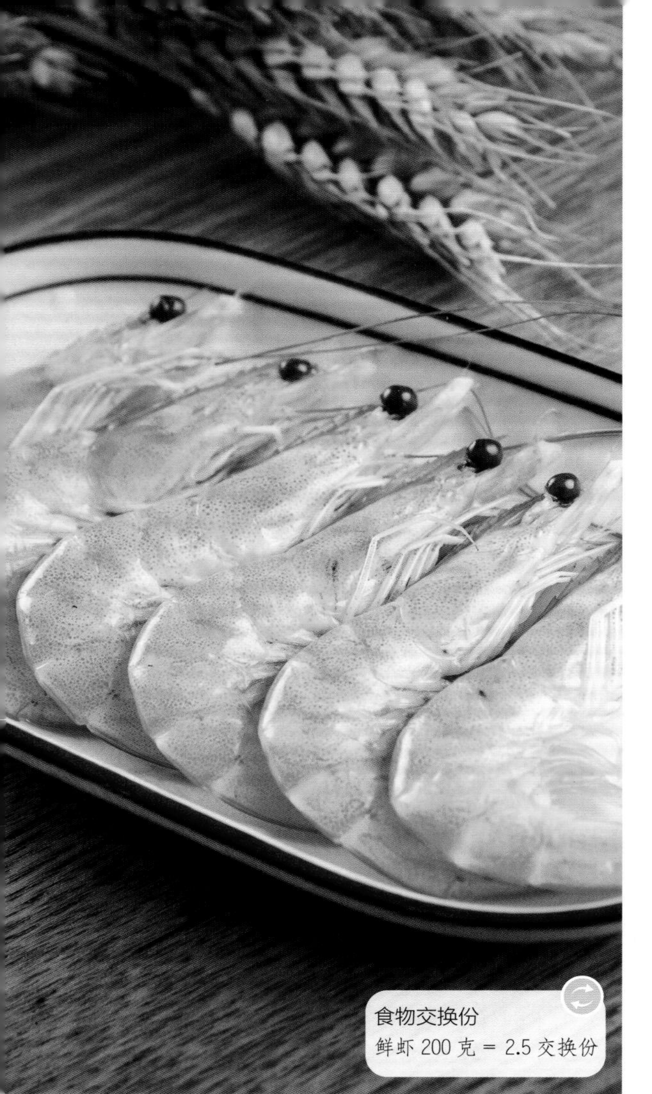

食物交换份

鲜虾 200 克 = 2.5 交换份

清蒸大虾

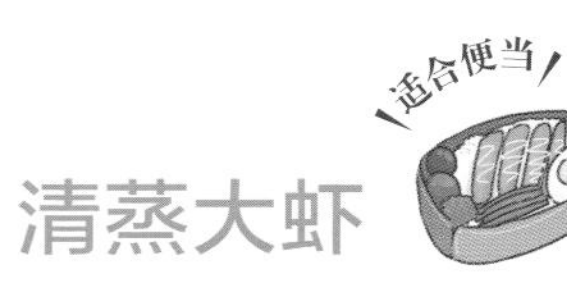

食材热量

鲜虾 200 克 • 225 千卡

升糖指数

鲜虾 40 低

少盐小窍门

蘸料里的酱油尽量选择低盐且味道又鲜的海鲜酱油。不仅降低了盐的摄入，还增加了鲜味。

原料：

鲜虾200克，蒜末、葱花、海鲜酱油各适量。

做法：

1. 虾清洗干净，去虾线。
2. 将虾摆入盘中，放入蒸锅中蒸 10 分钟。
3. 在海鲜酱油里加入蒜末、摆盘，调成汁。
4. 淋在蒸好的虾上即可。

降糖吃法

糖尿病患者食用虾肉时建议清蒸或者是热炒，这样既保留了蛋白质，又不增加油脂的摄入。尽量不要食用油炸过的虾。

冬瓜虾仁汤

食材热量

虾仁 100 克 • 112.5 千卡

冬瓜 100 克 • 18 千卡

升糖指数

虾仁 40 低

冬瓜 15 低

少盐小窍门

出锅前放入少量的盐，不但会使冬瓜虾仁汤味鲜美，还能最大程度发挥其营养价值，减少盐分的摄入。

原料：

虾仁、冬瓜各 100 克，葱花、盐、油、白胡椒粉各适量。

做法：

1. 虾仁清水洗净；冬瓜洗净，去皮、去瓤，切片。
2. 锅中倒油，油热后放入葱花爆香，加入冬瓜和虾仁翻炒。
3. 加入清水、盐和白胡椒粉，大火烧开，转小火煮 15 分钟即可。

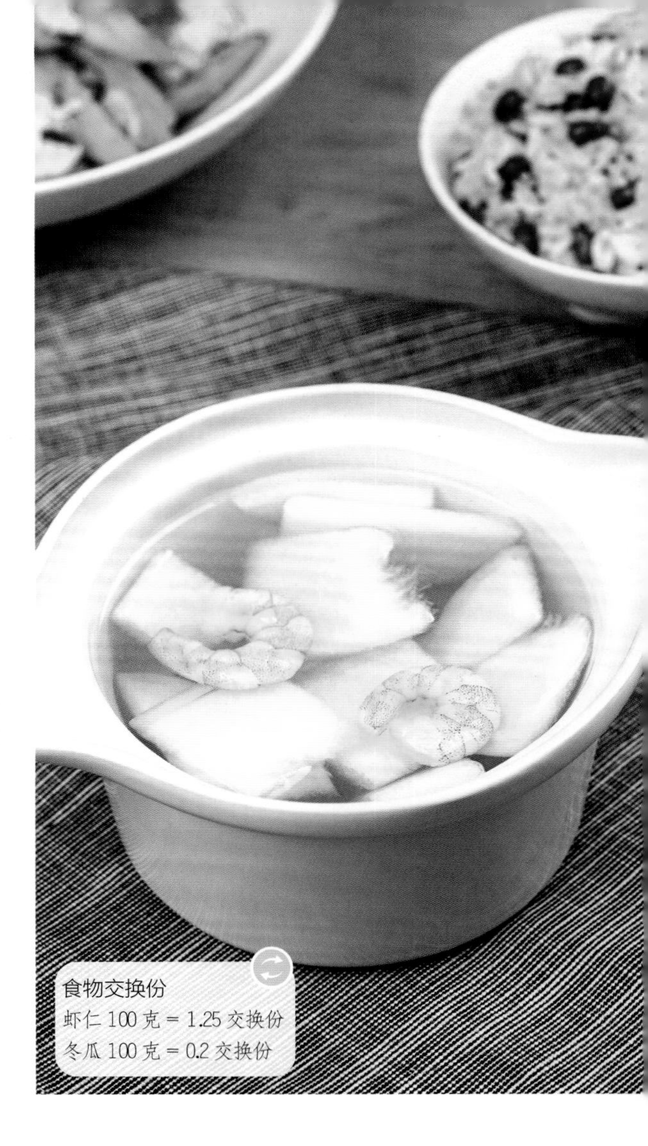

食物交换份
虾仁 100 克 = 1.25 交换份
冬瓜 100 克 = 0.2 交换份

炒虾仁的技巧

虾仁容易熟，不需要炒太长时间，以免影响口感，炒的时间过长，虾仁会发硬。

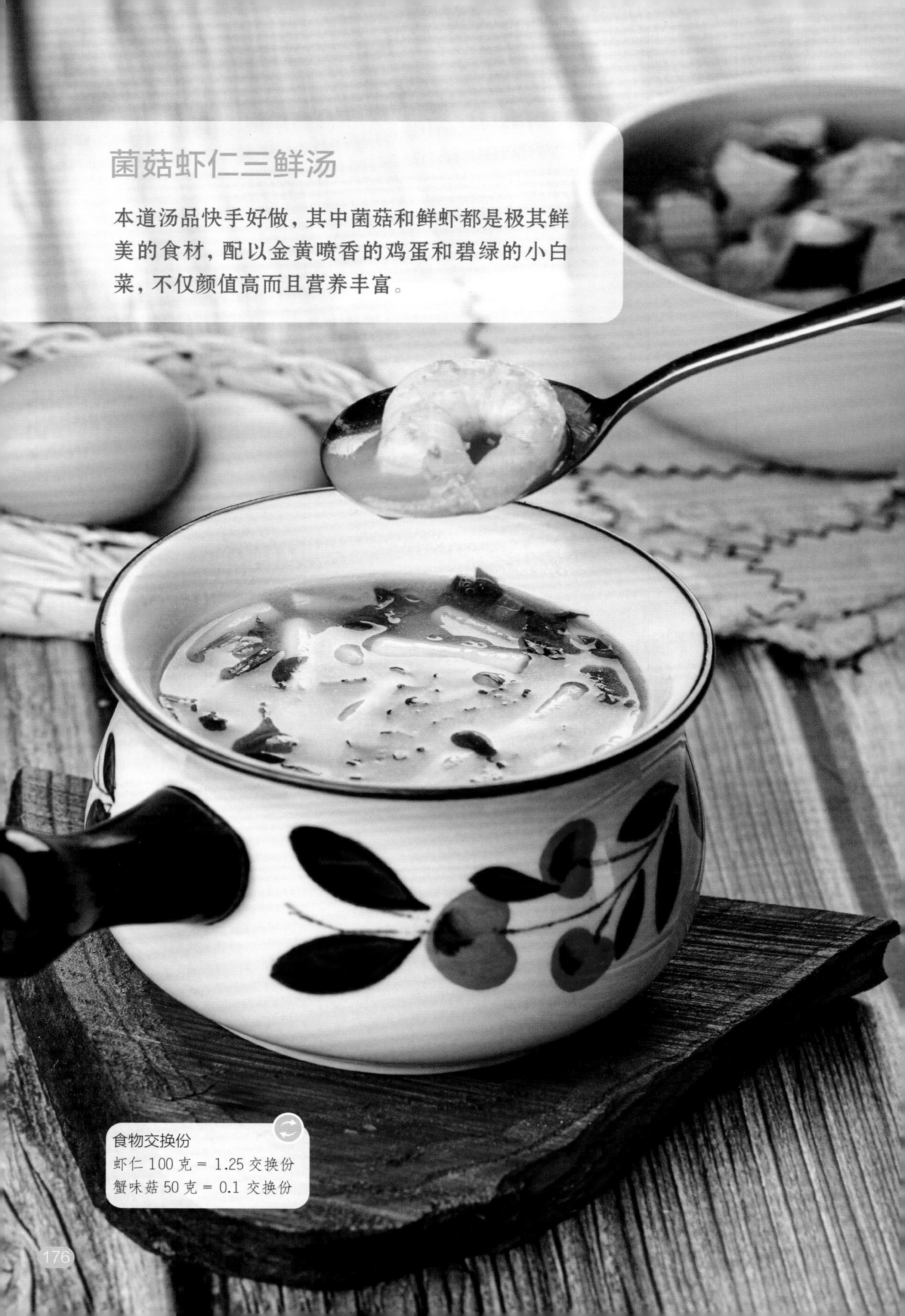

菌菇虾仁三鲜汤

本道汤品快手好做，其中菌菇和鲜虾都是极其鲜美的食材，配以金黄喷香的鸡蛋和碧绿的小白菜，不仅颜值高而且营养丰富。

食物交换份

虾仁 100 克 = 1.25 交换份

蟹味菇 50 克 = 0.1 交换份

食材热量

虾仁 100 克 ● 112.5 千卡

蟹味菇 50 克 ● 90 千卡

升糖指数

虾仁 40

蟹味菇 15

原料：

虾仁 100 克，蟹味菇 50 克，鸡蛋 1 个，小白菜 1 小把，姜片、料酒、盐、白胡椒粉、油各适量。

做法：

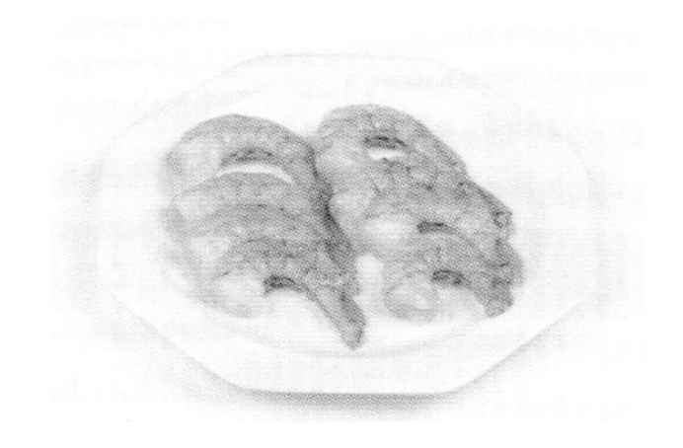

1. 虾仁洗净，加入白胡椒粉和料酒，搅拌均匀，腌制 10 分钟。

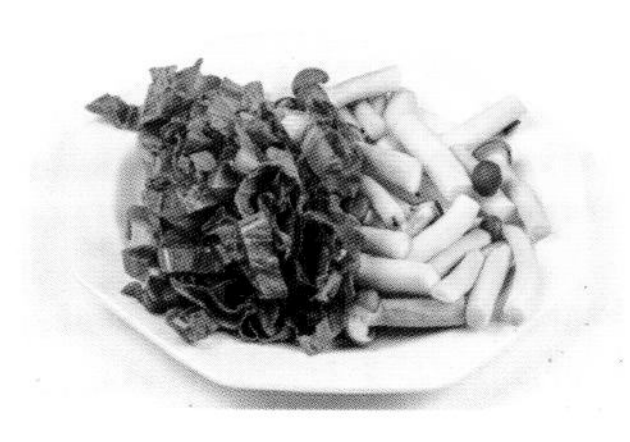

2. 蟹味菇、小白菜洗净，小白菜切丝。

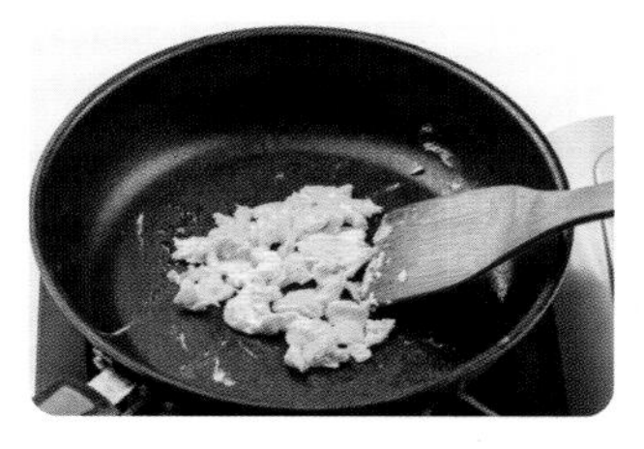

3. 鸡蛋打入碗中，加盐，打成蛋液，锅中刷油，油热后倒入蛋液，翻炒成块。

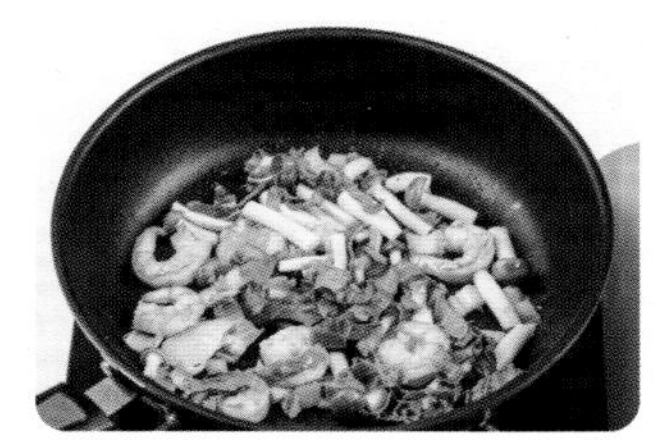

4. 锅中刷油，油热后倒入姜片、虾仁炒出香味，放入蟹味菇、小白菜一起翻炒。

控盐关键步骤

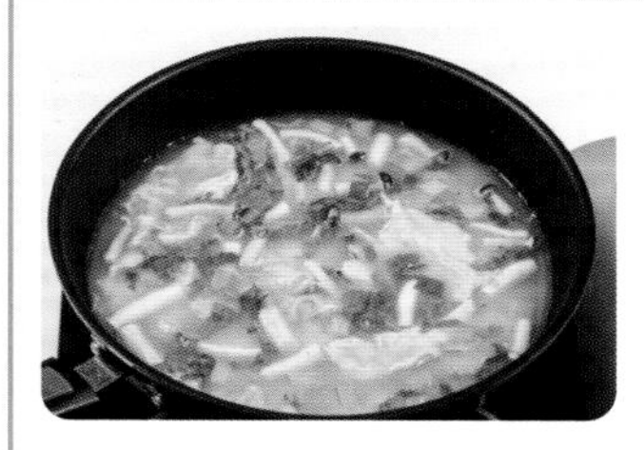

5. 加入鸡蛋和适量清水，水开后煮到汤呈奶白色，加盐，搅拌均匀即可出锅。

最后放入少量的盐即可，不仅不会过于清淡，还能使味香汤鲜，能最大程度发挥其营养价值，同时减少了盐分的摄入。

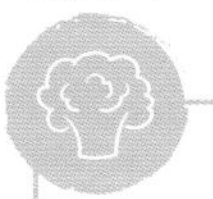

吃汤菜时应注意

喝汤时比较容易摄入更多的盐和油，所以注意做汤时首先一定要少放盐和油；喝汤时如果表面油较多，可以用勺撇掉后再喝。如果汤比较咸，则一定要少喝，或者加些开水再喝。

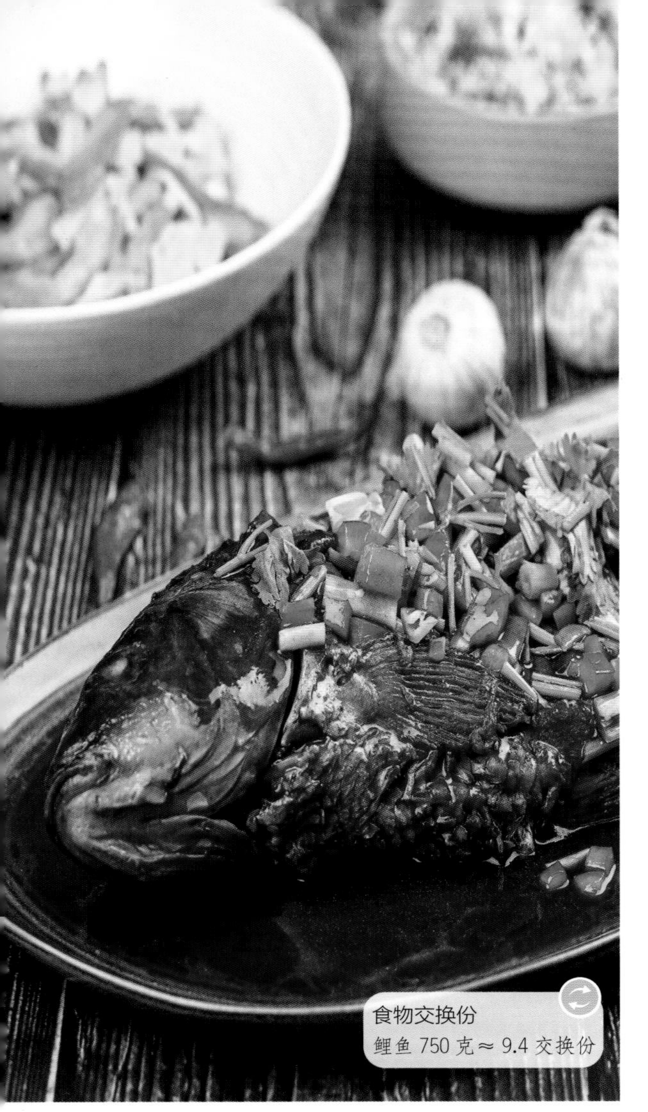

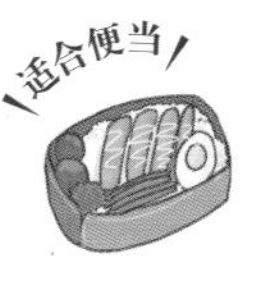

红烧鲤鱼

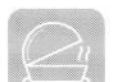 食材热量

鲤鱼 750 克 • 846 千卡

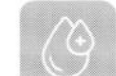 升糖指数

鲤鱼 45 低

降糖小窍门

做红烧鲤鱼时如果要放糖，可以放少量木糖醇代替糖，这样可以尽量降低对糖尿病患者血糖的影响；此外，鲤鱼也可以清蒸或煮汤，同时可以搭配一些蔬菜食用。清蒸时可以搭配一些黄豆芽，煮汤可以搭配冬瓜或青菜，既可以使饮食多样化，又能降低能量的摄入。有利于糖尿病患者控制血糖和体重。

原料：

鲤鱼 1 条（750 克左右），葱花、姜片、彩椒、香菜段、酱油、盐、油各适量。

做法：

1. 鲤鱼处理干净，两面打上花刀；彩椒洗净，切丁。
2. 起锅烧油，放葱花、姜片爆香，将鲤鱼下锅煎至两面金黄。
3. 加水和酱油，大火烧开转小火焖 20 分钟。
4. 出锅前加入彩椒丁、香菜段，加少许盐调味，焖 10 分钟即可。

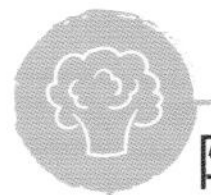

降糖关键点

鲤鱼含丰富的优质蛋白质，人体消化吸收率可达 96%，是糖尿病患者补充蛋白质的极佳来源。鲤鱼的脂肪多为不饱和脂肪酸，能很好地降低胆固醇，预防糖尿病并发动脉硬化、冠心病等。

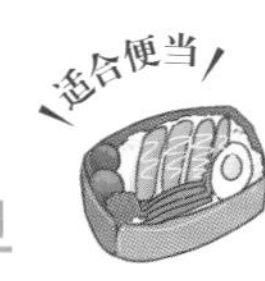

清蒸鲤鱼

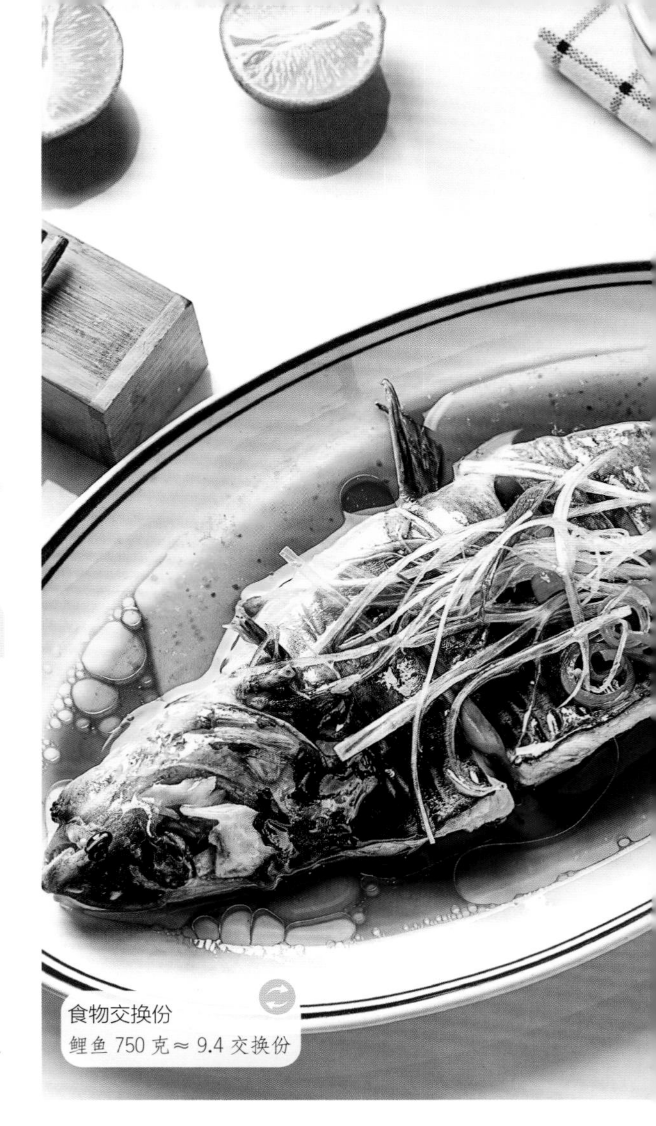

食材热量

鲤鱼 750 克 • 846 千卡

升糖指数

鲤鱼 45 低

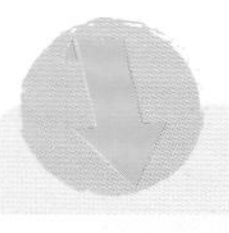

少盐小窍门

清蒸鲤鱼不需要提前用盐或酱油进行腌制，只需要去除腥气，最后淋上海鲜酱油即可。这样不仅味道鲜美，还可以很好地控制盐的摄入量。

原料：

鲤鱼 1 条（750 克左右），姜片、葱丝、海鲜酱油、油各适量。

做法：

1. 鲤鱼处理干净，两面打上花刀，鱼肚内放姜片、葱丝。放入蒸锅蒸 10 分钟。
2. 把鲤鱼第一次蒸出的汁水倒掉，取出鱼肚内的姜片，再蒸 10 分钟，关火闷 5 分钟。
3. 撒上葱丝，淋上热油和少许海鲜酱油即可。

鱼打花刀的技巧

处理干净的鱼横放在案板上，从靠近鱼头的位置开始将刀刃倾斜着指向鱼头，斜切入鱼身 1 厘米，刀口间隔为 1.5 厘米左右，与鱼身纵轴夹角 45°。调整角度，垂直刀刃与刚才切好的刀口成 90° 夹角切入，间隔 1.5 厘米的刀痕，形成“十”字交叉。

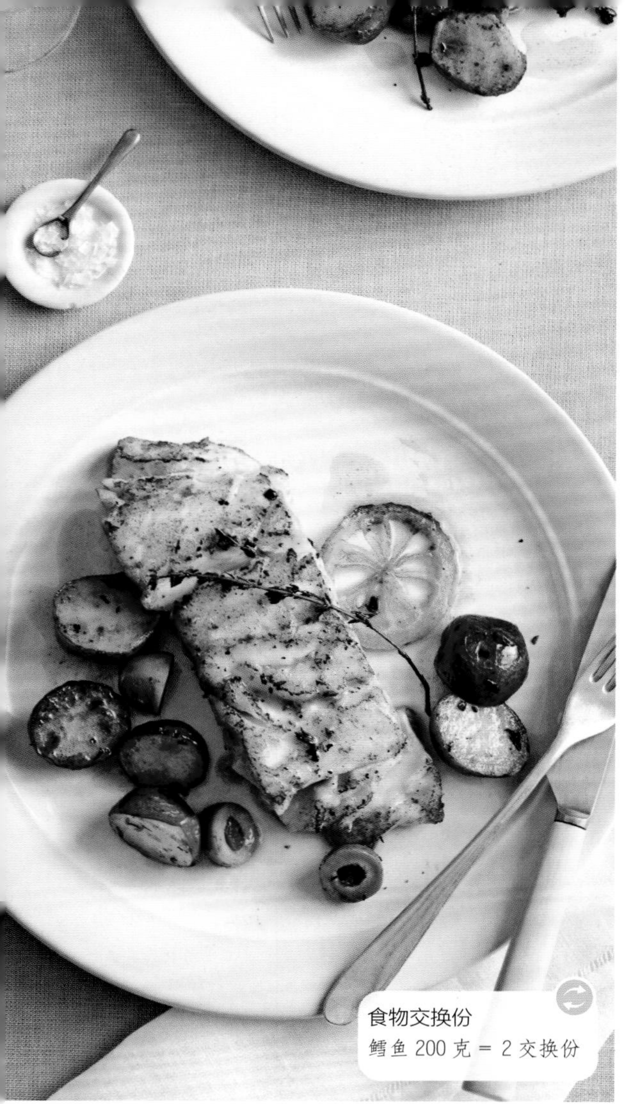

食物交换份
鳕鱼 200 克 = 2 交换份

控盐方法

腌制过的鳕鱼不需要在后续煎的过程中加盐，因为腌制的时候已经很入味了，这样就避免了盐分摄入过多。

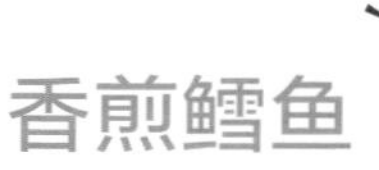

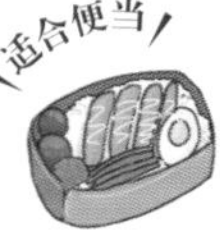

香煎鳕鱼

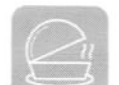

食材热量

鳕鱼 200 克 • 80 千卡

升糖指数

鳕鱼 40 低

低卡小窍门

在锅中刷油，避免了倒油时难以控制油的用量的情况，从而减少油脂的摄入。

原料：

鳕鱼 200 克，盐、料酒、黑胡椒碎、柠檬汁、油各适量。

做法：

1. 鳕鱼洗净，用料酒、盐、柠檬汁腌制 15 分钟后用清水冲洗，用厨房用纸吸干水分。

2. 锅中刷油，放入鳕鱼中小火煎制。煎至两面金黄，撒上黑胡椒碎即可。

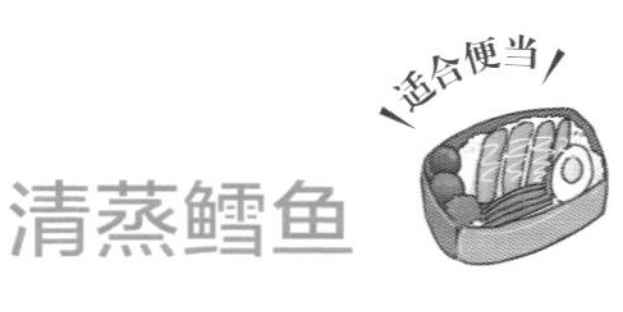

清蒸鳕鱼

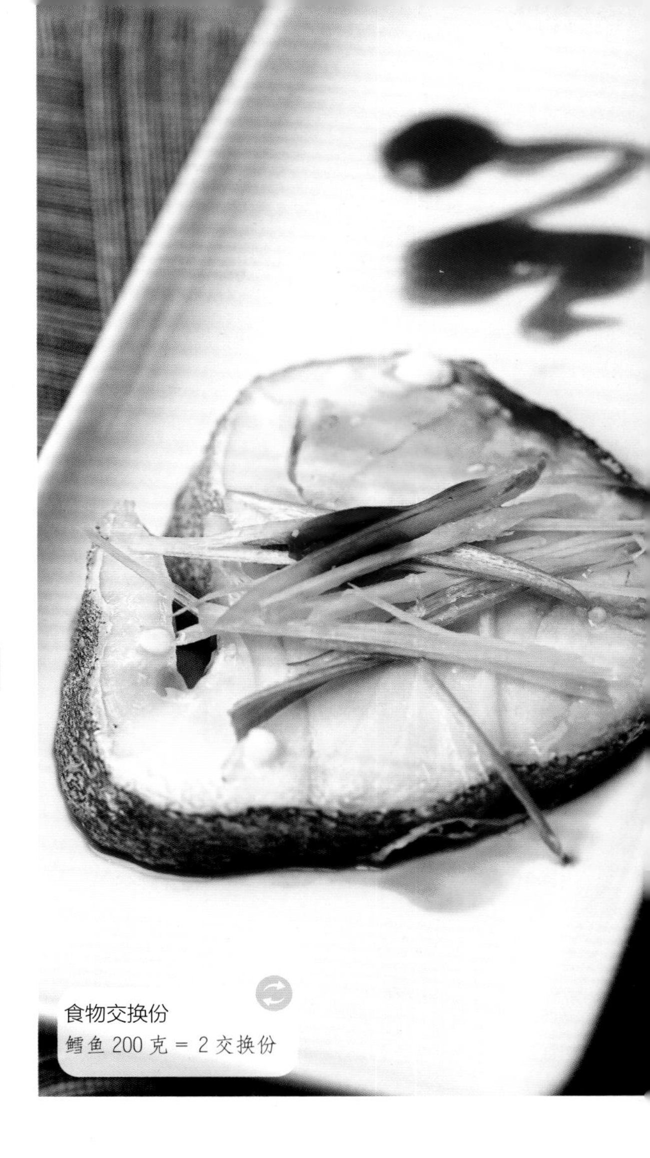

食材热量

鳕鱼 200 克 • 80 千卡

升糖指数

鳕鱼 40 低

少盐小窍门

柠檬汁对脂肪、腥臭物质有溶解、萃取并部分去除的作用，用柠檬汁来给鳕鱼祛腥，就可以减少盐的使用。另外柠檬汁还具有杀菌、消除组胺的作用，降低鱼肉酸碱值。

食物交换份
鳕鱼 200 克 = 2 交换份

原料：

鳕鱼 200 克，葱丝、蒜片、姜丝、盐、料酒、柠檬汁各适量。

做法：

1. 鳕鱼洗净后，倒入柠檬汁和料酒，腌制 20 分钟。

2. 清水冲洗鳕鱼，再用厨房纸吸干水分。将葱丝、姜丝、蒜片均匀地铺在腌制好的鳕鱼上。

3. 将鳕鱼放入蒸锅蒸熟，淋入海鲜酱油即可。

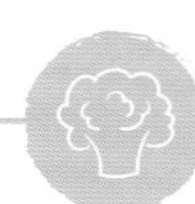

鳕鱼的挑选

外观：鳕鱼肉颜色洁白，没有特别粗且十分明显的红线，鱼鳞排列非常紧密，鳞片叠压生长。手感：鳕鱼解冻后，手感非常光滑，体表有一层黏液膜。

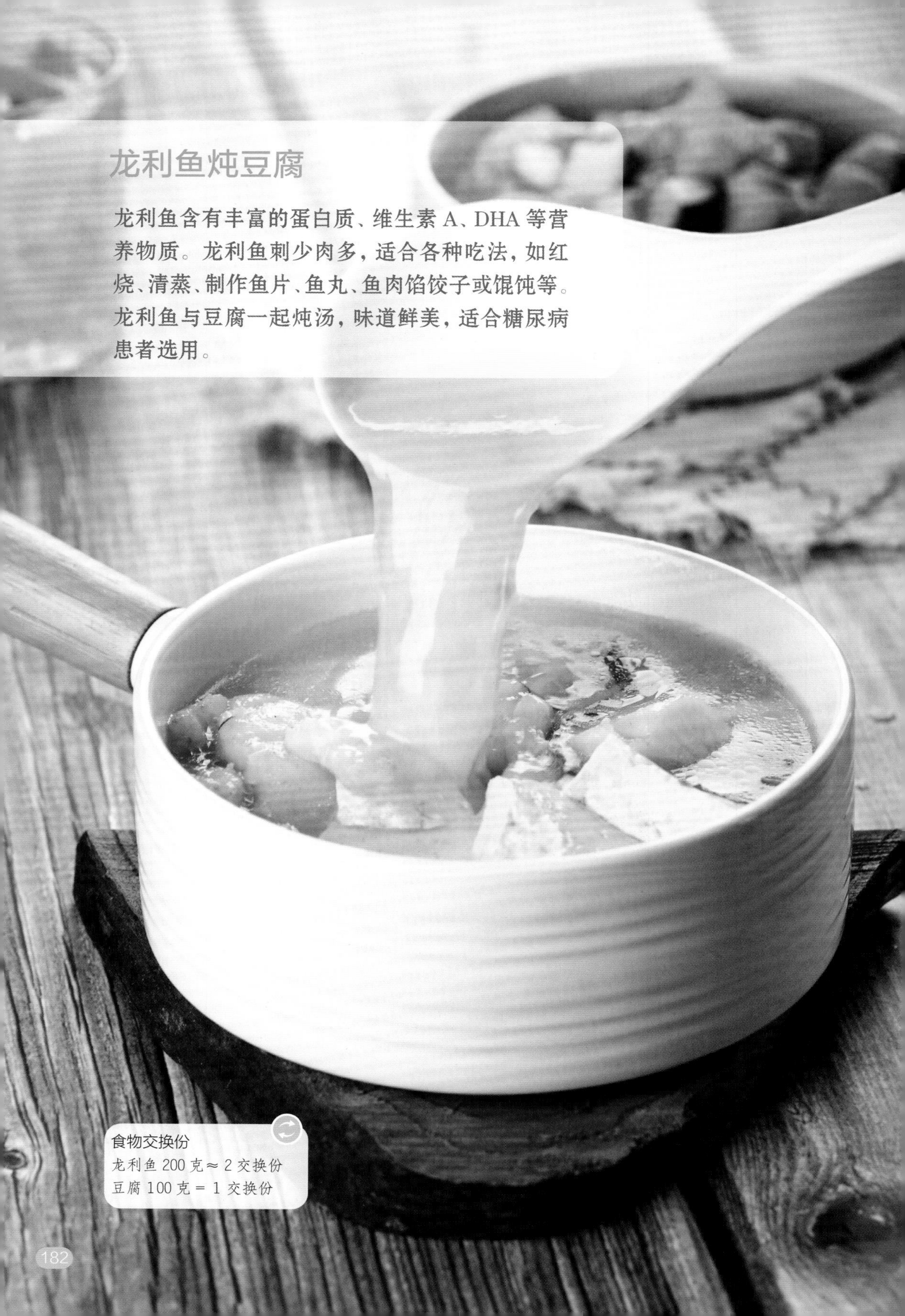

龙利鱼炖豆腐

龙利鱼含有丰富的蛋白质、维生素 A、DHA 等营养物质。龙利鱼刺少肉多，适合各种吃法，如红烧、清蒸、制作鱼片、鱼丸、鱼肉馅饺子或馄饨等。龙利鱼与豆腐一起炖汤，味道鲜美，适合糖尿病患者选用。

食物交换份

龙利鱼 200 克≈ 2 交换份

豆腐 100 克 = 1 交换份

食材热量

龙利鱼 200 克 ● 166 千卡

豆腐 100 克 ● 116 千卡

升糖指数

龙利鱼 40 低

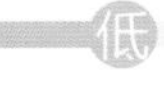

豆腐 32 低

原料：

龙利鱼 200 克，豆腐 100 克，姜丝、葱花、盐、料酒、油各适量。

做法：

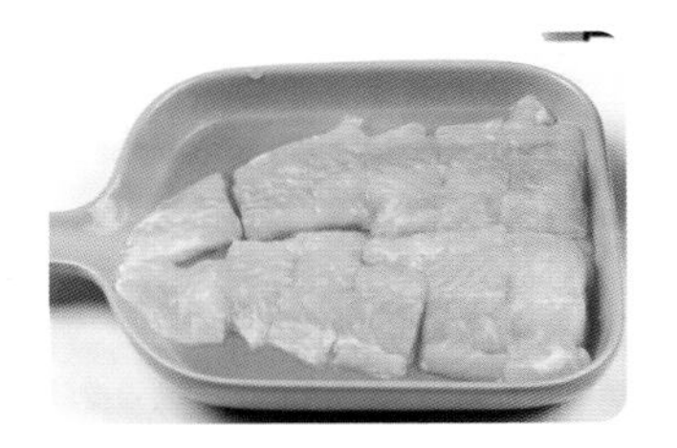

1. 龙利鱼洗净，切段，加入料酒腌制 20 分钟。

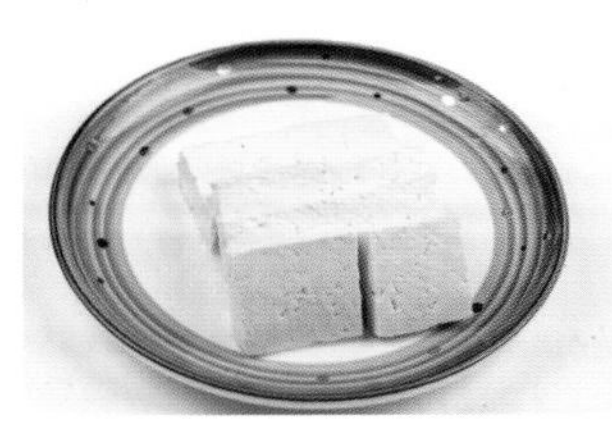

2. 豆腐洗净，切块。

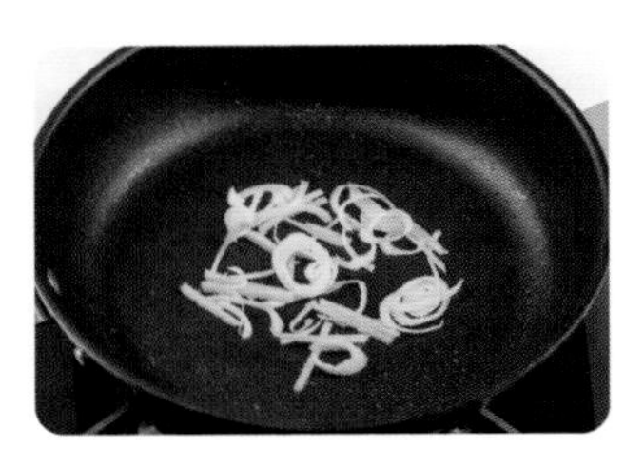

3. 锅中放油，油热后放入姜丝和葱花爆香。

控盐关键步骤

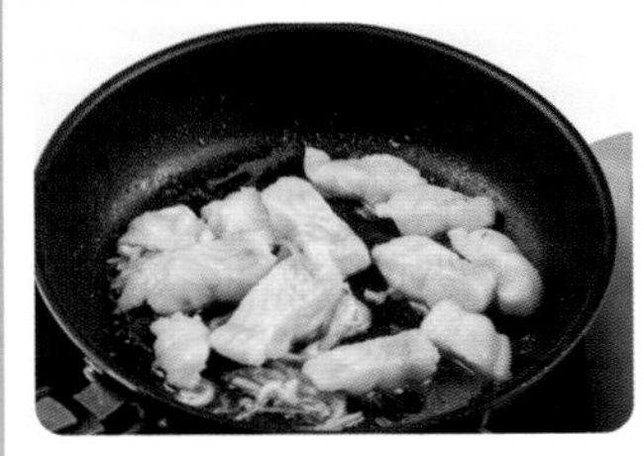

龙利鱼可以直接煎，无需在表面裹淀粉，这样既减少淀粉的使用，也不会吸收很多油。

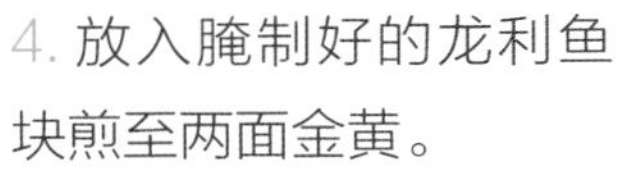

4. 放入腌制好的龙利鱼块煎至两面金黄。

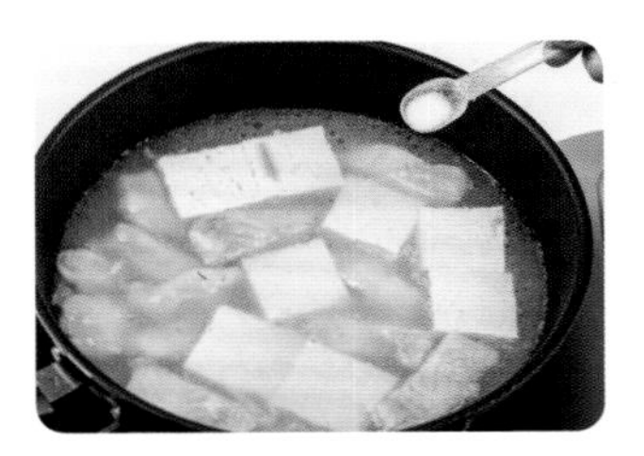

5. 加入豆腐和清水，清水没过龙利鱼块，大火烧开，转小火炖煮 15 分钟，加少许盐调味即可。

降糖吃法

龙利鱼富含 ω-3 脂肪酸，能提高胰岛素的敏感性，使血液中的血糖可以顺利地进入到细胞内，从而得以利用，降低血糖水平。龙利鱼和豆腐一起食用还能预防糖尿病并发骨质疏松。

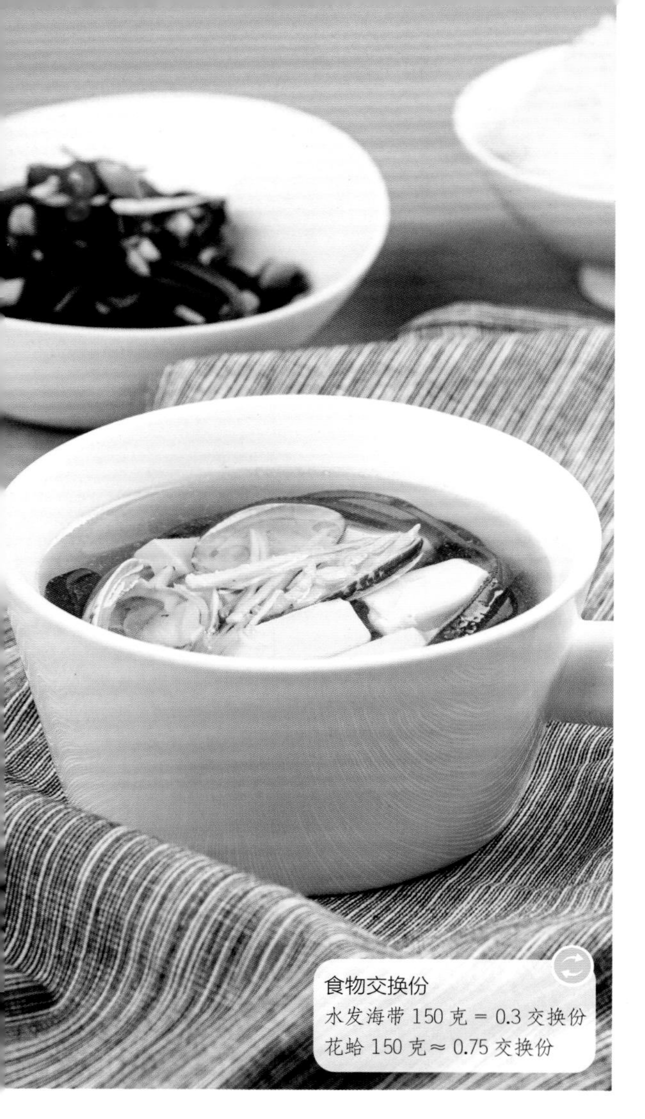

食物交换份
水发海带 150 克 = 0.3 交换份
花蛤 150 克 ≈ 0.75 交换份

海带花蛤汤

食材热量

水发海带 150 克 • 27 千卡

花蛤 150 克 • 67 千卡

升糖指数

海带 15 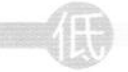

花蛤 40 低

少盐小窍门

花蛤和海带中都含有盐分，建议煮汤的时候放入少量的酱油即可，以控制盐的摄入。在烹调花蛤时加入适量的姜可增强花蛤的鲜味。

原料：

水发海带、花蛤各 150 克，姜丝、葱段、蒜末、盐、香油、醋、酱油、油各适量。

做法：

1. 水发海带洗净，切成丝；将花蛤洗净。
2. 花蛤焯水至外壳张开，剔除闭壳的花蛤。
3. 锅中放入海带、姜丝、葱段、蒜末、适量清水、少许醋和酱油，大火烧开，加入花蛤转小火焖煮 10 分钟，出锅前淋入香油即可。

花蛤的挑选

要购买外壳完全封闭的花蛤，不要挑选外壳已经张开的。如果选择煮着吃，要将花蛤的外壳完全煮开，外壳张开以后再煮 3~5 分钟；如果要蒸着吃，等水完全沸腾后再放入花蛤，待外壳完全张开后，再蒸 8 分钟。

蒜蓉牡蛎

食材热量

牡蛎 500 克 • 365 千卡

升糖指数

牡蛎 48 低

少盐小窍门

牡蛎本身就含有盐分，所以更要控制盐的用量。这里没有放盐，而是用海鲜酱油代替，以降低盐的摄入。

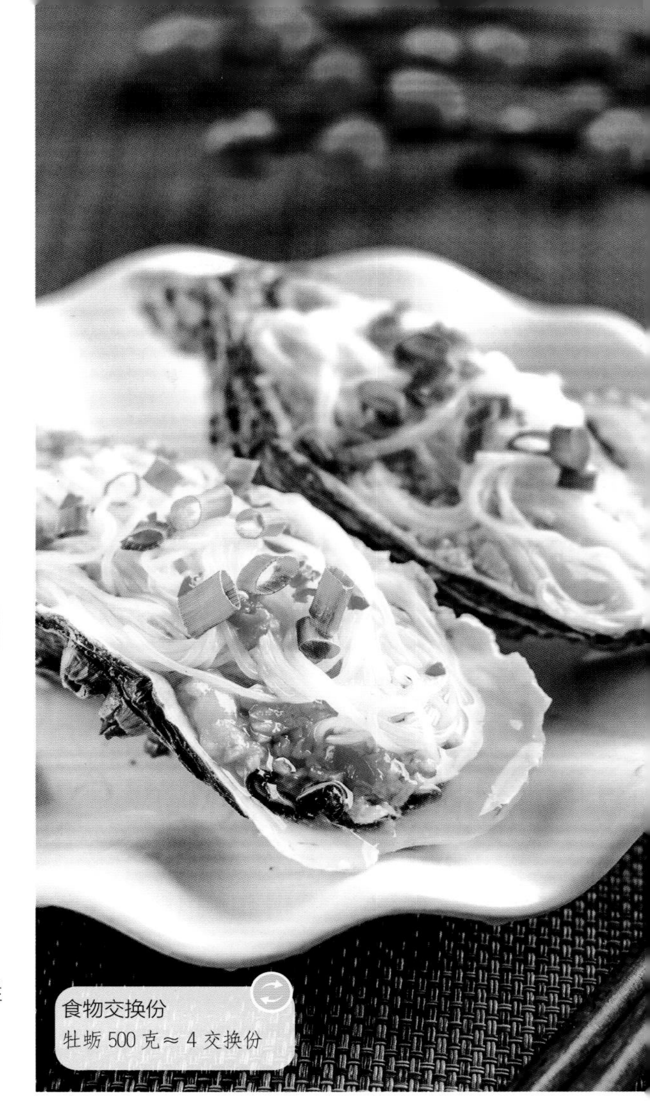

食物交换份
牡蛎 500 克≈ 4 交换份

原料：

牡蛎 500 克，蒜蓉、泡发的粉丝、海鲜酱油、料酒、水淀粉、油各适量。

做法：

1. 牡蛎用刷子刷洗干净，放入蒸锅蒸熟，将牡蛎开口，取出牡蛎肉备用。

2. 锅中烧开水烫熟粉丝均匀铺在牡蛎上。

3. 锅中放油，油热后放入蒜末，小火煸炒出香味，加入适量的料酒、海鲜酱油、水淀粉搅拌均匀，调至黏稠。

4. 将调好的蒜蓉汁浇在牡蛎肉上即可。

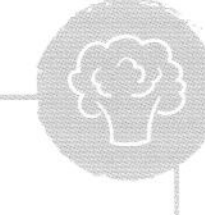

牡蛎的更多做法

碳烤牡蛎时，请注意将较凸起的那一面向下，平面向上，牡蛎里本身含有的海水，可于受热时沸腾，牡蛎壳较容易开启，在牡蛎壳刚打开时有 6~8 分熟，建议将牡蛎再烤至接近焦黄色再食用。若牡蛎碳烤时间过久没有开启，可将牡蛎轻敲至打开即可食用。

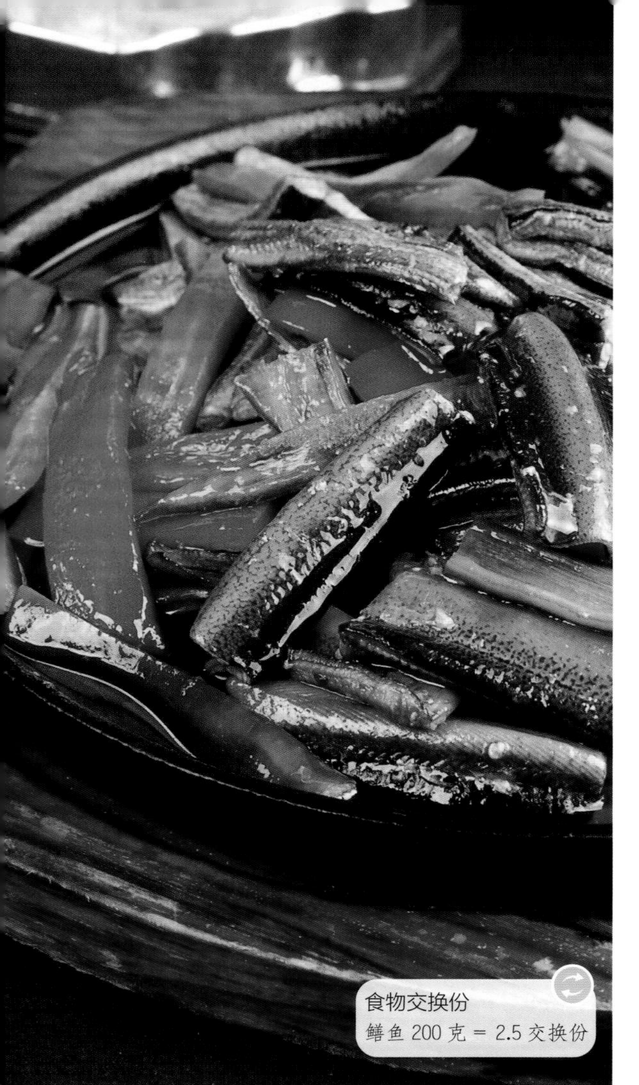

食物交换份

鳝鱼 200 克 = 2.5 交换份

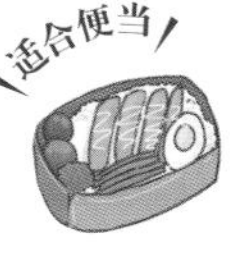

椒香鳝鱼

食材热量

鳝鱼 200 克 • 225 千卡

升糖指数

鳝鱼 40 低

少油小窍门

鳝鱼在炒之前用开水焯烫一下，可减少煸炒时的用油量，降低油脂的摄入。

降糖关键点

鳝鱼中的鳝鱼素具有双向调节血糖的作用，同时可恢复机体调节血糖的生理功能。另外，鳝鱼中的维生素 A 具有保护视力的作用，可以防止糖尿病并发眼病。

原料：

鳝鱼 200 克，青椒、红椒各 50 克，胡椒粉、酱油、葱花、蒜片、姜片、油各适量。

做法：

1. 鳝鱼处理干净，洗净，切段，放入沸水中焯烫；青、红椒洗净，切丝。

2. 锅中倒油，油热后，放入葱花、蒜片、姜片爆香。放入鳝鱼段翻炒，加适量的水、酱油炖煮，出锅前加入胡椒粉调味即可。

辣炒花蛤

食材热量

花蛤 250 克 ● 112.5 千卡

升糖指数

花蛤 40 低

少盐小窍门

出锅时放入少量的盐即可，不仅不会过于清淡，还能给菜肴提鲜，同时减少了盐分的摄入。

原料：

花蛤 250 克，姜、蒜、干辣椒、酱油、香菜、盐各适量。

做法：

1. 花蛤在清水中泡 2 个小时后放入热水锅中焯一下。
2. 干辣椒、香菜、葱切成小段，姜、蒜剁碎。
3. 热锅烧油，放入姜、蒜和干辣椒碎爆炒出香味。
4. 倒入花蛤大火爆炒。
5. 加适量酱油和少许盐翻炒均匀即可。

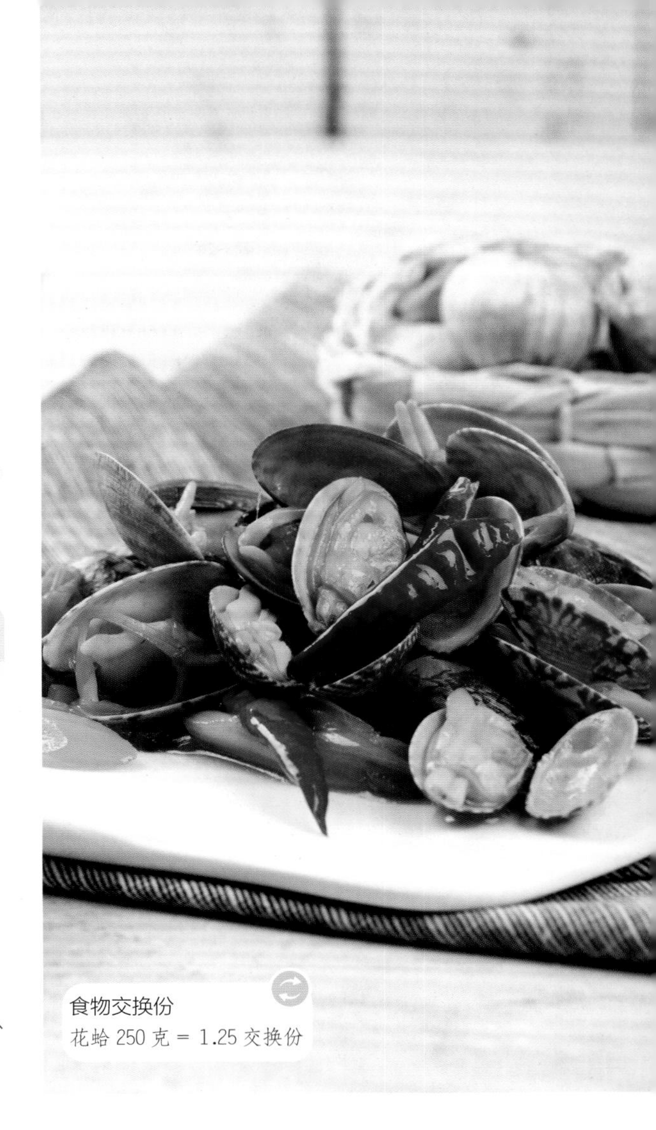

食物交换份
花蛤 250 克 = 1.25 交换份

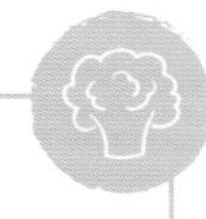

花蛤的营养

花蛤含有丰富的蛋白质、维生素 A、维生素 B_1 和维生素 B_2 等，口感清爽鲜香，有滋阴明目、益精润脏的作用。

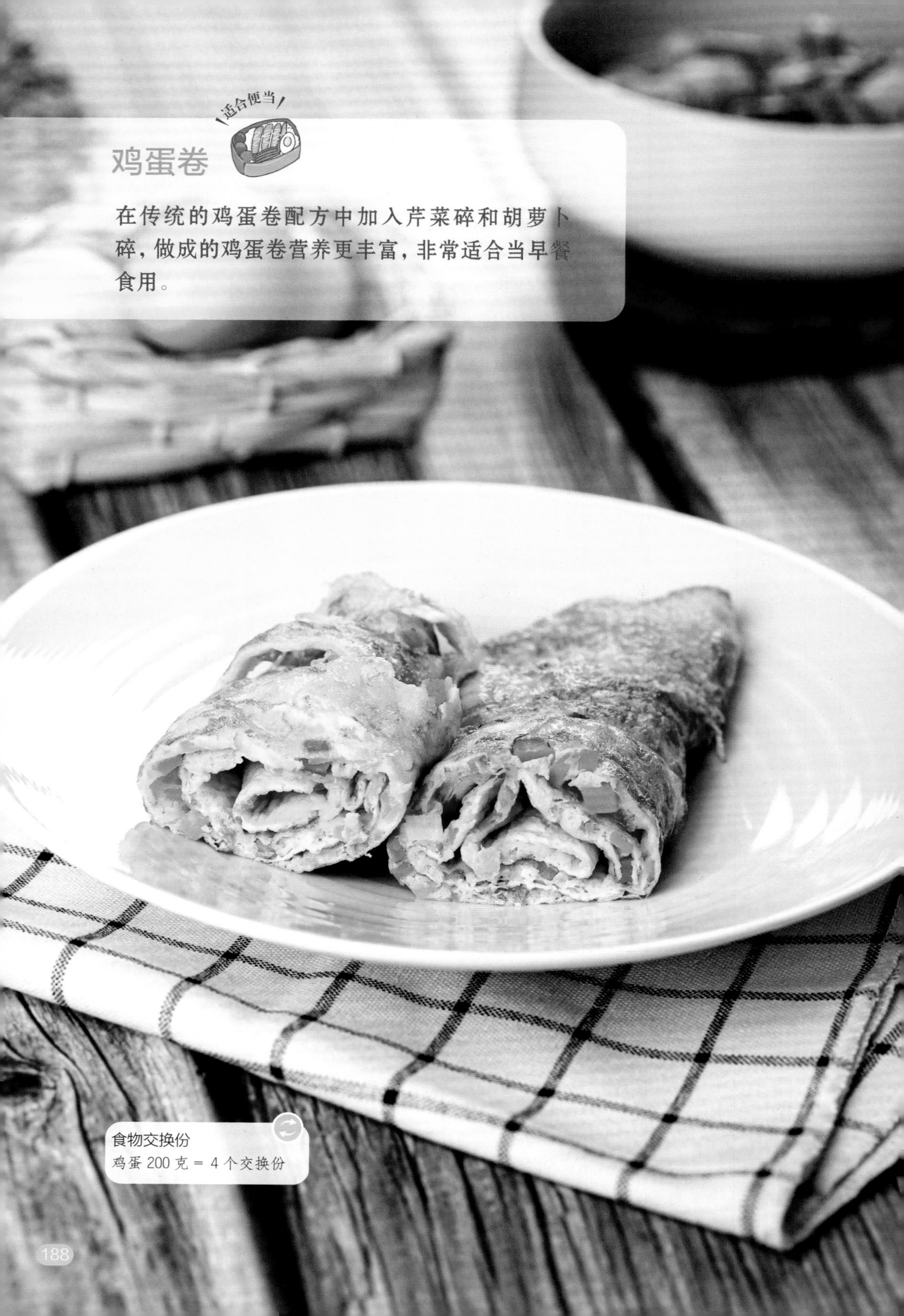

鸡蛋卷

适合便当

在传统的鸡蛋卷配方中加入芹菜碎和胡萝卜碎，做成的鸡蛋卷营养更丰富，非常适合当早餐食用。

食物交换份

鸡蛋 200 克 = 4 个交换份

食材热量

鸡蛋 200 克 • 360 千卡

升糖指数

鸡蛋 30 低

原料：

鸡蛋 200 克（约等于 4 个），芹菜碎、胡萝卜碎、葱花、盐、淀粉、油各适量。

做法：

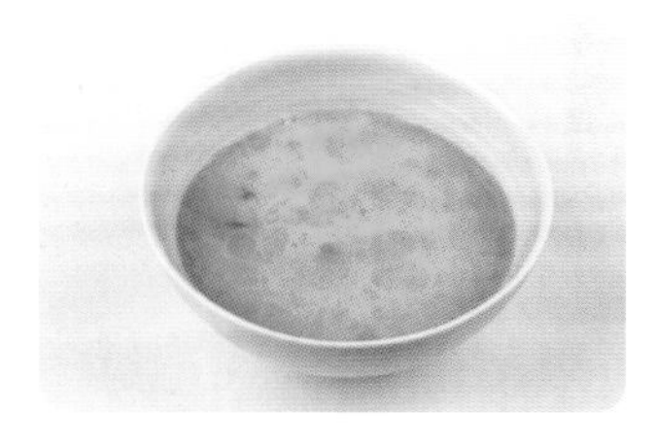

1. 鸡蛋打入碗中，打散。

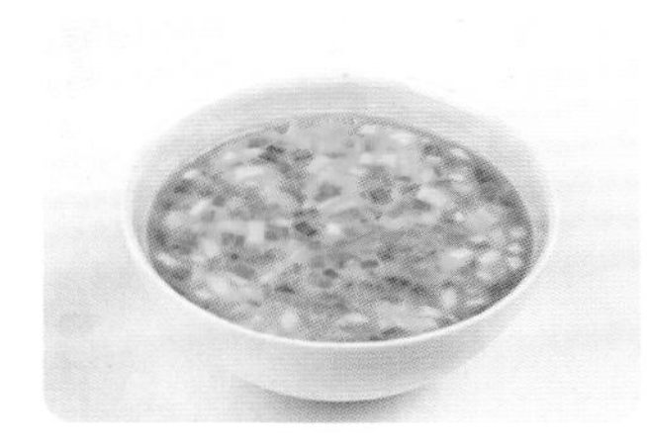

2. 加入芹菜碎、胡萝卜碎、葱花，再加入少量的盐和淀粉，搅拌均匀。

控油关键步骤

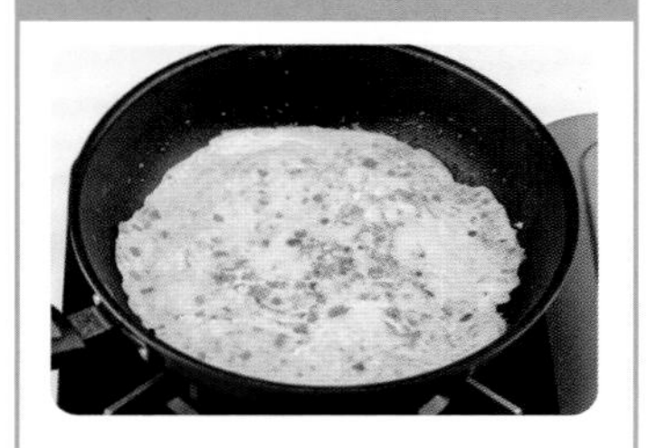

3. 平底锅刷油，小火热油，倒入 1/4 鸡蛋液，迅速晃动锅，使鸡蛋液均匀平铺锅底。

使用平底不粘锅，用刷子将油刷在锅中，这样做可以避免倒油无法准确控制使用量，用刷子就可以减少油脂的摄入。

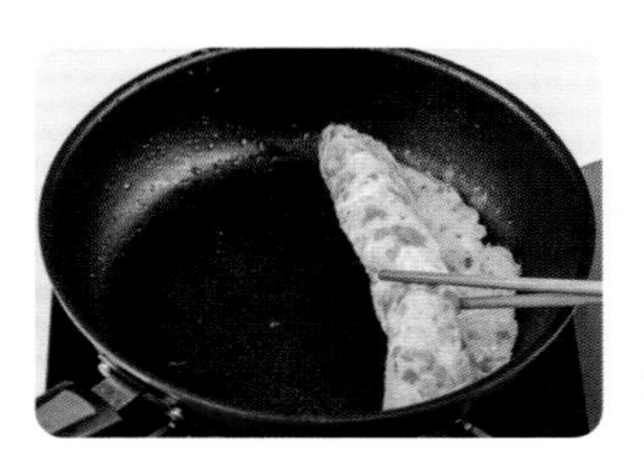

4. 鸡蛋定形后，将鸡蛋饼卷成一个卷，鸡蛋卷不要从锅中拿出来，把鸡蛋卷放到锅边。

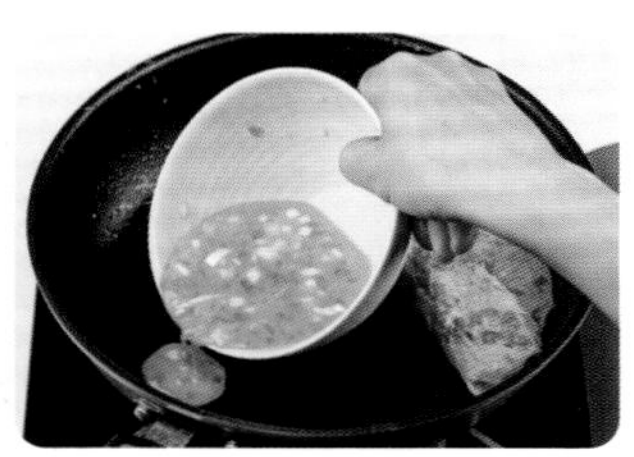

5. 再倒入鸡蛋液，使鸡蛋液均匀地平铺锅底，鸡蛋定形后再次卷起。

降糖吃法

鸡蛋中加入淀粉是为了让鸡蛋更好地成形，所以使用少量淀粉即可。这样不仅不会增加身体的负担，还能吃到香嫩、顺滑的鸡蛋卷。

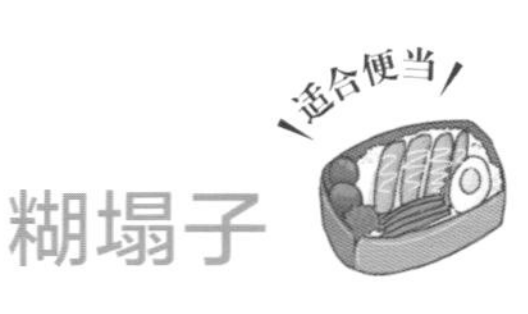

糊塌子

食材热量

鸡蛋 200 克 • 360 千卡

西葫芦 100 克 • 18 千卡

升糖指数

鸡蛋 30 低

西葫芦 15 低

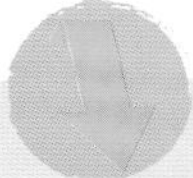

少盐小窍门

西葫芦擦成丝再放盐，可使水分析出，在制作面糊时就不需要再放盐了，避免盐分摄入过多。

原料：

鸡蛋 200 克(约 4 个)，西葫芦 100 克，全麦面粉 2 勺，盐、油、白胡椒粉各适量。

做法：

1. 西葫芦洗净后，擦细丝，放入盐，拌匀，直到西葫芦水分析出。
2. 用手攥干西葫芦丝里的水分，再打入鸡蛋、全麦面粉、适量的白胡椒粉，搅拌均匀。
3. 平底不粘锅刷油，油热后倒入面糊，中小火加热，等面糊成形后即可翻面。
4. 待糊塌子摊熟，盛出切块。

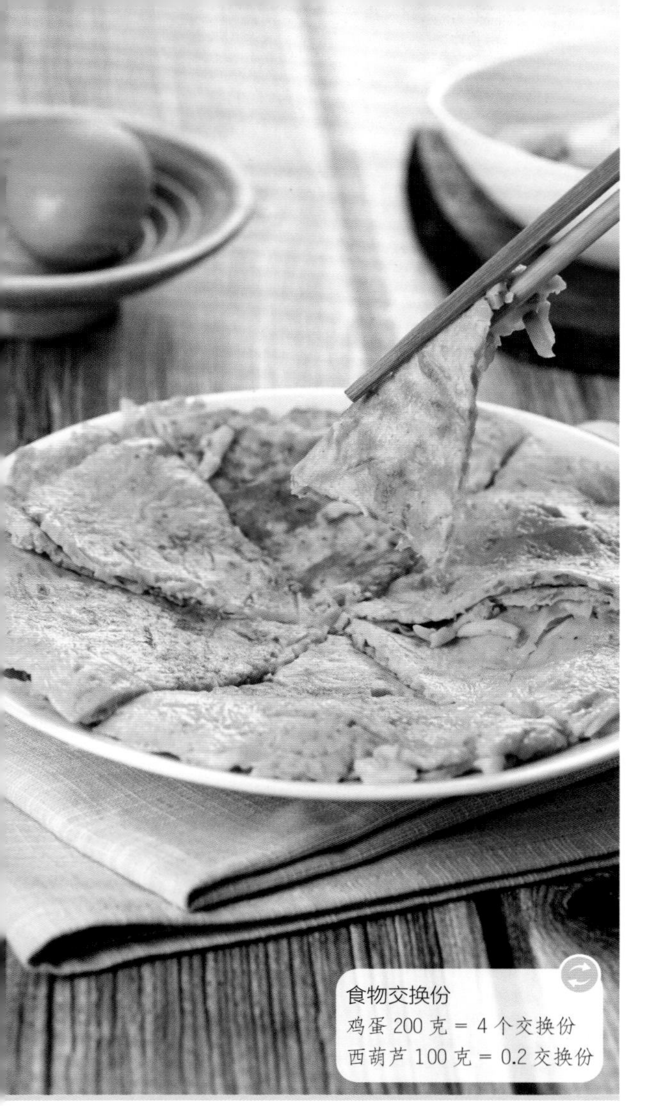

食物交换份

鸡蛋 200 克 = 4 个交换份

西葫芦 100 克 = 0.2 交换份

降糖关键点

鸡蛋很容易吸收油脂，所以在烹调鸡蛋时一定要少放油，以免摄入过量油脂，影响体重和血糖。鸡蛋富含优质蛋白质，含有人体必需氨基酸、大量的维生素和矿物质。鸡蛋中的卵磷脂和 DHA 也很丰富，对神经系统和身体发育有很重要的作用。每天 1 个鸡蛋就能满足人体所需。

茶叶蛋

适合便当

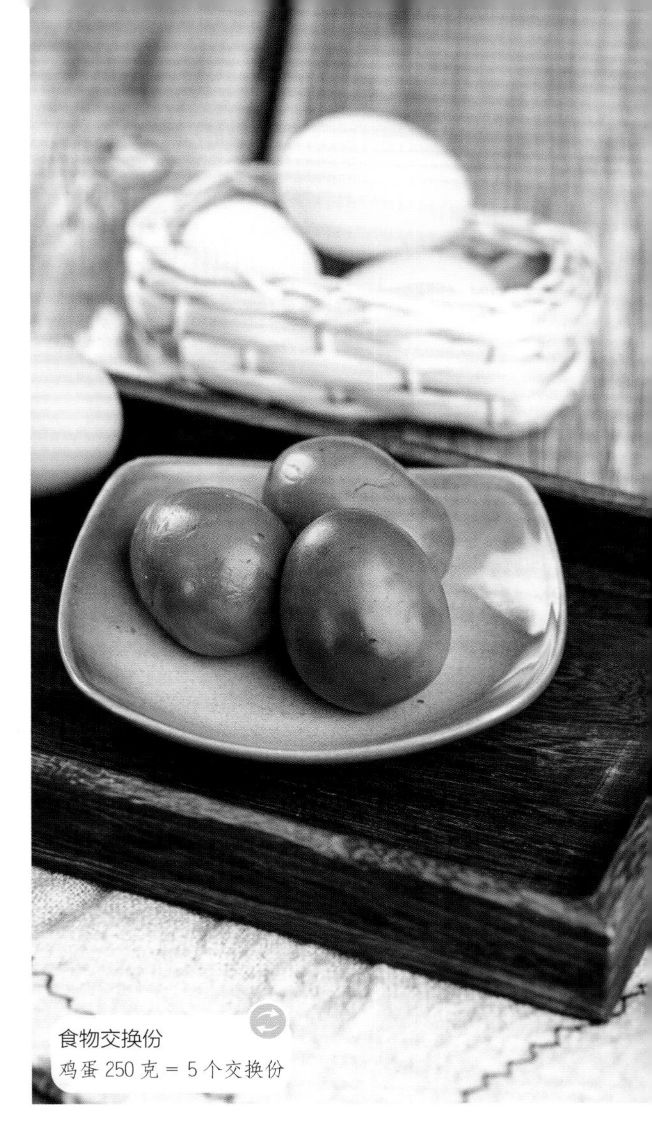

食物交换份
鸡蛋 250 克 = 5 个交换份

食材热量

鸡蛋 250 克 • 450 千卡

升糖指数

鸡蛋 30 低

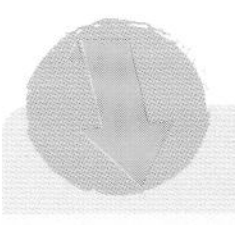

少盐小窍门

相比传统茶叶蛋的做法，这道茶叶蛋在制作时未使用盐和糖，更适合糖尿病患者食用。老抽可给鸡蛋上色，但老抽中含有一定的盐分，所以要少用。

原料：

鸡蛋 250 克（约 5 个），大料、香叶、桂皮、小茴香、酱油、老抽、红茶茶叶各适量。

做法：

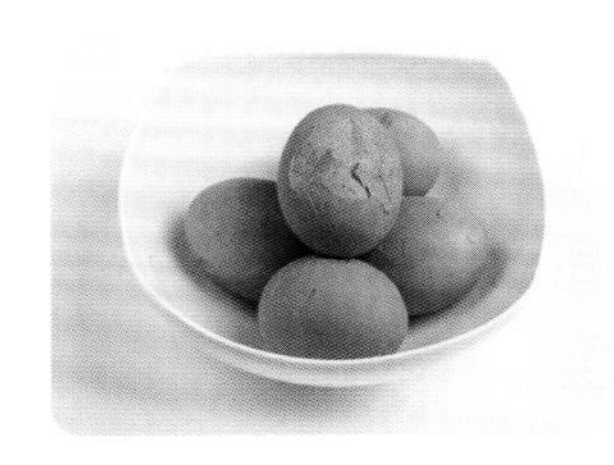

1. 将鸡蛋洗净，放在冷水锅里，大火煮开后关火，再闷 5 分钟，捞出并敲打鸡蛋壳，使鸡蛋壳出现裂纹。

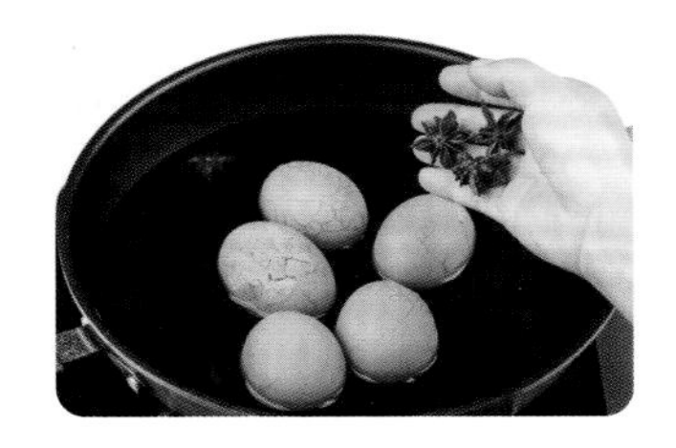

2. 将所有香料和调料放入锅中，加入适量的清水，放入鸡蛋，大火烧开，转小火煮 5 分钟。

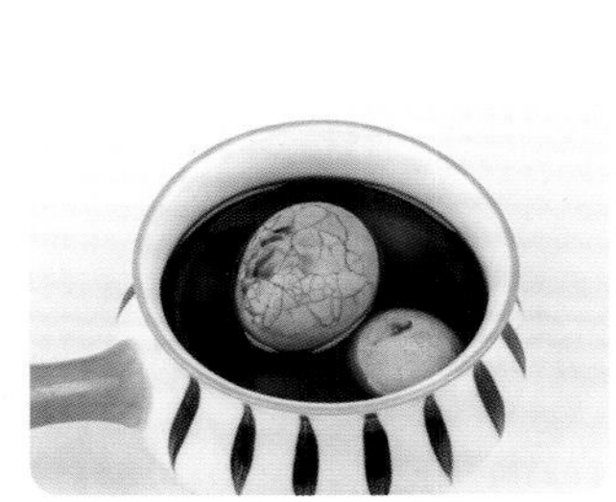

3. 将鸡蛋在汤汁中浸泡 12 小时即可。

图书在版编目(CIP)数据

低卡低糖低盐，糖尿病降糖食谱 / 李宁主编 .——北京：中国轻工业出版社，2024.6

ISBN 978-7-5184-3398-8

Ⅰ . ①低… Ⅱ . ①李… Ⅲ . ①糖尿病—食物疗法—食谱 Ⅳ . ① R247.1 ② TS972.161

中国版本图书馆 CIP 数据核字（2021）第 029359 号

责任编辑：卢　晶　　责任终审：张乃柬　　整体设计：奥视读乐

策划编辑：张　弘　　责任校对：朱燕春　　责任监印：张京华

出版发行：中国轻工业出版社有限公司（北京鲁谷东街 5 号，邮编：100040）

印　　刷：北京博海升彩色印刷有限公司

经　　销：各地新华书店

版　　次：2024 年 6 月第 1 版第 8 次印刷

开　　本：710×1000　1/16　印张：12

字　　数：200 千字

书　　号：ISBN 978-7-5184-3398-8　　定价：49.80 元

邮购电话：010-85119873

发行电话：010-85119832　010-85119912

网　　址：http://www.chlip.com.cn

Email：club@chlip.com.cn

240851S1C108ZBW